Buchholz • Eickhoff • Tigges-Limmer

Therapie-Tools
Psychotherapeutische Versorgung im Krankenhaus

E-Book inside auf psychotherapie.tools

Mit dem untenstehenden Download-Code erhalten Sie dieses Buch als E-Book im PDF-Format. Hierfür ist eine Registrierung auf www.psychotherapie.tools notwendig:

1. www.psychotherapie.tools/e-book-inside öffnen.
2. Code eingeben.
3. Auf »Freischalt-Code einlösen« klicken.
   Der Code ist einmal gültig.
4. Im Warenkorb auf »Zur Kasse« klicken
   und Vorgang nach Login abschließen.

Das E-Book steht Ihnen in Ihrem Kundenkonto unter »Mein Material« zur Verfügung. Es ist ausschließlich für den persönlichen Gebrauch einer einzelnen Person bestimmt.

Für Institutionen und Teams bieten wir gestaffelte Mehrplatz-Lizenzen an, die sich an der Zahl Ihrer Nutzer:innen orientieren. Kontaktieren Sie uns unter vertrieb-psychotherapie.tools@beltz.de und sichern Sie sich Ihre Mehrplatz-Lizenz!

GD6XPTZ93H

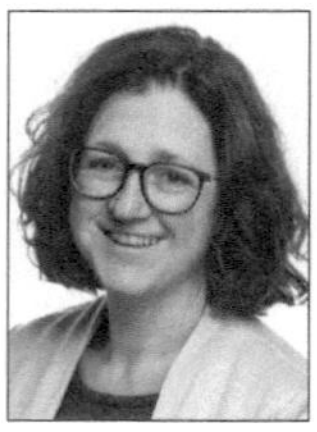

PD Dr. phil. Angela Buchholz, Dipl.-Psych., ist Leitende Psychologin im Universitären Transplantations-Centrum und am Institut für Medizinische Psychologie des Universitätsklinikums Hamburg. Sie ist approbierte Psychologischen Psychotherapeutin (Verhaltenstherapie) und Supervisorin in der psychotherapeutischen Ausbildung.

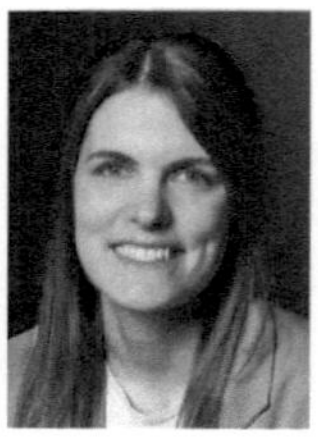

Doreen Eickhoff, M.Sc., Psychologische Psychotherapeutin (VT), arbeitete im Universitätsklinikum Hamburg Eppendorf (UKE) mit dem Fokus auf die ambulante sowie stationäre Versorgung von Transplantations-, HIV- und Krebspatient:innen und deren Angehörigen. Seit 2024 ist sie in ambulanter psychotherapeutischer Praxis tätig.

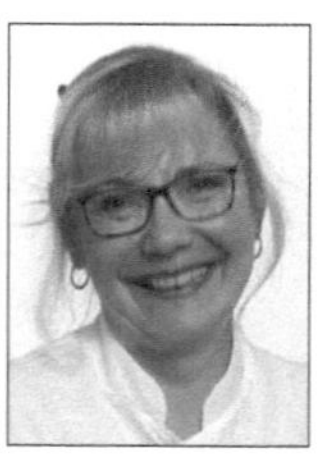

Dr. Katharina Tigges-Limmer, Dipl.-Psych., leitet die Abteilung für Medizinpsychologie des Herz- und Diabeteszentrums NRW; dort arbeitet sie vornehmlich mit schwer Herzerkrankten im stationären Setting.

Angela Buchholz • Doreen Eickhoff • Katharina Tigges-Limmer

Therapie-Tools Psychotherapeutische Versorgung im Krankenhaus

Mit E-Book inside und Arbeitsmaterial

BELTZ

PD Dr. Angela Buchholz
UKE Hamburg
Zentrum für Psychosoziale Medizin
Martinistraße 52
Gebäude W26
20246 Hamburg
E-Mail: a.buchholz@uke.de

M.Sc. Doreen Eickhoff
Praxis für Psychotherapie
Neuer Pferdemarkt 25
20359 Hamburg
E-Mail: info@therapie-eickhoff.de

Dr. Katharina Tigges-Limmer
Abteilung für Medizinpsychologie
Herz- und Diabeteszentrum NRW
Universitätsklinik der Ruhr-Universität Bochum
Medizinische Fakultät OWL (Universität Bielefeld)
Georgstr. 11
32545 Bad Oeynhausen
E-Mail: ktigges-Limmer@hdz-nrw.de

Dieses Buch ist erhältlich als:
ISBN 978-3-621-29178-1 Print
ISBN 978-3-621-29179-8 E-Book (PDF)

1. Auflage 2026

Beltz Verlagsgruppe GmbH & Co. KG
Werderstraße 10, 69469 Weinheim
service@beltz.de

Lektorat: Karin Ohms
Umschlagbild: Lina-Marie Oberdorfer
Herstellung: Marah Ehret
Satz: WMTP Wendt-Media Text-Processing GmbH, Birkenau
Druck und Bindung: Beltz Grafische Betriebe, Bad Langensalza
Printed in Germany

Weitere Informationen zu unseren Autor:innen und Titeln finden Sie unter: www.beltz.de

Inhalt

Verzeichnis der Arbeits- und Informationsblätter

1 Im Krankenhaus

2 Aufnahme und Anamnese

3 Vorbereitung auf spezielle Diagnostik oder Operationen

4 Intensivstation und andere Krisen

5 Postinterventioneller Aufenthalt

6 Tod und Abschied nehmen

7 Entlassvorbereitung

Vorwort

Ein Krankenhaus ist ein sehr besonderer Ort mit seinen eigenen Strukturen und Regeln. Die meisten erkrankten Menschen und deren Angehörige sind dort zwar freiwillig, wären aber im Endeffekt natürlich doch lieber woanders. Viele Eingriffe oder Behandlungen sind angstbesetzt oder lösen zumindest Unbehagen aus, müssen »erduldet« werden. Ein großes Stück an Selbstbestimmung, auch über »die kleinen Dinge«, bricht, je nach Ausmaß der körperlichen Einschränkungen, weg: Kann ich allein zur Toilette gehen? Das Essen hängt mir so langsam wirklich zum Halse raus. Wann ist eigentlich welche Untersuchung? Warum kommt denn eigentlich niemand zur Visite? Warum werde ich nicht informiert? Wann werde ich endlich entlassen?

Besonders ist aber nicht nur die Situation der Patient:innen, sondern unserer Ansicht nach auch unsere eigene als Psychotherapeut:innen in einem interdisziplinären Team. Oft arbeiten wir weitgehend allein, müssen schnell und ohne große Rücksprache entscheiden und uns in einem Team behaupten, in dem psychische Belange meist nur eine Nebenrolle spielen. Viele Themen, mit denen wir konfrontiert sind, können uns viel existenzieller treffen und berühren als in anderen psychotherapeutischen Versorgungssettings. In hohem Maße müssen wir uns und unsere Interventionen äußeren Gegebenheiten, Anliegen und nicht zuletzt auch der körperlichen Verfassung unserer Patient:innen anpassen. In Studium und Ausbildung spielt die Arbeit im Allgemeinkrankenhaus zumeist eine eher untergeordnete Rolle, was natürlich noch mehr dazu beiträgt, dass man sich erst mal allein auf weiter Flur fühlt. Psychotherapie am Krankenbett – geht das überhaupt? Welche Kriseninterventionen kann ich im hektischen Krankenhausalltag anwenden? Wie reagiere ich, wenn Mitpatient:innen oder deren Angehörige im Raum sind, wenn ich sensible Themen ansprechen möchte? Was mache ich, wenn ich ständig durch Pflege, Essen oder andere Fachkolleg:innen unterbrochen werde? Wie kann ich auf der Intensivstation eine Entspannungsübung durchführen? Welche Entspannungsverfahren eignen sich überhaupt, wenn körperliche Schmerzen vorliegen? Darf ich Materialien mit in ein Isolationszimmer nehmen? Muss ich einen Kittel tragen oder nicht? Wie gehe ich mit Aufträgen durch Dritte um? Was mache ich, wenn meine Arbeit durch Teamkolleg:innen torpediert oder geringgeschätzt wird? Wie erhalte ich meine eigene Resilienz? Diese und ähnliche Fragen sind aus unserer Sicht für die Arbeit im Krankenhaus sehr prägend und haben einen direkten Einfluss auf die Wirksamkeit unserer Arbeit, unsere Arbeitsbelastung und natürlich nicht zuletzt unsere Arbeitszufriedenheit.

Zur Behandlung körperlich kranker Patient:innen benötigt es oft prägnante Kurz- und Kriseninterventionen, die sich einerseits bei den körperlichen Einschränkungen, andererseits im schnelllebigen Stationsalltag durchführen lassen. Mit diesem Buch möchten wir genau solche Interventionen zur Verfügung stellen und eine Bandbreite an Material liefern, um Patient:innen möglichst gut auf einen Aufenthalt im Allgemeinkrankenhaus vorzubereiten und während des Aufenthalts zu versorgen. Auch wenn es bereits einiges an Literatur zur Konsil- und Liaisonarbeit gibt, fehlte nach unserer Ansicht eine gut strukturierte Zusammenfassung anwendbarer Arbeitsmaterialien, die wir nun in diesem Therapie-Tools-Band zusammengestellt haben. Wir hoffen, damit vor allem Einsteiger:innen die Arbeit im Allgemeinkrankenhaus vereinfachen zu können und den Rücken zu stärken. Weiterhin wünschen wir uns, die Freude bei der Arbeit und auch die Bedeutung einer evidenzbasierten psychotherapeutischen Tätigkeit im Allgemeinkrankenhaus mit diesem Buch zu stärken.

Bei der Erstellung dieses Buches hatten wir viel Unterstützung, für die wir uns sehr herzlich bedanken möchten: Nina Wilke hat uns in der Formatierung und Durchsicht der einzelnen Arbeitsmaterialien geholfen, Lara Christiansen hat wunderbare Illustrationen beigesteuert. Pola Hahlweg hat zwei Arbeitsblätter beigesteuert, weitere Impulse für Übungen kamen von Manu Gießen, Yvonne Brocks und Yvonne Winkler. Bei Frau Ohms möchten wir uns für ihr umsichtiges Lektorat, ihre Offenheit für unsere Ideen und ihre Geduld bei der Verlängerung von Deadlines bedanken. Last but not least möchten wir uns auch bei unseren Patient:innen und Kolleg:innen im klinischen Alltag bedanken, von und mit denen wir jeden Tag aufs Neue lernen und wachsen können.

Hamburg, im Frühjahr 2026

Angela Buchholz
Doreen Eickhoff
Katharina Tigges-Limmer

Einleitung: Psychotherapeutische Versorgung im Krankenhaus?

Je nach Ausmaß an Planbarkeit, Schweregrad der Erkrankung und Dauer des Aufenthaltes kann der Aufenthalt in einem Allgemeinkrankenhaus für Betroffene ein kritisches Lebensereignis bedeuten (Chang, 2019). Betroffene müssen eine Vielzahl an Aufgaben bewältigen bei gleichzeitigem Wegfall oder einer eingeschränkten Verfügbarkeit gewohnter Unterstützungsquellen. Existenziell bedrohliche Themen, wie die Angst vor oder der Umgang mit einer lebensbedrohlichen Diagnose, der Umgang mit körperlichen Beschwerden, der Verlust von Selbstständigkeit, die Notwendigkeit existenzieller Entscheidungen, das Aushalten eines langwierigen Genesungsprozesses – um nur einige zu nennen – erfordern in hohem Maße emotionale und kognitive Bewältigungskompetenzen, über die nicht alle Patient:innen gleichermaßen verfügen und die Thema einer psychologischen Begleitung im Krankenhaus sein könnten. Im Laufe des Krankenhausaufenthalts sowie auch poststationär sind Patient:innen damit konfrontiert, die Erkrankung zu akzeptieren, in ihr Leben zu integrieren und ihre Identität entsprechend anzupassen. Angesichts dieser möglichen Herausforderungen wundert es vielleicht nicht, dass Menschen, die in einem Allgemeinkrankenhaus behandelt werden, in höherem Maße vulnerabel für psychische Belastungen und psychische Störungen sind als in ihrer gewohnten Umgebung. Wir gehen hier zunächst kurz auf die Bedürfnisse der Patient:innen, Versorgungsstrukturen, die Wirksamkeit psychotherapeutischer Interventionen und die Besonderheit der Arbeitssituation für Psychotherapeut:innen ein.

Psychische Belastungen und psychische Störungen im Allgemeinkrankenhaus

Unabhängig vom Setting und auch weitgehend unabhängig von den untersuchten Erkrankungen wurde bei Menschen mit chronischen körperlichen Erkrankungen in einer groß angelegten epidemiologischen Studie in Deutschland eine erhöhte Prävalenz für Affektive Störungen, Angststörungen und Somatoforme Störungen beschrieben (Härter et al., 2007). Menschen, die an körperlichen Erkrankungen leiden, haben also auch ein erhöhtes Risiko, im Laufe ihrer Erkrankungsgeschichte psychische Störungen zu entwickeln. Wie sieht es denn mit Patient:innen aus, die sich aktuell im Krankenhaus befinden? In einem aktuellen Umbrella-Review wurden systematische Übersichtsarbeiten und Metaanalysen zur Prävalenz psychischer Störungen im Krankenhaus zusammengefasst (van Niekerk et al., 2022). Für Affektive Störungen, Angststörungen sowie Delir und Demenz konnten gepoolte Schätzungen der Prävalenz erfolgen, für andere psychische Störungen wurden von den Autor:innen keine systematischen Übersichtsarbeiten gefunden: In Bezug auf Depressionen ergaben sich gepoolte Prävalenzraten zwischen 12% und 20%, für die Generalisierte Angststörung lag die gepoolte Prävalenz bei 5%, für Panikstörungen bei 3%. Die Auftretenshäufigkeit von Deliren wurde auf 15% geschätzt. Vor allem in Bezug auf die Affektiven Störungen ergab sich in diesem Review eine deutlich erhöhte Prävalenz im Vergleich zur Allgemeinbevölkerung.

Angststörungen. Es ist vielleicht zunächst überraschend, dass sich bei Angsterkrankungen zumindest auf der Ebene von Diagnosen in dieser Studie keine erhöhte Prävalenz gezeigt hat. Auf der Symptomebene hingegen wurde in einer der eingeschlossenen Metaanalysen eine hohe Belastung ermittelt: 28% der Patient:innen hatten Angstsymptome in erhöhtem Ausmaß berichtet (Walker et al., 2021). Bei näherer Betrachtung ist diese Beobachtung letztlich gar nicht so verwunderlich: Gerade Ängste und Sorgen in Bezug auf den weiteren Erkrankungsverlauf und dessen Konsequenzen für das weitere Leben oder in Bezug auf bevorstehende Eingriffe und Operationen mögen oft nicht in unsere gewohnten diagnostischen Kategorien passen, werden aber von Betroffenen natürlich dennoch als belastend erlebt. Durch die oft existenziellen Bedrohungen, die mit schweren körperlichen Erkrankungen einhergehen, ist hier die Abgrenzung zu »pathologischen«, eher dysfunktionalen Verarbeitungsmustern und »normaler« Krankheitsverarbeitung oft schwer. Aber auch als »normal« anzusehende Sorgen und Ängste können sehr belastend sein und damit einer Intervention bedürfen. Hier hat sich das Konzept des psychologischen Distress bewährt. Dazu kommt, dass es oft auch eine große Überlappung psychischer und somatischer Symptome geben kann, was eine akkurate Diagnostik zusätzlich erschwert.

Posttraumatische Belastungsstörungen (PTBS) waren nicht Gegenstand des o. g. Reviews (van Niekerk et al., 2022), sind aber insgesamt als Folge invasiver Eingriffe, z. B. im Rahmen einer Behandlung auf der Intensivstation, gut beschrieben. Gut ein Fünftel der Patient:innen, die auf einer Intensivstation behandelt wurden, entwickelt in den zwölf Monaten nach der Entlassung eine Posttraumatische Belastungsstörung (Righy et al., 2019). Mit dem *Post Intensive Care Syndrome (PICS)* wurde in den letzten Jahren eine Reihe körperlicher und psychischer spezifischer Beschwerden zusammengefasst, die nach einem Intensivaufenthalt auftreten können. Diese beinhalten kognitive Symptome wie Gedächtnisverlust und eingeschränkte exekutive Funktionen, Ängste und depressive Symptome, aber auch persistierende körperliche Beschwerden wie Bewegungseinschränkungen oder eine verminderte Lungenfunktion. Die Prävalenz des PICS wird in aktuellen Studien, je nach Anlass der Behandlung, auf 40 bis 60% geschätzt (Righy et al., 2019).

Ätiologie. Betrachtet man die ätiologischen Zusammenhänge, müssen die körperlichen und psychischen Beschwerden nicht zwangsläufig miteinander zusammenhängen: Die meisten Menschen werden irgendwann einmal in ihrem Leben in einem Krankenhaus behandelt und können unabhängig davon auch bereits vorher schon an einer oder mehreren psychischen Störungen leiden. Es ist nachvollziehbar, dass ein Krankenhausaufenthalt für Menschen mit persistierenden psychischen Störungen in besonderem Maße eine Herausforderung darstellen kann: Ein:e Patient:in, z. B. mit einer Sozialen Phobie, kann Übernachtungen in einem Mehrbettzimmer aufgrund quälender Bewertungsängste als zusätzliche Belastung erleben. Interaktionelle Probleme im Zusammenhang mit psychischen Störungen wie Persönlichkeitsstörungen oder -akzentuierungen oder chronischen Depressionen können zu Missverständnissen und Konflikten mit dem behandelnden Personal beitragen, zumal Behandelnden oft spezifisches Wissen über psychische Störungen und Handlungskompetenzen hinsichtlich eines adäquaten Umgangs auf der interaktionellen Ebene fehlen.

Substanzkonsum. Patient:innen mit Substanzkonsumstörungen sind in der Gesundheitsversorgung häufig in besonderem Maße Stigmatisierung ausgesetzt (van Boekel et al., 2013). Ein eher moralisches Krankheitskonzept, in dem die Substanzkonsumstörungen als »selbst verschuldet« angesehen werden, ist zwar im Krankenhaus nicht unbedingt häufiger als in der Allgemeinbevölkerung, kann hier aber aufgrund der vulnerablen Situation der Patient:innen und des Machtgefälles zwischen Behandlungsteam und Patient:innen eine besonders negative Wirkung entfalten. In vielen Behandlungsleitlinien wird der Krankenhausaufenthalt als sogenannter »teachable moment« verstanden, der dazu genutzt werden kann, Patient:innen einerseits für gesundheitsschädliche Verhaltensweisen zu sensibilisieren und andererseits zu entsprechenden Verhaltensänderungen zu motivieren.

Angehörige. Gerade wenn es sich um komplexere medizinische Situationen handelt, sind Angehörige ebenfalls in hohem Maße Belastungen ausgesetzt. Die Herausforderungen für Angehörige sind vielfältig und umfassen Aufgaben wie die Organisation der Versorgung, gegebenenfalls die Mitentscheidung bei medizinischen Maßnahmen, die Aufrechterhaltung des Alltags einschließlich Erwerbstätigkeit, die Betreuung von Kindern sowie die Fürsorge für die erkrankten Angehörigen. Es ist nicht verwunderlich, dass auch Angehörige ein erhöhtes Risiko für psychische Belastung und psychische Störungen aufweisen (de Ridder et al., 2021).

Wirtschaftlicher Vorteil. Zusätzlich zu möglichen Bedarfen der Patient:innen und Angehörigen können auch ökonomische Gründe für eine adäquate psychotherapeutische Versorgung im Krankenhaus ins Feld geführt werden. Hierfür wurden in der Literatur bisher unterschiedliche Argumente untersucht und diskutiert (Rumpold, 2011):

- **Reduktion von Behandlungskosten im Krankenhaus**, z. B. durch eine verkürzte Aufenthaltsdauer, geringere Dosierung von Schmerzmitteln
- **Vermeidung von Folgekosten der medizinischen Behandlung** durch eine verbesserte Wirkung chirurgischer Maßnahmen, u. a. vermittelt durch eine verbesserte Adhärenz
- **Vermeidung von Folgekosten durch bisher unentdeckte psychische Störungen** mithilfe von Screening, Diagnostik und Vermittlung in poststationäre psychotherapeutische Angebote

Psychotherapeutische Versorgungsstrukturen im Krankenhaus

Je nach Größe des Krankenhauses und Indikationsbereich kann die psychotherapeutische Versorgung in Allgemeinkrankenhäusern sehr unterschiedlich organisiert sein. Größere Krankenhäuser, z. B. Universitätskliniken, haben in der Regel eigene Abteilungen (v. a. Medizinische Psychologie, Psychosomatik, Psychiatrie), die auch die psychotherapeutische Versorgung im gesamten Krankenhaus steuern. Im Gegensatz dazu verfügen kleinere Krankenhäuser ohne eigene psychiatrische Abteilung über weniger Möglichkeiten, eine psychotherapeutische Versorgung ihrer Patient:innen sicherzustellen. In Bezug auf die zugrunde liegende somatische Erkrankung kann als »Daumenregel« herangezogen werden, dass die Notwendigkeit einer psychotherapeutischen Versorgung von der Komplexität, Chronizität und der Schwere der somatischen Erkrankungen abhängig ist (Jenewein, 2025). Die psychotherapeutische Versorgung erfolgt in der Regel durch Fachkräfte verschiedener Berufsgruppen, vor allem von Fachärzt:innen oder Ärzt:innen in Weiterbildung aus den Bereichen Psychiatrie und Psychosomatik, Psycholog:innen und Psychologischen Psychotherapeut:innen. Zur sprachlichen Vereinfachung wurde hierfür der Begriff des *Mental Health Professionals (MHP)* vorgeschlagen (de Zwaan et al., 2023). Die in der Literatur diskutierten Versorgungsmodelle unterscheiden sich vor allem in Bezug auf die Zusammenarbeit zwischen den somatischen und psychotherapeutischen Kolleg:innen (s. auch Tab. 0.1).

Tabelle 0.1 Versorgungsmodelle und Konsequenzen für die interdisziplinäre Zusammenarbeit

Versorgungsmodell	Beschreibung	Konsequenzen für die Zusammenarbeit
Konsildienst	MHP[1] arbeitet in einer von der somatischen Station unabhängigen Abteilung und wird im Einzelfall hinzugerufen (Konsil).	▶ integrierte und kontinuierliche Versorgung der Patient:innen erschwert ▶ Austausch mit anderen MHPs erleichtert ▶ gerade bei mehreren verfügbaren Konsildiensten (z. B. Psychiatrie und Medizinische Psychologie) z. T. Verantwortungsdiffusion und Unklarheiten bzgl. der Zuständigkeit
Liaisondienst	MHP ist Teil des (somatischen) Teams, nimmt an Visiten und Besprechungen teil und versorgt Patient:innen und Angehörige eigeninitiativ und in Absprache mit dem Team.	▶ integrierte und kontinuierliche Versorgung der Patient:innen erleichtert ▶ Austausch mit anderen MHPs erschwert

[1] MHP = Mental Health Professional

Als Psychotherapeut:in im Allgemeinkrankenhaus: allein unter Wölfen?

Nicht nur für Patient:innen, sondern auch für uns als Psychotherapeut:innen ist die Arbeit im Allgemeinkrankenhaus mit spezifischen Besonderheiten verbunden. Einige davon sind herausfordernd, andere machen diese Arbeit auch besonders erfüllend und sinnstiftend.

- **Behandlungsanlässe.** Der Grund, aus dem Patient:innen sich in Behandlung begeben, ist *nicht*, dass sie unsere psychotherapeutische Unterstützung aufsuchen, sondern primär ein medizinischer. Dementsprechend kann die Motivation der Patient:innen, sich auf uns oder eine Intervention einzulassen, stark variieren. Eine weitere Implikation besteht darin, dass wir in der Behandlung üblicherweise eine eher unterstützende oder sekundäre Rolle einnehmen. Dieser potenziell narzisstischen Kränkung muss man sich bewusst sein, anderenfalls drohen Frustration und ein Gefühl geringer Selbstwirksamkeit.
- **Notwendigkeit medizinischen Wissens.** Die Arbeit mit körperlich kranken Patient:innen erfordert spezifisches Wissen über das Krankheitsbild, die Versorgungssituation, über medizinische Behandlungsoptionen und deren Auswirkungen auf das Erleben der Patient:innen. Dies zeigt sich unter anderem darin, dass es mittlerweile eine Reihe zusätzlicher Ausbildungen gibt, in denen dieses Wissen vermittelt wird, z. B. die Psychodiabetologie, Psychokardiologie oder Psychoonkologie.
- **Interdisziplinäre Zusammenarbeit.** Je nach Versorgungsmodell (Konsil- vs. Liaisondienst) ist eine sehr enge, interdisziplinäre Zusammenarbeit mit Ärzt:innen, Pflegepersonal, Fachtherapeut:innen und Sozialdienst möglich. Eine effektive interdisziplinäre Zusammenarbeit kann sowohl für die Patient:innen als auch für die beteiligten Fachkräfte wertvoll und bereichernd sein und zu einem vertieften Verständnis der eigenen Tätigkeit beitragen. Gleichzeitig ist das Potenzial für Konflikte erhöht, u. a. aufgrund der häufig eingeschränkten Möglichkeiten zum fachlichen Austausch. In diesem Setting erfolgt ein erheblicher Teil der Arbeit mit fachfremden Kolleg:innen, deren Kenntnisse in Psychodiagnostik und psychotherapeutischer Behandlung teilweise begrenzt sind. Vor diesem Hintergrund ist es besonders entscheidend, sich der eigenen Fachkompetenz bewusst zu sein, sie konsequent einzubringen und zu vertreten, da andernfalls eine adäquate Umsetzung fachlicher Standards nicht gewährleistet ist.
- **Intervision und Supervision.** Anders als auf einer psychotherapeutischen Station ist die Möglichkeit für eine ausreichende Reflexion und Intervision nicht gegeben, man muss sich in der Regel selbst darum kümmern. Denn ebenso wie in allen anderen Bereichen psychotherapeutischer Versorgung sind Intervision und Supervision essenzielle Bestandteile unserer Tätigkeit und dürfen nicht vernachlässigt werden.
- **Arbeitsbedingungen.** Als Konsiliar- oder Liaisonpsychotherapeut:in konkurrieren wir mit einer Reihe anderer Termine und Interventionen, von Mittagessen über Angehörigenbesuch bis hin zu anderen Fachtherapien, Visiten oder medizinischen Eingriffen. Viele davon sind nicht gut planbar und wir müssen uns darauf einstellen, dass ein vertrauliches Gespräch ggf. mittendrin unterbrochen werden kann oder wir umsonst auf die Station kommen, weil unser:e Patient:in mittlerweile zu einer »wichtigeren« Untersuchung abgeholt wurde. Dazu kommen Mehrbettzimmer, ggf. laute Geräte und mögliche Störungen. Hierbei einen achtsamen Umgang mit sich selbst und der entsprechenden Situation zu finden, ist nicht immer leicht. Es ist aber eine notwendige Voraussetzung, um für unsere Patient:innen eine gute und ruhige Gesprächsatmosphäre zu schaffen, in der sowohl wir als auch die Patient:innen sich aufeinander einlassen können.
- **Existenzielle Themen.** Die von Patient:innen und Angehörigen eingebrachten Themen, etwa schwere Krankheit, Verlust oder existenzielle Unsicherheiten, können tiefgreifende existenzielle und persönliche Resonanz hervorrufen. Die meisten von uns haben entweder selbst oder im engen Familien- und Freundeskreis bereits Erfahrungen mit körperlichen Erkrankungen oder auch mit Tod und Sterben gemacht. Und auch wenn dies nicht der Fall ist, beeinflusst das direkt unsere Arbeit. Dies kann eine wertvolle Ressource, aber auch eine erhebliche Belastung darstellen.

- **Rollenkonflikte.** Da nicht immer die Patient:innen selbst diejenigen sind, die unsere Unterstützung anfragen, ist auch das Risiko für Rollenkonflikte erhöht. Zum Teil lassen sich explizite oder implizite Arbeitsaufträge von Ärzt:innen, Pflegepersonal oder auch Angehörigen nur schwer mit den Wünschen der Patient:innen in Einklang bringen. Sich darüber klar zu sein, ermöglicht einen professionellen Umgang mit diesen Konflikten.

Psychotherapie im Krankenhaus: Was wirkt?

Für Patient:innen mit körperlichen Erkrankungen sowie für die besondere Situation Krankenhaus existiert inzwischen fundiertes Wissen zu wirksamen psychotherapeutischen Interventionen. Dies umfasst ebenso unterschiedliche therapeutische Schulen wie auch verschiedenste Versorgungssettings und Indikationsbereiche. Strauß et al. (2013) weisen in einer Übersicht darauf hin, dass mittlerweile in einer Vielzahl verfügbarer S3-Leitlinien ebenfalls Empfehlungen zu psychotherapeutischen Behandlungsstrategien enthalten sind. Inhaltlich wurden unterschiedliche Interventionen und therapeutische Strategien überprüft, z. B. Psychoedukation, imaginative Verfahren, kognitive Umstrukturierung, Expositionsverfahren. Dies alles sind Verfahren, die im Rahmen einer psychotherapeutischen Ausbildung in unterschiedlichsten Kontexten erlernt werden und für den Einsatz im Krankenhaus nur etwas Mut und Anpassung benötigen. Auch hypnotherapeutische Interventionen haben eine sehr gute Wirksamkeit in der Anwendung im Versorgungskontext Krankenhaus gezeigt (Holler et al., 2021; Walter et al., 2025). In diesen Therapie-Tools fassen wir vor allem verhaltenstherapeutische und hypnotherapeutische Interventionen zusammen. In Bezug auf die hypnotherapeutischen Interventionen wurde darauf geachtet, dass diese auch von Psychotherapeut:innen ohne abgeschlossene hypnotherapeutische Ausbildung sicher angewendet werden können. Auch wenn Fragen zur Psychopharmakotherapie im stationären Kontext von Behandler:innen und Patient:innen immer wieder an uns herangetragen werden, machen wir zu diesem Thema in unserem Buch keine Aussage, sondern konzentrieren uns auf psychotherapeutische Interventionen.

Aufbau des Therapie-Tools

Das Buch orientiert sich, soweit möglich, an der Erlebenswelt der Patient:innen. So ist die Kapitelstruktur unterschiedlichen Phasen des Krankenhausaufenthalts zugeordnet. In den frühen Kapiteln des Buches werden vor allem Inhalte behandelt, die zu Beginn einer stationären Behandlung oder im Erstkontakt mit Patient:innen nützlich sind, während die späteren Kapitel Arbeitsmaterialien für den Verlauf und Abschluss der Krankenhausbehandlung bereitstellen. Diese Aufteilung ist natürlich nicht ganz trennscharf – die Arbeitsmaterialien können nach eigenem Ermessen zu anderen Zeitpunkten verwendet werden.

Vorschläge zur Nutzung der Therapie-Tools

Dieser Therapie-Tools-Band enthält Informationen, Übungen und Anregungen zur Reflexion für alle, die mit Menschen im Kontext körperlicher Erkrankungen arbeiten. Vordergründig behandelt wird die psychologische und psychotherapeutische Tätigkeit im Krankenhaus. Im Folgenden sind die möglichen Anwendungsfelder und -settings noch einmal erläutert.

Konsil- oder Liaisondienst. Psychotherapeut:innen sind entweder konsiliarisch in die Stationsarbeit eingebunden oder aber fester Bestandteil des Behandlungsteams auf bestimmten Stationen. Je nach Situation erfolgt die Versorgung der Patient:innen in beiden Fällen ein- bis mehrmals während der somatischen Behandlung. Im Buch finden sich viele Anregungen und Arbeitsmaterialien, die hier direkt für die Arbeit mit Patient:innen, Angehörigen oder die eigene Reflexion verwendet werden können.

Institutsambulanzen in Allgemeinkrankenhäusern. An Institutsambulanzen kann zusätzlich zur Klärung diagnostischer Fragen eine psychotherapeutische Behandlung von Patient:innen mit somatischen Erkrankungen vor oder nach einem stationären Aufenthalt erfolgen. Die Materialien können hier gut genutzt werden, um gemeinsam mit Betroffenen zu reflektieren oder z. B. besonders angstbesetzte Aufenthalte / Eingriffe vor- oder nachzubereiten.

Rehabilitationskliniken. Kliniken zur somatischen Postakutbehandlung (Rehabilitation) verfügen in der Regel über einen psychologischen Dienst. Erfahrungen im Rahmen der Akutbehandlung können hier gemeinsam mit einem / einer Psychotherapeut:in gut aufgegriffen, reflektiert und nachbearbeitet werden. Auch der Übergang aus der Akutklinik in die Rehabilitation kann mit Patient:innen gezielt vorbereitet werden.

Ambulante Psychotherapie. Auch in der ambulanten psychotherapeutischen Versorgung spielen die Erfahrungen von Patient:innen im Krankenhaus oft eine Rolle. Die Materialien können niedergelassenen Kolleg:innen helfen, einen besseren Einblick in die Erfahrungen ihrer Patient:innen im Krankenhaus zu gewinnen und diese gemeinsam aufzuarbeiten.

Beratung und Behandlung von Patient:innen und Angehörigen. Die meisten der Arbeitsmaterialien sind für den direkten Einsatz in der Beratung und Behandlung von Patient:innen gedacht. Instruktionen für Therapeut:innen sowie Informationsblätter und Übungen für Patient:innen und Angehörige können direkt auf Station eingesetzt werden.

Supervision / Intervision. Darüber hinaus sind Informationen und Arbeitsmaterialien für die Inter- oder Supervision enthalten. Hierbei kann eine psychotherapeutische Inter- und Supervision ebenso gemeint sein wie eine interdisziplinäre Teamsupervision im Konsil- oder Liaisondienst.

Gestaltung und Einsatz der Arbeits- und Informationsmaterialien

Die Gliederung des Buches insgesamt orientiert sich wie oben bereits dargestellt nach Möglichkeit an der Erlebenswelt der Patient:innen im Krankenhaus. In den einzelnen Kapiteln haben wir die Arbeitsmaterialien nach einer kurzen Einleitung jeweils in Unterabschnitte unterteilt. Diese enthalten eine kurze Beschreibung der Materialien. Weiterhin ist mit Icons kenntlich gemacht, für wen die Arbeitsmaterialien gedacht sind und wie sie genutzt werden können:

T Diese Arbeitsmaterialien sind für den / die Therapeut:in gedacht.

P Diese Arbeitsmaterialien können Patient:innen ausgehändigt oder gemeinsam besprochen werden.

A Diese Arbeitsmaterialien sind speziell für Angehörige.

Instruktionen z. B. für Übungen, die wörtlich verwendet bzw. vorgelesen werden können.

1 Im Krankenhaus

In diesem Kapitel finden sich Informationen und Arbeitsblätter, die sich mit der besonderen Arbeitssituation »Krankenhaus« befassen. Wir haben dazu Informations- und Arbeitsblätter zusammengestellt, die verschiedene Aspekte der Arbeit im Krankenhaus (**INFO 1–2**, **AB 1–3**), spezifisch zugeschnittene Informationen zu Therapietechniken (**INFO 3–5**, **AB 4**) und schließlich auch die Reflexion und Selbsterfahrung hinsichtlich unserer eigenen Rolle und Erfahrungen im Umgang mit Krankenhaus, schweren Erkrankungen und Leid (**AB 5–7**) beleuchten. Unser Ziel dabei ist es, eine bewusste und reflektierte Haltung dieser sehr besonderen Arbeit gegenüber herstellen zu können.

Arbeits- und Informationsmaterialien

INFO 1 Besonderheiten in der Arbeit auf somatischen Stationen
Der Arbeitsalltag auf somatischen Stationen ist im Vergleich zum »gewohnten« psychotherapeutischen Setting mit Sitzecke, Tisch und entsprechendem Ambiente fundamental unterschiedlich. In diesem Infoblatt sind Besonderheiten bei der Arbeit im stationären Setting und Tipps zum Umgang damit zusammengestellt.

INFO 2 Vernetzung und Information
Der direkte Austausch ist bei der Arbeit auf somatischen Stationen oft erschwert. Dieses Infoblatt listet einige Möglichkeiten und Ressourcen auf, die bei der Suche nach (fachlichem) Austausch behilflich sein können.

AB 1 Psychisch Überlagert?!
Oft sind die Anlässe, aus denen Konsile gestellt werden, oder Anliegen, die aus dem Team an uns herangetragen werden, nicht unmittelbar verständlich und schwer zu deuten. Dazu kommt, dass nicht immer auf den ersten Blick klar ist, in wessen »Auftrag« man hier eigentlich agieren soll und ob das den eigenen berufsethischen Prinzipien und der eigenen Haltung entspricht. Dieses Arbeitsblatt soll helfen, eine Haltung und Vorgehensweise zu unterschiedlichen Arbeitsaufträgen zu entwickeln.

AB 2 Schutzglocke
Nicht nur wir, sondern auch unsere Patient:innen haben es oft schwer, zur Ruhe zu kommen, zwischen piependen und blinkenden Apparaten und Störungen sensible Themen zu besprechen und sich zu öffnen. Dies ist nur allzu verständlich. Die in diesem Arbeitsblatt beschriebene Intervention schafft eine Basis für eine vertrauliche und geschützte Gesprächssituation und kann sowohl Patient:in als auch Therapeut:in eine angemessene Arbeitsatmosphäre erleichtern. Zudem kann sie spezifisch zum Schutz vor Negativsuggestionen eingesetzt werden.

AB 3 Reflexion: Auftreten im interprofessionellen Team
Immer wieder kommt es vor, dass unsere eigene Rolle und Kompetenz im interdisziplinären Team herausgefordert werden. Sei es durch Unwissen, Unterschiede in der Perspektive, Schwierigkeiten in der interdisziplinären Kommunikation oder auch einfach durch zwischenmenschliche Differenzen. Gerade in solchen Situationen ist es besonders wichtig, sich seiner Fachkompetenz und der eigenen Professionalität bewusst zu sein. Dieses Arbeitsblatt dient dazu, Psychotherapeut:innen im interdisziplinären Team den Rücken zu stärken.

INFO 3 Imaginative Verfahren im Krankenhaus
Gerade im Krankenhaus erscheint es besonders heilsam, wenn es Patient:innen gelingt, mithilfe von Imaginationsverfahren dem Stationsalltag, den Schmerzen oder anderen misslichen Umständen für eine Zeit zu entfliehen. Dieses Arbeitsblatt fasst wertvolle Hinweise und Tipps für die Anwendung von Imaginationsverfahren am Krankenbett zusammen.

INFO 4 EMDR-Basiswissen: bilaterale Stimulation zur Ressourcenaktivierung
Einige der vorgeschlagenen Arbeitsblätter und Interventionen greifen auf die Methode des Eye Movement Desensitization and Reprocessing (EMDR) zurück. In diesem Informationsblatt werden relevante Grundlagen dargestellt.

INFO 5 Hypnotherapie: Dos and Don'ts
Zu hypnotherapeutischen Interventionen im somatischen Setting gibt es viel Evidenz. In diesem Arbeitsblatt haben wir eine Handlungsbasis für Psychotherapeut:innen geschaffen, die selbst keine hypnotherapeutische Ausbildung gemacht haben, aber gern einzelne Interventionen im Rahmen ihrer Tätigkeit ausprobieren möchten.

AB 4 Tranceinduktion und -rücknahme
Da wir die hypnotherapeutischen Interventionen explizit so ausgewählt und aufbereitet haben, dass sie auch Psychotherapeut:innen ohne tiefer gehende hypnotherapeutische Kenntnisse durchführen können, verwenden wir für jede hypnotherapeutische Intervention dieselbe Tranceinduktion und -rücknahme. Auch wenn diese auf jedem einzelnen Arbeitsblatt vermerkt sind, stellen wir sie der Übersichtlichkeit halber in diesem Arbeitsblatt einmal separat vor. Es ist wichtig, sich wortwörtlich an die hypnotherapeutischen Induktionen und Rücknahmen zu halten, um eine gewisse Trancetiefe und eine vollständige Rücknahme zu generieren. Selbstverständlich steht es hypnotherapeutisch geschulten Anwender:innen frei, auch andere ihnen geläufigere Induktionen zu verwenden.

AB 5 Reflexion: Gesundheitsverhalten und Selbstfürsorge
Ein Teil der psychotherapeutischen Aufgaben bezieht sich auf Psychoedukation und Motivation unserer Patient:innen im Hinblick auf Gesundheitsverhalten und Adhärenz. Aber wie ist es eigentlich mit dem eigenen Gesundheitsverhalten bestellt? Bestehen vielleicht unangenehme Inkonsistenzen?

AB 6 Gepäck ablegen
Die Beschäftigung mit existenzieller Belastung kann für uns selbst zur Belastung werden. An bestimmten Tagen ist es vielleicht »zu viel« gewesen. Insgesamt ist es sinnvoll, Arbeitsthemen bei der Arbeit oder auf dem Weg dorthin zu lassen. Die in diesem Arbeitsblatt beschriebene Imagination kann auf dem Weg nach Hause genutzt werden.

AB 7 Reflexion: Ich als Angehörige:r oder Patient:in
Wie verhalten wir uns selbst, wenn wir in die Rolle eines / einer Patient:in oder Angehörigen geraten? Welche Strategien sind hilfreich, welche Emotionen sind besonders schwer zu ertragen? Die Auseinandersetzung mit diesen Themen hilft dabei, eigene Anteile von den Themen unserer Patient:innen zu trennen und bewusst damit umgehen zu können.

Besonderheiten in der Arbeit auf somatischen Stationen

Was muss ich wissen (und was vielleicht auch nicht)?
Wie in anderen Bereichen psychotherapeutischer Arbeit auch ist es wichtig, einen Eindruck über die Erlebenswelt unserer Patient:innen zu gewinnen, damit sie sich verstanden fühlen.

- **Erkrankungen:** Je komplexer die Erkrankungen, desto komplexer und schwieriger können auch Behandlungsverläufe sein. Es ist hilfreich, Symptome, Beschwerden und deren Einfluss auf den Lebensalltag für die Erkrankungen zu kennen, mit denen wir häufig umgehen.
- **Behandlungen:** Eine Errungenschaft der modernen Medizin sind immer spezifischere Behandlungsmethoden. Auf der anderen Seite steigt dadurch auch oft der Grad an Komplexität und Unsicherheit, den Patient:innen bewältigen müssen. Das Erleben einer subjektiven Überforderung gerade am Anfang der Arbeit in dieser spezifischen Komplexität ist normal. Zudem ist es relevant, Wechselwirkungen zwischen Behandlungsmethoden (v. a. Medikamente) und dem Verhalten und Erleben zu kennen.
- **Setting:** Spezifische medizinische Versorgung erfordert oft auch ein sehr spezielles Setting, in dem diese Versorgung stattfindet (z. B. Chemotherapie, Hämodialyse, extrakorporale Membranoxygenierung [ECMO]).

Unsere Tipps, um sich schnell einen Überblick zu verschaffen:

- Informationen bei ärztlichen und pflegerischen Kolleg:innen einholen
- Hospitation in bedeutsamen Behandlungssettings oder bei Operationen
- keine Angst vor Nachfragen bei Patient:innen

Wichtig

Medizinische und pflegerische Abläufe zu verstehen, ist sehr hilfreich, um die Erlebenswelt der Patient:innen nachvollziehen zu können. Dabei ist es unmöglich, über alle Einzelheiten genau Bescheid zu wissen.

Was gehört zu meinem Arbeitsplatz?
In anderen psychotherapeutischen Arbeitssettings ist ein eigenes, abgeschirmtes Büro mit Sitzecke und angenehmer Atmosphäre Standard. Im Allgemeinkrankenhaus müssen wir manchmal auch für diese Rahmenbedingungen einstehen und kämpfen. Aber das lohnt sich! Auch wenn es vielleicht nicht auf jeder Station einen Behandlungsraum für vertrauliche Gespräche gibt, sollte jede:r Psychotherapeut:in die Möglichkeit haben, in einem separaten Behandlungsraum Gespräche zu führen: Sobald Patient:innen mobil genug sind, bevorzugen sie selbstverständlich auch eine geschützte Atmosphäre für Gespräche. Weiterhin ist es essenziell notwendig, Zugriff auf die gesamte (elektronische) Patient:innenakte zu haben, damit man sich auch über die medizinische Situation der eigenen Patient:innen informieren kann. Zugang zu einem Computer und Dokumentationssystemen sowie auch ein Diensthandy sind ebenfalls wichtige Bestandteile der Arbeitsausrüstung.

Was kleidet mich: Kittel, Kasack oder Zivilkleidung?
Immer wieder kommt im Stationsalltag die Frage: »Kittel oder kein Kittel?« Wir haben hier eine kleine Entscheidungshilfe zusammengestellt, die gern um eigene Überlegungen / Argumente ergänzt werden kann.

Besonderheiten in der Arbeit auf somatischen Stationen

Wenn es im Behandlungsteam, auf der Station oder in dem Krankenhaus eine Vorschrift oder informelle Einigung darüber gibt, welche Berufskleidung Psychotherapeut:innen zu tragen haben, ist Ihnen diese Entscheidung abgenommen. Als Erstes sollten Sie sich also auch hier informieren.

Berufskleidung	Zivilkleidung
▶ Wahrnehmung als Teil des Teams: ggf. weniger Missverständnisse bzgl. der eigenen Funktion	▶ Betonung der »nicht-medizinischen« Rolle, Abheben vom restlichen Behandlungsteam in therapeutischer Rolle
▶ hygienisches Arbeiten und flexibel an Stationsvorgaben anpassbar	▶ Praktische Hürden wie fehlende Möglichkeiten zum Umkleiden, Lagerung der Berufskleidung usw. fallen weg.
▶ Platz für Stifte, Unterlagen usw.	▶ mehr Nähe zu sich selbst
▶ Möglichkeit der Abgrenzung / Distanzierung nach belastenden Situationen: Berufskleidung kann auch mental schützen.	▶ Wirkt weniger autoritär: Reduktion von Hierarchiegefühlen und Ängsten der Patient:innen
▶ Professionalität wird weniger infrage gestellt.	▶ Stärkung therapeutischer Beziehung durch menschliche Nähe, Patient:innen können schneller Vertrauen fassen

Tipp

Im Krankenhaus sind *bequeme, geschlossene Schuhe* mit heller Sohle empfehlenswert. Man kann auch ein Paar Wechselschuhe mitbringen.

Namensschild und *Visitenkarte* sind zentraler Bestandteil der Ausstattung und erhöhen die Wahrnehmung unserer Professionalität. Sie ermöglichen zudem die Wiedererkennung und Kontaktaufnahme durch Patient:innen, Teammitglieder und Angehörige.

Wer hört (stört) mit? – Einbettung eines Gesprächs

Oft liegen Patient:innen in Mehrbettzimmern. Vielleicht wird gerade eine pflegerische Maßnahme bei dem / der Mitpatient:in durchgeführt? Angehörige zu Besuch? Das Essen kommt? Jetzt ist doch noch erst die Visite! Gerade ist doch der Transport gekommen und hat den / die Patient:in abgeholt. Die Möglichkeiten, ein ungestörtes Gespräch zu führen, sind begrenzt. Was tun?

- ▶ vorab telefonisch klären, ob der / die Patient:in zu einer bestimmten Zeit anwesend ist – und nicht allzu wütend sein, wenn es doch nicht klappt
- ▶ mit Pflegepersonal oder Ärzt:innen abstimmen, ob medizinische Faktoren das Gespräch beeinflussen könnten (z. B. Medikamente, geplante Maßnahmen)
- ▶ Störquellen minimieren, z. B. Infusionsalarme prüfen lassen
- ▶ ein »Bitte nicht stören«-Schild mitbringen und vor dem Patient:innenzimmer anbringen
- ▶ immer am Pflegestützpunkt kurz anmelden, nach Möglichkeit auch immer vorab und / oder nachher Rücksprache mit dem / der behandelnden Ärzt:in halten. Neben dem relevanten Aspekt des Informationsaustauschs macht man sich so auch bekannt.

- fragen, ob es auf der Station einen Raum gibt, in den man sich zurückziehen kann (Aufenthaltsraum, Untersuchungszimmer usw.)
- Mitpatient:innen (falls mobil) fragen, ob sie bereit sind, eine Zeit das Zimmer zu verlassen oder sich Kopfhörer aufsetzen können
- Diensthandy ggf. lautlos stellen, z. B. vor hypnotherapeutischen Interventionen
- Situation (fehlende Vertraulichkeit) offen mit dem:der Patient:in besprechen
- klare Einführung der eigenen Person (»Ich bin für Ihre psychische Unterstützung da.«)
- Gesprächsdauer ggü. Patient:innen vorab kurz ankündigen
- kurzer Austausch im Team, falls relevant

Was dokumentiere ich wo und für wen?

Die Dokumentation unserer klinischen Tätigkeit sollte sorgfältig und strukturiert erfolgen, um eine adäquate Kommunikation der besprochenen Inhalte und Empfehlungen im gesamten Behandlungsteam zu gewährleisten. Eine korrekte Verwendung von Fachsprache (z. B. Verfassen eines psychopathologischen Befundes, Beschreibung von Symptomen, Syndromen und Diagnosen anstelle einer wörtlichen Wiedergabe von Gesprächsinhalten) erleichtert ein professionelles Auftreten im interdisziplinären Team. Eine gute Struktur erleichtert die schnelle Wahrnehmung relevanter Informationen und Empfehlungen und ist daher ebenfalls im Sinne der Patient:innen. In der klinischen Dokumentation hat sich hier das sog. *Subjective-Objective-Assessment-Plan (SOAP)-Schema* als grobe Struktur bewährt (Sullivan, 2019) und kann auch für die Dokumentation psychischer Beschwerden eingesetzt werden. Die Methode hilft dabei, die wichtigsten Befunde, die auch für das restliche Behandlungsteam relevant sind, prägnant darzustellen. Dabei sollte eine für alle Berufsgruppen verständliche Sprache verwendet werden (z. B. »Patient mit erhöhter Anspannung« statt »reaktivierte Konfliktdynamik«). Gleichzeitig sollten im Sinne des Datenschutzes biografische oder intime Informationen, die zwar therapeutisch relevant, für die somatische Behandlung jedoch nicht erforderlich sind, nicht dokumentiert werden. In der folgenden Tabelle ist eine Dokumentation nach SOAP-Schema beispielhaft dargestellt.

Dokumentation nach dem SOAP-Schema

Abschnitt	Erklärung	Beispiel
S (Subjective)	subjektives Befinden und Symptome	Patient berichtet von Ängsten, hohen Anspannungszuständen und Einschlafstörungen.
O (Objective)	objektive Befunde, Beobachtungen	Patient weint, im Gespräch sehr unruhig.
A (Assessment)	psychische Einordnung, Relevanz für Behandlung, Analyse des Verlaufs	Patient zeigt ausgeprägte Angst vor der bevorstehenden Untersuchung. Erhöhte Anspannung beeinflusst Kooperationsbereitschaft.
P (Plan)	Maßnahmen, Empfehlungen an Team, weiteres Vorgehen	Kurzintervention zur Angstbewältigung. Erneutes Gespräch bei Bedarf, auf Überforderungssignale des Patienten achten.

Besonderheiten in der Arbeit auf somatischen Stationen

Tipp

Wenn es eine elektronische Patientenakte gibt, empfiehlt es sich, für häufige Konsilanlässe Textbausteine zu erstellen oder erstellen zu lassen, die dann individuell angepasst werden können.

Dokumentations- vs. Schweigepflicht. Wichtige Fragen oder Konflikte für Psychotherapeut:in können im Spannungsfeld zwischen Dokumentationspflicht und Schweigepflicht den Patient:innen gegenüber entstehen. Konsile werden von anderen Stationen gestellt und enthalten jeweils eine spezifische Anfrage oder ein Anliegen. Die schriftliche Dokumentation des Konsils ist in der Patient:innenakte für alle Mitglieder des Teams einsehbar, wohingegen psychologische oder psychiatrische Behandlungen auf den entsprechenden Stationen z. T. geschützt und nicht für alle zugänglich sind. Oft gibt es separate Teile, die automatisch in den Entlassbrief übernommen werden. Wichtige Aspekte bei der Abwägung sind:

- **Eigene Rolle.** Bei einer Stellungnahme müssen relevante Informationen zu Diagnosen und Anamnese mitgeteilt und dazu Stellung bezogen werden. Unsere Rolle ist hier eher eine *gutachterliche*. Patient:innen sollten hierüber aufgeklärt sein. Bei eher supportiven Gesprächen haben wir eine *therapeutische, partnerschaftliche* Rolle. Hier kann nach eigenem Ermessen eine eher oberflächliche und kurze Dokumentation erwogen werden, ggf. mit ausführlicherer Darstellung ohne Übernahme in den Entlassbrief.
- **Relevanz der besprochenen Informationen.** Auch in einer gutachterlichen Stellungnahme müssen und sollen nicht zwingend alle besprochenen Details eines Gesprächs Platz finden. Je nach Relevanz des besprochenen Inhalts für die entsprechende gutachterliche Fragestellung kann eine Abwägung erfolgen. Eine weitere Möglichkeit ist z. B., nur eine abschließende Stellungnahme (abstraktere Beschreibung) in den Arztbrief oder einen für alle ersichtlichen Teil der Patient:innenakte zu übernehmen und die inhaltliche Dokumentation des Gesprächs an einem geschützten Ort zu verwahren.

Wichtig

Es sollte unbedingt vorab geklärt werden, welche Teile der psychologischen Dokumentation durch wen einsehbar sind, welche Teile der Dokumentation (z. B. Diagnosen, Stellungnahmen, Symptome) wem mitgeteilt werden sollten (z. B. internes Behandlungsteam vs. Entlassbrief) und welche Gesprächsinhalte vertraulich bleiben dürfen. Hierfür müssen ggf. gesonderte Dokumentationsmöglichkeiten angelegt werden (z. B. geschütztes Laufwerk, schriftliche Notizen im Aktenschrank).

Vernetzung und Information

Auf somatischen Stationen ist ein fachlicher Austausch mit anderen Psychotherapeut:innen oft erschwert. Viele Kolleg:innen sind auf Station meist allein in ihrer Funktion. Hier finden Sie einige Ideen und Informationsmöglichkeiten.

In der Abbildung sind verschiedene Ebenen dargestellt, auf denen man sich vernetzen kann. Sie zeigt verschiedene Strukturen und Vernetzungsmöglichkeiten innerhalb einer Klinik, Region oder eines Faches. Versorgungsstrukturen unterscheiden sich regional sehr stark. Außerdem hängt es von der Größe und Spezialisierung der Klinik ab, wo und in welchen Abteilungen Menschen für Unterstützung und Austausch zu finden sind. Die Abbildung kann anhand der folgenden Fragen bearbeitet werden:

- Welche Strukturen gibt es an meiner Klinik / meinem Arbeitsort? Wo arbeite ich selbst?
- Wo und wie kann ich mit Fachkolleg:innen in Kontakt kommen?
- Wo und wie ist die Super- und Intervision an meiner Klinik geregelt?
- Welche Kongresse und Fachgesellschaften sind für mich zentral? Wie komme ich in Kontakt? Unter welchen Umständen gibt es eine Finanzierung für Kongress- und Fortbildungsbesuche?

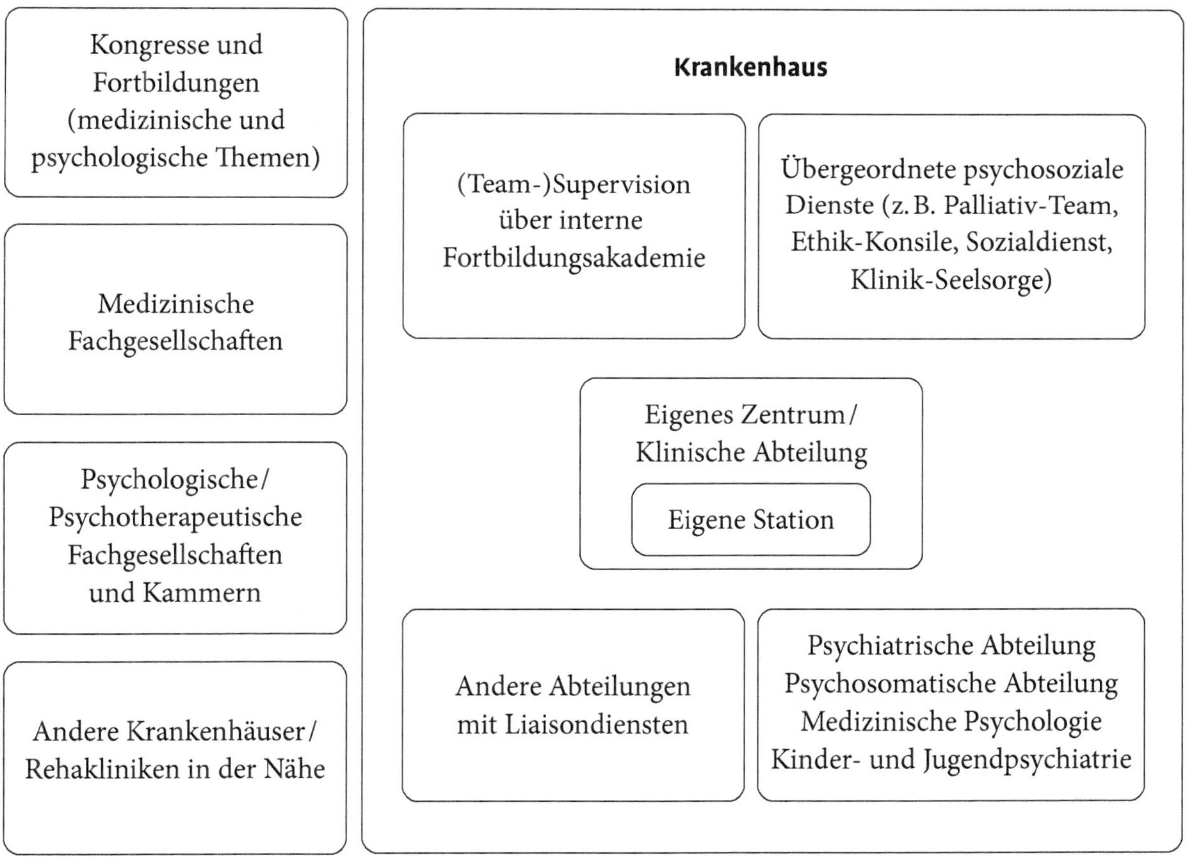

Vernetzung und Information

Fachgesellschaften

Sie finden hier einige relevante nationale Fachgesellschaften. Einige bieten auch jungen Kolleg:innen online die Möglichkeit, komplexe Fälle im Rahmen einer Supervision zu besprechen oder haben sehr hilfreiche Arbeitsmaterialien zusammengestellt. Genannt sind dabei nur nationale Fachgesellschaften oder Arbeitsgruppen, die sich speziell mit psychischen Beschwerden und körperlichen Erkrankungen beschäftigen. Wir möchten damit vor allem dazu anregen, sich auch auf der Ebene von Fachgesellschaften um Austausch zu bemühen.

- Arbeitsgemeinschaft für Psychoonkologie in der Deutschen Krebsgesellschaft (PSO): https://www.pso-ag.org/
- Deutsche Interdisziplinäre Vereinigung für Intensiv- und Notfallmedizin e. V. (DIVI), Sektion Psychologische Versorgungsstrukturen in der Intensivmedizin: https://www.divi.de/sektionen
- Deutsche Transplantationsgesellschaft (DTG), Kommission Psychosomatik: https://d-t-g-online.de/
- Informationen zu psychokardiologischen Arbeitsgruppen und Fachgesellschaften: https://www.psychokardiologie.org
- Arbeitsgemeinschaft Diabetes und Psychologie der Deutschen Diabetes Gesellschaft »Diabetes und Psyche e. V.«: https://www.diabetes-psychologie.de
- Deutsche Gesellschaft für Psychosomatische Medizin und ärztliche Psychotherapie: https://www.dgpm.de/
- Deutsches Kollegium für Psychosomatische Medizin: https://dkpm.de/

Psychisch Überlagert?!

Manchmal sind Anfragen schwer verständlich gestellt oder es gibt versteckte Aufträge, bei denen man sich gut überlegen muss, ob man sie annehmen möchte oder nicht. Die Aussage »Der / Die Patient:in ist psychisch überlagert« ist ein in somatischen Arbeitsumfeldern weit verbreiteter Ausdruck, für welchen es jedoch keine fachliche Entsprechung gibt. Sie hat sich daher fast zu einem Synonym für unklare Konsilanfragen entwickelt und dient daher als Namensgeber für dieses Arbeitsblatt.

Welche Informationen habe ich über den Anlass des Konsils?
Beispiele: »Patient:in ist psychisch überlagert. Erbitte Fokussuche.« »Patient:in weint. Erbitte supportives Gespräch.«

....

....

Welcher Auftrag steckt dahinter und von wem?
Beispiel: Auftrag vom Team / Arzt: Der / Die Patient:in ist anstrengend, bitte tu was dagegen!

....

....

....

Gibt es Klärungsbedarf vor dem Patient:innengespräch?
Zur Auftragsklärung gehört unbedingt, dass der / die Patient:in über das psychologische Konsil informiert wurde und sich dazu einverstanden erklärt hat. Eine »heimliche« Versorgung ohne Berufsstandnennung ist unethisch. Manchmal wird diese von Angehörigen eingefordert (»Sagen Sie aber nicht, dass Sie Psychologin sind, wenn Sie zu meinem Mann gehen«).

> **Wichtig**
>
> Besonders wichtig ist eine Klärung vorab, wenn aus dem Text der Eindruck entsteht, dass ethische Prinzipien nicht eingehalten werden (z. B. es sollen Kontraindikationen bzgl. einer Behandlung formuliert werden, über die der / die Patient:in vorab gar nicht informiert wurde).

....

....

....

Psychisch Überlagert?!

Wie möchte ich konkret vorgehen?

Ich spreche vorab mit (z. B. verantwortliche:r Ärzt:in, eigene leitende Psychotherapeut:in / Ärzt:in, Angehörige, Pflege):

....

Meine konkrete(n) Intervention(en) sind (z. B. Gespräch mit Patient:in, Ablehnung des Konsils, Abänderung des Auftrags in …):

....

....

Schutzglocke

Die hier beschriebene Intervention schafft eine Basis für eine vertrauliche und geschützte Gesprächssituation und kann sowohl Patient:in als auch Therapeut:in eine angemessene Arbeitsatmosphäre erleichtern. Manchmal berichten Patient:innen, dass sie sich emotional verletzlicher, hilfsbedürftiger, unsicherer und empfänglicher für Kritik fühlen als üblicherweise. Insbesondere werden Kränkungen durch das Behandlungsteam als stark belastend erlebt und wenig einfühlsame Äußerungen können bei den Patient:innen zu emotionalen Verletzungen führen. Es geht dabei nicht um große Grenzverletzungen wie Beleidigungen oder sogar Kunstfehler, sondern um bewusste oder unbewusste Negativsuggestionen, die in ihrer Nocebo-Wirkung dennoch schädlich sein können. Für diese Patient:innen ist die folgende Imagination gedacht.

Imagination

»Unser Körper hat im Laufe der Zeit wunderbare Schutzmechanismen entwickelt. Alle großen Organe haben eine zusätzliche Schutzhaut, die sie abgrenzt und beschützt. Die Schutzhaut des Herzens heißt Perikard (Herzhaut / Herzbeutel), die Schutzhaut der Lunge Pleura (Brustfell) und die des Bauchraums Peritoneum (Bauchfell). Und wie im Großen, so auch im Kleinen. Bis auf Zellebene beschützt sich unser Körper. Die Schutzhaut einer Zelle heißt Membran. Diese Membran ist semipermeabel, das heißt halbdurchlässig. Sie lässt also nur die Stoffe zur Zelle durch, die die Zelle auch gut gebrauchen kann. Alles andere kommt einfach nicht durch, das lässt die Membran nicht rein, das prallt sozusagen ab. Halbdurchlässig heißt also, dass nur ein Teil all dessen, was in die Zelle will, auch tatsächlich durchgelassen wird. Und die Membran weiß von ganz allein, was die Zelle braucht, also welche Nährstoffe sie zur Zelle durchlässt und wer draußen bleiben muss. Und es ist ganz wunderbar, wie gut unser Körper im Kleinen und im Großen sich schützen kann.

Und nun lade ich Sie ein, von Ihrem Körper zu lernen … Was eine Zelle kann, können Sie auch … Ich lade Sie also ein, sich innerlich zurückzulehnen und es sich ganz bequem in Ihrem Bett / auf dem Stuhl zu machen. Sie atmen einmal tief ein und betont langsam wieder aus … Wie gut das schon tun zu können, sich mal zurückzulehnen und ruhig zu atmen … Wenn Sie mögen, schließen Sie die Augen … denn manchmal kann man mit geschlossenen Augen besser nach innen sehen … Und ich lade Sie nun ein …, sich vor Ihrem inneren Auge eine Schutzhaut vorzustellen … Eine große, flexible Schutzhaut, die Sie ganz umschließt … weit und weich …, dabei ganz stabil und sicher … Stellen Sie sich diese Schutzhaut nun vor … Wie sieht sie wohl aus? … Ist sie durchsichtig oder etwas milchig? … Hat sie eine Farbe? … Ist sie glatt oder rau? … Ist sie eher glänzend oder matt? … Wichtig ist auf alle Fälle, dass sie weit genug von Ihnen entfernt ist, … dass Sie sich frei unter ihr fühlen können … und nah genug an Ihnen dran ist, dass Sie sich beschützt fühlen … Sich frei und beschützt fühlen, wie angenehm das sein kann … Und diese besondere Membran ist auch semipermeabel, also halbdurchlässig … Sie lässt nur die guten Impulse zu Ihnen durch … Alles, was Sie gerade nicht brauchen können, prallt an ihr ab … Wenn Sie gerade liebevolle Freundlichkeit brauchen …, ein nettes Lächeln …, etwas Aufmunterung …, etwas Trost … kommt genau das gut zu Ihnen durch … Alles andere, was Sie gerade nicht brauchen können, perlt einfach ab … Und Ihre Membran ist gut mit Ihnen verbunden …, die weiß genau, was Sie gerade brauchen können und was nicht … Manchmal lässt sie besonders die Liebe zu Ihnen durch … und manchmal mehr den Mut … Manchmal mehr die Ruhe … und manchmal auch den aufmunternden Trubel … Ganz so, wie Sie es gerade brauchen können … Und sie beschützt Sie vor den unangenehmen negativen Äußerungen und Kränkungen …, die auch noch durchkommen wollen … Die prallen an der Membran ab, denn gerade ist keine Zeit dafür … Sie brauchen Ihre Energie für sich und Ihre Genesung … Und Ihre Membran beschützt Sie, sodass Sie sich frei und geborgen

Schutzglocke

fühlen können. Und nun formt sich Ihre Membran wie von selbst zu einer umfassenden Schutzglocke … Einfach mal neugierig sein, … wie sich von ganz allein … eine für Sie ganz und gar passende Schutzglocke entwickelt …, unter der sich Ihr ganzer Körper und Ihr ganzes Wesen gut beschützt und sicher fühlen kann … Und wenn Sie Ihre Schutzglocke um Ihren Körper und Ihr Wesen sehen und spüren können, nicken Sie einmal kurz mit Ihrem Kopf … Und nun lade ich Sie ein, sich spontan eine Farbe vorzustellen, die Sie mit Heilung verbinden … Ihre persönliche Farbe für Heilung und Genesung … Welche Farbe entsteht wohl gerade vor Ihrem inneren Auge? … Ist es eher eine zarte Farbe oder eine kräftige? … Ist sie Ihnen vertraut oder eher neu? … Und nun lade ich Sie ein, sich vorzustellen, wie Ihre persönliche Farbe der Genesung Ihre persönliche Schutzglocke ausfüllt … wie von selbst füllt sich Ihre Schutzglocke mit der Farbe der Heilung … Ganz und gar sind Sie nun in einer heilenden Farbe umschlossen … und beschützt von Ihrer persönlichen Schutzglocke … Und auf diese Art und Weise … können Sie sich sicher und geborgen …, warm und behütet … fühlen. Alles, was Sie brauchen …, kommt durch die Membran zu Ihnen ganz leicht durch. Alles, was Ihnen nicht guttut, prallt draußen ab … Und unter Ihrer Glocke können Sie sich in … Ruhe und mit Wohlbefinden … Ihrer Genesung widmen.

Und immer, wenn es passt und Ihnen angenehm ist, stellen Sie sich Ihre persönliche Schutzglocke vor mit Ihrer persönlichen Farbe der Heilung. Ihre Schutzglocke ist ab jetzt immer bei Ihnen, wenn Sie sie brauchen …

(*etwas lauter sprechen*) Und mit dieser Gewissheit können Sie jetzt mit Ihrer Aufmerksamkeit wieder zurückkommen. Sie hören meine Stimme jetzt wieder deutlicher, spüren das Bett / den Stuhl wieder besser, nehmen ein paar Mal tief Luft, recken und strecken sich und öffnen erfrischt die Augen.«

Reflexionsfragen nach der Imagination

(1) Wie fühlen Sie sich jetzt?
(2) Wie haben Sie die Schutzglocke in der Übung wahrgenommen? Welche Gefühle sind evtl. währenddessen aufgetaucht?
(3) Gab es etwas, das sich durch Ihre persönliche Schutzglocke verändert hat (z. B. Abstand, Ruhe, Sicherheit)?
(4) Gibt es etwas, das Sie zukünftig weiterentwickeln oder verstärken möchten (z. B. Form, Konsistenz, Material, Farbe)?
(5) In welchen Situationen soll Ihre Schutzglocke sich zukünftig aktivieren?
(6) Was könnte Sie zusätzlich an die Aktivierung Ihrer Schutzglocke erinnern?

Reflexion: Auftreten im interprofessionellen Team

Die psychotherapeutische Arbeit im somatischen Krankenhaus verlangt hohe fachliche Kompetenz, Flexibilität und Beziehungsfähigkeit, da unterschiedliche Berufsgruppen, Kommunikationsstile und Rollenverständnisse aufeinandertreffen. Als Psychotherapeut:innen müssen wir unsere Expertise auch in komplexen, zeitkritischen und emotional belastenden Situationen klar und selbstbewusst einbringen. Die erste »Eintrittskarte« der Patient:innen ist ihre somatische Erkrankung, was die therapeutische Arbeit automatisch in eine gewisse »Abwertung« setzt und die Herausforderung erhöht, die eigene Expertise angemessen sichtbar zu machen. Die interprofessionelle Zusammenarbeit ist häufig durch traditionell gewachsene Hierarchien geprägt, die gegenseitiges Verständnis und persönlichen Austausch erschweren. Hinzu kommt oft der Einsatz auf wechselnden Stationen, etwa im Konsildienst, wodurch eine stabile Teamzugehörigkeit kaum möglich ist.

Wichtig

Es kommt oft vor, dass Kolleg:innen private Probleme oder Sorgen während der Arbeitszeit ansprechen. Als Psychotherapeut:innen sollten wir hier selbstverständlich empathisch reagieren. Gleichzeitig ist es wichtig, dass Kolleg:innen nicht zu »Patient:innen« werden und die professionelle Rolle gewahrt bleibt.

In manchen Kliniken wird für die Mitarbeitenden ein einzelnes Krisengespräch durch das psychologische Personal angeboten. Zur Auftragsklärung hier gehört unbedingt eine uneingeschränkte Schweigepflicht und eine Reflexion darüber, wie man sich im kollegialen Miteinander wieder begegnen möchte.

Dieses Arbeitsblatt enthält Hinweise, um das eigene Auftreten im Team sowie den Umgang mit Zurückweisungen, Kränkungen und persönlichen Anliegen zu reflektieren. Ziel ist die Stärkung der beruflichen Identität, die Entwicklung einer professionellen Haltung und die Förderung psychischer Gesundheit – besonders in einem Umfeld, das durch Hierarchien, Zeitdruck und vielfältige Aufgaben geprägt ist.

Rückblick auf eine konkrete Situation

Was war die konkrete Situation (z. B. Übergabe, Fallbesprechung, Visite, spontane Konsilanfrage)? Welche Rolle habe ich in dieser Situation eingenommen? Wie habe ich mein eigenes Auftreten erlebt? Konnte ich meine Expertise klar vertreten? Mit welchen Erwartungen bin ich ins Gespräch gegangen?

....

....

....

....

Reflexion: Auftreten im interprofessionellen Team

Wahrnehmung durch andere. Welche Rückmeldungen (verbal oder nonverbal) habe ich vom Team erhalten? Wie wurden meine fachlichen Beiträge aufgenommen und gewürdigt? Gab es Missverständnisse, Informationslücken oder Spannungen?

....

....

....

....

Selbstwahrnehmung und Selbstbewusstsein. Wie sicher habe ich mich in meiner Rolle gefühlt? Wo habe ich mich kompetent erlebt, wo eher verunsichert? Was hat zu einem angenehmen / unangenehmen Erleben beigetragen? Gab es Momente, in denen ich mich zurückgenommen habe? Wenn ja, warum?

....

....

....

....

Umgang mit Zurückweisung und Kränkung. Gab es Momente, in denen ich mich übergangen, entwertet oder nicht ernst genommen gefühlt habe? Wie habe ich innerlich darauf reagiert (Gefühle, Gedanken)? Was habe ich nach außen gezeigt – und warum? Welche Gedanken oder Gefühle hat die Situation im Nachhinein bei mir ausgelöst? Welche meiner Reaktionen (Gefühle und Verhaltensmuster) kann ich auf frühere Erfahrungen zurückführen?

....

....

....

....

Reflexion: Auftreten im interprofessionellen Team

Professionelle Haltung. Inwiefern konnte ich meine psychologische Haltung (z. B. Allparteilichkeit, Empathie, Reflexionsfähigkeit) in der Situation bewahren? Welche inneren Ressourcen oder Strategien haben mir geholfen? Wo sehe ich Entwicklungspotenzial im Umgang mit schwierigen Dynamiken?

....

....

....

....

Integration und Ausblick. Was nehme ich aus dieser Reflexion für zukünftige Situationen mit? Was habe ich über meine Stärken, Grenzen und meine Rolle als Therapeut:in gelernt? Welche konkreten Schritte möchte ich gehen, um meine Professionalität weiterzuentwickeln? Gibt es Aspekte, die ich im Team oder mit Supervision / Intervision vertiefen möchte?

....

....

....

....

Umgang mit persönlichen Anliegen von Kolleg:innen
Welche Situationen gab es, in denen Kolleg:innen mir private Probleme mitgeteilt haben?

....

Welche Gefühle und Grenzen habe ich bei mir selbst wahrgenommen?

....

Welche Strategien helfen mir dabei, Unterstützung zu bieten und gleichzeitig professionell zu bleiben?

....

Wie gehe ich damit um, dass hinter einem solchen Gespräch kein klarer Arbeitsauftrag steht, es aber trotzdem während der Arbeitszeit stattfindet?

....

Reflexion: Auftreten im interprofessionellen Team

Welche Strategien helfen mir, solche Gespräche wertschätzend, aber zeitlich begrenzt zu gestalten?

....

Sollte es Richtlinien oder eine Absprache mit der Team- oder Geschäftsführung geben, wie solche Situationen gehandhabt werden (z. B. separate Ansprechperson für persönliche Anliegen)? Wenn ja, wie kann ich vorgehen, um diese umzusetzen?

....

Folgende Strategien können dabei unterstützen, die eigene Sichtbarkeit und das professionelle Auftreten im Krankenhausalltag zu fördern:

- Teilnahme an interdisziplinären Teamsitzungen, Visiten, Konferenzen oder Übergaben
- Flyer vom psychologischen Team und der eigenen Arbeit auf Station auslegen
- Internetauftritt des psychotherapeutischen Teams auf der Klinik-Homepage mit Erläuterungen zur eigenen Arbeit
- Schulungen zum Vorstellen der eigenen Arbeit anbieten
- kleine Fortbildungseinheiten für das Stationsteam mit therapeutischen Inhalten anbieten (z. B. kurze Achtsamkeitsübungen)
- Zusammenarbeit fördern, z. B. wöchentlicher Termin zum Austausch mit dem Stationsteam
- Aufnahme in den E-Mail-Verteiler der Station zu aktuellen Entwicklungen
- regelmäßiger Austausch mit anderen Psychotherapeut:innen im ähnlichen Tätigkeitsbereich
- Gelassenheit bei Zurückweisung: Häufig sind Zeitdruck und Überlastung die Gründe

Imaginative Verfahren im Krankenhaus

Der Einsatz imaginativer Verfahren im somatischen Akutkrankenhaus ist durch eine wachsende Evidenzbasis gestützt. Mehrere systematische Reviews und Metaanalysen belegen deren Wirksamkeit insbesondere in der perioperativen Versorgung. So zeigen Ju et al. (2019) in einer systematischen Übersichtsarbeit mit Metaanalyse, dass Progressive Muskelentspannung, Atemtechniken und geführte Imaginationen, teils auch in Kombination angewendet, signifikant zur postoperativen Schmerzreduktion beitragen können. Auch perioperative Ängste (Anamagh et al., 2024) und Schmerzen (Rajjoub et al., 2024) konnten bei hospitalisierten Patient:innen durch geführte Imaginationen reduziert werden. Neben den geführten Imaginationen gibt es auch ausreichende Evidenz für die Progressive Muskelentspannung. Bei Patientinnen mit einem Mammakarzinom konnte hierüber nicht nur eine Reduktion von Ängsten und Schmerzen, sondern auch eine Verbesserung der gesundheitsbezogenen Lebensqualität erreicht werden (Sinha et al., 2021).

Welche imaginativen Verfahren sind für die Arbeit im somatischen Krankenhaus geeignet?

Insgesamt eignen sich geführte Imaginationen, wie z. B. die Imagination eines sicheren Ortes, beruhigender Bilder oder innerer Bilder. Diese können ggf. mit Atemübungen oder Progressiver Muskelentspannung (PMR) kombiniert werden. Progressive Muskelentspannung sollte, je nach dem körperlichen Zustand von Patient:innen, angepasst werden.

Was ist bei der Umsetzung zu beachten?

Patientenzentrierung:

- imaginative Verfahren als Vorschlag, Freiwilligkeit betonen sowie Wünsche und Grenzen von Patient:innen respektieren
- Sprache einfach, klar und neutral halten
- Bilder evtl. an Präferenzen von Patient:innen anpassen, bspw. innere Reise zu Berglandschaft bei Vorliebe für Bergwanderungen

Anpassung an körperlichen Zustand:

- PMR ggf. nur auf einzelne Muskelgruppen beschränken (z. B. Kiefer, Hände, Schultern)
- erkrankte, frisch operierte oder gerade behandelte Körperteile / Muskelgruppen auslassen

Kontraindikationen / Vorsicht bei:

- akuter Psychose
- schwerer Dissoziation
- akuter Suizidalität
- instabilen Traumafolgen
- akutem Delir

Beobachtung der emotionalen Reaktionen:

- Erwünschte Reaktionen sind bspw. Erleichterung, Entspannung oder auch Tränen.
- bei kritischen Reaktionen, z. B. Dissoziation, starker Überflutung / Panik, Flashbacks Übung abbrechen und Patient:innen ins Hier und Jetzt zurückholen

Imaginative Verfahren im Krankenhaus

Nachbereitung:
- kurzes, reflektierendes Gespräch, wenn von Patient:innen gewünscht (Wie ist es Ihnen ergangen? Was war hilfreich? etc.), evtl. Nutzung von Reflexions-Arbeitsblättern

Wie können die Übungen eingebettet werden?
- Ziel der Übung vorab klären, z. B. Angstabbau, Entspannung, Schlafhilfe

Zeitmanagement:
- längere Übungen bei planbaren Ruhezeiten
- Kurzinterventionen (5–10 Minuten) für zwischendurch oder bei Patient:innen mit kurzer Aufmerksamkeitsspanne

Integration in den Stationsalltag:
- Schild an die Tür, Pflegepersonal informieren
- vor belastenden Prozeduren (z. B. Infusion, OP)
- in Warte- oder Ruhezeiten
- in Regenerationsphasen, z. B. bei Schmerzmanagement
- Patient:innen motivieren, geführte Imaginationen online im Stationsalltag über Kopfhörer zu nutzen → Patient:innen können sich auch vorher durchgeführte Imaginationen auf ihrem Handy zur späteren Nutzung aufnehmen.

Wie kann die Umgebung gestaltet werden?

körperlich:
- bequeme Position (liegend oder entspannt sitzend)
- soweit möglich keine Störungen durch Geräte oder Infusionen

Atmosphäre:
- angenehmes Licht
- beruhigende, langsame Stimme
- ruhiger, störungsfreier Ort, sofern möglich (s. oben)
- eigenes Diensthandy sowie Handy des / der Patient:in ausstellen

Instruktionen:
- Instruktion, falls notwendig, an das vorhandene Setting anpassen (z. B. »liegend« anstatt »sitzend« usw.)
- mögliche Störungen ggf. in die Instruktion einfügen: »Und wenn Sie jetzt ein Piepen gehört haben, lassen Sie es piepen …«

EMDR-Basiswissen: bilaterale Stimulation zur Ressourcenaktivierung

EMDR im somatischen Setting

Eye Movement Desensitization and Reprocessing (EMDR), eine Methode, die von Dr. Francine Shapiro entwickelt wurde (Shapiro, 2018), hat sich bei somatisch erkrankten Patient:innen, insbesondere in den Bereichen Onkologie, Neurologie und chronischem Schmerz, als vielversprechende psychotherapeutische Intervention erwiesen. In einer systematischen Übersichtsarbeit zeigte sich, dass EMDR in 85 von 87 untersuchten Studien sowohl psychische Belastungen wie Angst und depressive Symptome als auch somatische Beschwerden signifikant reduzieren konnte (Driessen et al., 2024). Bei Patient:innen mit chronischen Schmerzen ergab eine weitere systematische Analyse signifikante Verbesserungen der Schmerzintensität, des funktionellen Beeinträchtigungsgrades sowie eine teilweise Reduktion depressiver und ängstlicher Symptome (Tesarz et al., 2014). Trotz dieser positiven Befunde ist die Evidenzlage durch methodische Heterogenität, kleine Stichprobengrößen und teils moderate bis hohe Biasrisiken eingeschränkt, sodass die Verallgemeinerbarkeit der Ergebnisse begrenzt bleibt (Driessen et al., 2024). Insgesamt weisen die Befunde aber darauf hin, dass EMDR bei somatisch erkrankten Patient:innen eine wirksame ergänzende Intervention darstellen kann, insbesondere zur Reduktion psychischer Belastungen und zur Unterstützung der Krankheitsbewältigung, wobei weitere methodisch hochwertige Studien erforderlich sind.

Bilaterale Stimulation im EMDR

Die bilaterale Stimulation stellt das zentrale Element im EMDR dar. Ursprünglich zur Behandlung von Posttraumatischen Belastungsstörungen (PTBS) konzipiert, findet EMDR heute Anwendung bei einer Vielzahl psychischer Störungen, darunter auch Angststörungen und Depressionen. Auch im Kontext schwerer körperlicher Erkrankungen ist das EMDR anwendbar.

Mechanismus der bilateralen Stimulation

Während der bilateralen Stimulation folgen Patient:innen den horizontalen Fingerbewegungen der Therapeut:innen. Dieser Prozess aktiviert abwechselnd beide Gehirnhälften, was die Integration belastender, unverarbeiteter Erfahrungen fördert. EMDR beeinflusst die Aktivität der Amygdala sowie des präfrontalen Kortex, wodurch Patient:innen in der kognitiven Verarbeitung unterstützt und die emotionale Reaktion auf belastende Erinnerungen reduziert wird (Pagani et al., 2012). Die von Stickgold (2002) formulierte Hypothese postuliert, dass die EMDR-induzierte bilaterale Stimulation ähnliche neurobiologische Verarbeitungsprozesse anregt wie Augenbewegungen im REM-Schlaf. Aktuelle Übersichtsarbeiten bestätigen die theoretische Plausibilität, betonen jedoch, dass der zugrunde liegende Wirkmechanismus bis heute nicht abschließend geklärt ist und auch alternative neurophysiologische Modelle in Betracht gezogen werden (Landin-Romero et al., 2018). Baek et al. (2019) konnten im Tiermodell zeigen, dass bilaterale Stimulation die Furchtneuronen der basolateralen Amygdala hemmt, was aktuell als der zentrale Wirkmechanismus von EMDR angesehen wird.

Anwendung der bilateralen Stimulation

In einer typischen EMDR-Sitzung werden rasche bilaterale Augenbewegungen eingesetzt, um belastende Erfahrungen zu verarbeiten und adaptiv zu integrieren. Die Durchführung von EMDR in der Traumakonfrontation erfordert zwingend eine fundierte, zertifizierte EMDR-Fortbildung, um die Technik sicher und wirksam anwenden zu können.

EMDR-Basiswissen: bilaterale Stimulation zur Ressourcenaktivierung

Für ressourcenorientierte Interventionen – also die gezielte Aktivierung und Stärkung positiver innerer Zustände – können auch Berufsanfänger:innen erste Erfahrungen bei Begleitung durch Supervision mit der Methode sammeln. Hierbei werden langsame, sanfte Augenbewegungen genutzt, um neuronale Netzwerke zu fördern, die mit positiven Emotionen und inneren Ressourcen verknüpft sind. Dies unterstützt die Stabilisierung und erleichtert die Integration positiver Erfahrungen. In der ressourcenorientierten Arbeit werden in der Regel langsamere, kürzere Sets von etwa sieben bis zehn bilateralen Bewegungen eingesetzt, bei einer Frequenz von ca. ein bis zwei Hin- und Herbewegungen pro Sekunde (etwa ein bis zwei Hz). Im Vergleich zur traumaverarbeitenden EMDR-Anwendung fühlt sich dies für Patient:innen ruhiger an, so als würde man dem Blick einer langsam hin und her pendelnden Wanduhr folgen. Dabei ist es wichtig, dass das Gesicht des / der Therapeut:in möglichst nicht im direkten Blickfeld der Patient:innen erscheint, um Ablenkungen zu vermeiden. Eine leicht seitlich versetzte Sitzposition ist hier empfehlenswert.

Vor Beginn sollte gemeinsam erprobt werden, aus welcher Entfernung und in welcher Geschwindigkeit die Stimulation angenehm wahrgenommen werden kann. Die Therapeutin bzw. der Therapeut sitzt so, dass der ausgestreckte Arm bequem vor dem Gesichtsfeld der Patient:in bewegt werden kann. Vorab ist zu klären, an welchem mittleren Punkt im Blickfeld sich die Hand oder der Finger befinden, um die Bewegung symmetrisch zu gestalten.

Generell ist es ratsam, sich vor der ersten Durchführung Feedback einzuholen (»Ist das Tempo angenehm?«, »Passt der Abstand für Sie?«), um die Stimulation individuell anzupassen und jederzeit einen sicheren, ressourcenorientierten Rahmen zu gewährleisten.

Alternativen zur Augenbewegung

Alternativ zu den Augenbewegungen kann auch das sogenannte »Tapping« eingesetzt werden. Dabei klopfen Patient:innen abwechselnd auf beide Körperseiten, beispielsweise auf ihre Oberschenkel. Diese Methode bietet eine effektive Alternative, insbesondere für Patient:innen, die Schwierigkeiten mit den Augenbewegungen haben.

In diesem Informationsblatt sind vor allem allgemeine Hinweise und Anregungen zum Einsatz von EMDR im Rahmen von ressourcenorientierten Interventionen im somatischen Setting enthalten. EMDR-basierte Arbeitsblätter enthalten jeweils eine eigene Instruktion und Einleitung.

Vereinfachte Erklärung zur bilateralen Stimulation für Patient:innen

»Die abwechselnde Stimulation ist wie das ruhige Schlagen von kleinen Wellen ans Ufer – rechts, links, rechts, links. So wird der Sand der Gedanken, Erinnerungen und Gefühle langsam bewegt, bis das Wasser klarer wird und sich das Innere beruhigt.«

Hypnotherapie: Dos and Don’ts

Medizinische Hypnose wird zunehmend als wertvolle nicht-pharmakologische Intervention zur Behandlung von Schmerzen und Angstzuständen bei invasiven medizinischen Eingriffen anerkannt (Rosendahl et al., 2023). Der Ansatz, oft als hypnotische Analgesie bezeichnet, beinhaltet die Führung der Patient:innen in einen Zustand fokussierter Konzentration und erhöhter Suggestibilität, der es ihnen ermöglicht, auf Suggestionen zu reagieren, die ihre Wahrnehmung von Schmerzen, Stress und Angst verändern können. Die therapeutische Anwendung der Hypnose und Hypnotherapie im medizinischen Umfeld reicht Jahrzehnte zurück, aber jüngste Fortschritte in der Neurobildgebung und der klinischen Forschung haben ihre Mechanismen und Wirksamkeit weiter aufgeklärt (Walter et al., 2025). Sogar in der Herzchirurgie finden hypnotherapeutische Interventionen zur Entspannung, Angstbewältigung, Operationsvorbereitung und Genesungsunterstützung ihren Einsatz (Tigges-Limmer et al., 2024).

Die hier beschriebenen hypnotherapeutischen Interventionen sind im klinischen Alltag von erfahrenen Hypnotherapeut:innen entwickelt und erprobt worden. Die Anwendung ersetzt natürlich keine fachgerechte Fortbildung und Ausbildung in der medizinischen Hypnose oder klinischer Hypnotherapie. Dennoch können die Interventionen auch von Kolleg:innen angewandt werden, ohne spezielle Ausbildung, wenn bestimmte Regeln zur Patientensicherheit eingehalten werden:

Dos

- Das Vorlesen von Texten ist eine alte Tradition, die in der heutigen Zeit eher Eltern von Kindern vorbehalten ist. Es vermittelt Zuwendung und Geborgenheit und berührt in der Regel die Patient:innen, dass ihnen heute im Erwachsenendasein auch jemand etwas vorlesen möchte. Manche Texte sind in ihrer Ansprache im »Sie« (etwas formaler) gehalten, manche im »Du« (stärkerer Bezug zum Unbewussten oder kindlicheren Teil). Die Texte haben integrierte Pausen (drei kleine Punkte = kurzes Innehalten; neuer Absatz – etwas längeres Innehalten), die es zu beachten gilt, damit das eher bildhafte, fantasiebereite Unbewusste Zeit hat, innere Suchprozesse anzuregen.
- Vor der hypnotherapeutischen Intervention gilt es, für Ruhe im Zimmer zu sorgen (z. B. Absprache mit der Pflege, dass Perfusoren zuvor ausgewechselt werden, Patient:innen nicht zeitgleich zu einer anderen Untersuchung abgeholt werden etc.). Kleben Sie ein Schild an die Tür: »Achtung Hypnose«, das erhöht die Hemmschwelle, gestört zu werden. Mitpatient:innen können entweder mithören oder sich mit einem Kopfhörer abschirmen. Stellen Sie Ihr eigenes Telefon auf Vibration. Während des Vorlesens der Texte bitte in ruhigem Tempo sprechen. Dafür wählen Sie nicht unbedingt eine bewusst einschläfernde Stimme, sondern eine, mit der Sie innerlich leicht lächelnd jemanden trösten würden: warm, ruhig, freundlich.
- Jeder Text hat eine Tranceinduktion und eine Tranceausleitung. Insbesondere die Ausleitung ist wichtig, da sich sonst Schwindel, Benommenheit und Kopfschmerzen einstellen können.
- Im Laufe der Zeit werden Sie merken, dass das Vorlesen der Texte eine eigene Dynamik bei Ihnen entwickelt, dass es Ihnen immer leichter fällt, auch auf Signale der Patient:innen zu achten und dass Sie selbst eine innere Freude beim Vorlesen erleben können.

Don’ts

- keine Anwendung hypnotherapeutischer Texte bei kognitiver Verwirrung, akuter Psychose oder deliranter Symptomatik
- keine Anwendung der Hypnosetexte ohne Wissen und Zustimmung der Patient:innen
- NIEMALS die Texte während der Autofahrt anwenden.

AB 4 • T

Tranceinduktion und -rücknahme

Die meisten Patient:innen befinden sich im Krankenhaus in einem natürlichen Trancezustand und eine Tranceinduktion (Einführung der Trance) ist nicht immer notwendig. Auf diesem Arbeitsblatt werden eine einfache Tranceinduktion und -rücknahme vorgestellt, die im klinischen Setting von Psychotherapeut:innen ohne hypnotherapeutische Ausbildung angewendet werden können.

Tranceinduktion

»Sie haben es sich in Ihrem Bett gemütlich gemacht …, Sie können sich nun ausruhen …, machen Sie es sich dort bequem …, richtig bequem … ruckeln Sie sich ruhig noch ein wenig zurecht …, wenn Sie mögen …, um es sich noch bequemer zu machen … Richten Sie zunächst Ihre Wahrnehmung zum Klang meiner Stimme hin …, wenn ich spreche …, und zum Erleben der inneren Wachsamkeit und Stille … in Ihnen, … wenn ich aufhöre zu sprechen. Nehmen Sie ruhig noch einmal Geräusche wahr …, im Raum, … von draußen, oder wo immer sie auch herkommen mögen …, und experimentieren Sie für einen Moment damit …, sie einmal nur als Geräusche wahrzunehmen …, ohne sie zu benennen …, zu bewerten … und ohne ihre Quelle ausfindig zu machen. Geräusche kommen und gehen … und Sie gehen mehr und mehr … in Ihren inneren Raum. … Und mit geschlossenen Augen richten Sie die Wahrnehmung weiter nach innen … und vielleicht genießen Sie die innere Abgeschlossenheit … als eine angenehme Ruhe. Wahrnehmungen aus anderen Bereichen Ihres Körpers … sind nach wie vor anwesend, … aber Sie geben jetzt einmal ganz bewusst … der Aufmerksamkeit nach innen den Vorrang … Nach innen, auf Ihren Atem … Und während die Augen sich fester und fester schließen …, spüren Sie, wie Ihr Atem seinen Rhythmus findet … in einer inneren Begleitung …, ganz von allein …, einen Rhythmus …, den der Körper von selber findet …, während Sie spüren, … dass Sie loslassen von den Ereignissen des Tages …, Spannungen loslassen … mit einer Haltung der Neugierde …, ausprobieren, was möglich ist …; stellen Sie sich vor, … wie Entspannung und Ruhe … sich allmählich ausbreiten … und von dem Körperteil, … der jetzt schon angenehm entspannt und schwer ist, … hin zu den Körperteilen fließen kann, … die Entspannung brauchen können …, und zu spüren …, wie die angenehme Schwere … sich ausbreitet, … und immer tiefer zu genießen …, sich mehr und mehr … wohl und schwer … und warm fühlen … und der eigenen inneren Aufmerksamkeit vertrauen.«

Trancerücknahme

Eine Rücknahme der Trance sollte auf jeden Fall durchgeführt werden, um die Patient:innen in die volle Orientierung zurückzuführen und wieder klar im aktuellen Setting ankommen zu lassen. Die letzten beiden Zeilen sollten mit etwas lauterer Stimme und mehr Aufforderungscharakter ausgesprochen werden.

»Und so langsam können Sie aus Ihrem Erleben, wo auch immer Sie gerade waren, wieder zurückkommen … Sie können langsam wieder zurückkommen … in all der Zeit, die Sie dazu brauchen … und die Sie sich nehmen können … wie Ihr Unbewusstes all die Entspannung und Ruhe mitnimmt, … die es braucht beim Zurückkommen … und jede:r hat so seine Art, wieder zurückzukommen … ausgeruht und erfrischt zurückkommen … der eine hört meine Stimme jetzt wieder deutlicher … der andere nimmt den Raum hier wieder deutlicher wahr … der nächste spürt das Bett wieder deutlicher … und das Bedürfnis entsteht, sich zu strecken und zu drehen, … und sich frisch und ausgeruht zu fühlen, und dann noch einmal ganz tief Luft holen, die Hände zu Fäusten ballen, einmal feste recken, strecken, gähnen und ganz erfrischt und ausgeruht die Augen öffnen.«

Reflexion: Gesundheitsverhalten und Selbstfürsorge

Wer kennt das nicht? Eben noch schnell auf die Station XY, noch die Doku eben zu Ende machen … Kolleg:in XY wollte ich doch auch noch anrufen … und schon wieder den Sportkurs verpasst. Wie viel habe ich heute überhaupt getrunken? Habe ich etwas gegessen? Die folgende Metapher und die anschließenden Fragen sollen dazu anregen, sich mit den eigenen Ressourcen auseinanderzusetzen.

Notwendigkeit der Selbstfürsorge

In einem alten Gedicht von Bernhard von Clairvaux (1090–1153) wird schon die Wichtigkeit der Selbstfürsorge angesprochen, wenn man sich im Kontakt zu hilfsbedürftigen Menschen befindet. Demnach soll man die Vernunft walten lassen und sich selbst wie eine Schale betrachten, nicht wie einen Kanal, der gleichzeitig empfängt und weitergibt. Diese eigene Schale sollte immer voll, besser übervoll sein, damit sie überfließen kann. Und nur aus dem »Überfluss« sollen wir Menschen etwas von uns selbst (Empathie, Hilfe, Kompetenz etc.) weitergeben.

Dieses Bild der überströmenden Schale bietet sich gut an, im Kontakt zur Selbstliebe zu bleiben und sich nicht in der anstrengenden Arbeit zu erschöpfen. Wenn nicht genug Liebe (von anderen, von sich selbst, bei Clairvaux von Gott, vielleicht von guten Mächten, dem Schicksal) nachfließt, kann man nichts geben. Das Geben soll aus dem Überfluss kommen; Hilfe, Liebe und Energie, die ich nicht für mich und mein Leben brauche, kann ich weitergeben. Wenn ich nicht darauf achte, dass meine eigene Schale gut gefüllt ist, dann bin ich im wahrsten Sinne des Wortes »erschöpft«. Jede:r ist dafür verantwortlich, die eigene Schale gut gefüllt zu halten.

Wir können sie mit Liebe, Kontakten, Freund:innen, Tieren, Bildung, Kunst, Kultur, Musik, Sport, Vereinsarbeit, Aufenthalt in der Natur, einem Hobby, Gartenarbeit, Philosophie und Spiritualität etc. füllen. Wir können dabei sehr aufmerksam sein, denn manchmal erfüllt ein einziges Lächeln die eigene Schale, manchmal braucht es einen ganzen Urlaub dafür.

Wir Psychotherapeut:innen und Psycholog:innen im Krankenhaus sind mit Leid, Schmerzen, menschlichen Abgründen, Todesnähe und negativen Emotionen konfrontiert. Wir trösten, begleiten, bauen Copingstrategien auf, verhüten Traumafolgestörungen, behandeln psychische Erkrankungen und lindern psychisches Leid. Unsere Schalen werden gebraucht, teilweise angegriffen und drohen zu erschöpfen. Umso wichtiger ist es, sich um die eigene Selbstfürsorge aktiv zu bemühen.

Wenn Sie mögen, stellen Sie sich eine schön gestaltete leere Schale auf Ihren Schreibtisch als Erinnerung daran, dass Sie selbst darauf achten, nur im Überfluss zu geben.

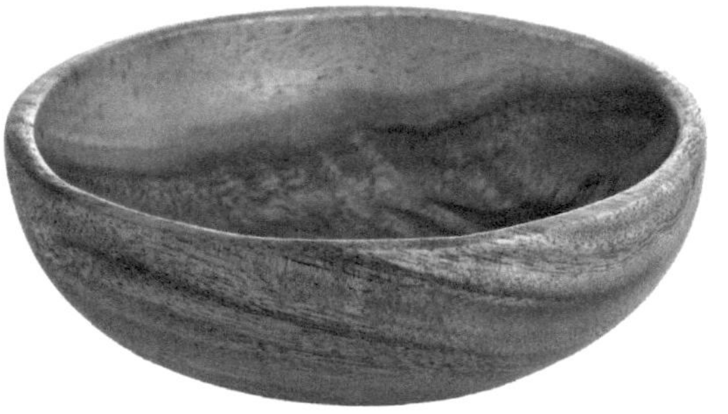

Reflexion: Gesundheitsverhalten und Selbstfürsorge

Was tue ich selbst aktuell für meine Gesundheit?

....

....

....

Schlafhygiene: ....

Ernährung: ....

Sport und Bewegung: ....

Substanz- oder Medienkonsum: ....

Wie starte ich in den Arbeitstag?

....

....

....

Wie beende ich meinen Arbeitstag?

....

....

....

Was kann ich während eines Arbeitstages tun, um innezuhalten und für mich zu sorgen?

....

....

....

Reflexion: Gesundheitsverhalten und Selbstfürsorge

Gibt es Dinge, die ich regelmäßig Patient:innen empfehle, selbst aber nicht umsetze?

....

....

....

....

Was löst das in mir aus (z. B. Ambivalenz, Unwohlsein oder auch ein Überlegenheitsgefühl »Ich brauche das nicht«)?

....

....

....

Was würde mir helfen, meine eigenen Empfehlungen an Patient:innen auch selbst umsetzen zu können?

....

....

....

Gepäck ablegen

Diese mentale Übung kann im Sinne der Selbstfürsorge genutzt werden, um Distanz zu möglichen emotionalen Belastungen im Arbeitsalltag aufzubauen. Das Krankenhaus soll nicht ins »gesunde Zuhause« mitgenommen werden. Die Übung ist für den Nachhauseweg von der Arbeit konzipiert. Sie kann zu Beginn aufs Handy aufgesprochen werden, um sie auf dem Nachhauseweg abzuspielen.

Wichtig

Da durch die Übung zusätzlich Aufmerksamkeit gebunden wird, empfehlen wir die Übung nicht bei einer aktiven Teilnahme am Straßenverkehr (Auto fahren oder Fahrrad fahren).

Anleitung

»Erlaube dir, dir auf deinem Nachhauseweg darüber bewusst zu werden, welche Situationen, Gespräche oder Herausforderungen dich heute besonders im Arbeitsalltag beschäftigt haben. Während du das Gebäude verlässt und auf dem Gehweg entlangläufst, mach dir einmal bewusst, wie viel Gewicht heute nach deinem Arbeitstag auf deinen Schultern lastet. Du kannst gleichzeitig auf den Weg achten und auf deine Schultern ... Nimm die damit verbundenen körperlichen Empfindungen für einen Moment bewusst wahr: ... Vielleicht spürst du schwere Schultern, ... einen angespannten Nacken oder innere Unruhe. Möglicherweise bist du ausgelaugt ... und dein Körper fühlt sich schwerfällig an. Vielleicht fühlst du dich aber auch heute besonders leicht und beschwingt, ... weil dich eine Begegnung sehr berührt hat oder du einen Durchbruch erzielt hast ...

In deinem mentalen Rucksack, den du auf den Schultern trägst, hat sich über den Tag verteilt viel angesammelt: ... Dabei fallen dir möglicherweise Gespräche mit besonders belasteten Patient:innen ein, ... vielleicht aber auch schwierige Situationen mit Kolleg:innen oder andere aufwühlende Umstände ... Eventuell beinhaltete dein Tag heute aber auch besonders herausfordernde Aufgaben, die deinen Rucksack beschweren. ... Vielleicht konntest du auch über den Tag Last aus deinem Rucksack entfernen: ... Du hast etwas gelernt, ... ein Problem gelöst oder einen schönen Moment der Begegnung erlebt ... Nimm den Weg wahr, den du gehst, und nimm gleichzeitig alle Körperempfindungen, Gedanken, Gefühle und Bilder wahr, die du mit dem heutigen Gepäck deines Rucksacks in Verbindung bringst. ... Einige Gepäckstücke wirst du für kommende Arbeitstage noch benötigen, ... andere Inhalte deines Rucksacks und belastende Situationen sind vermutlich bereits abgeschlossen ... Sortiere einmal die Inhalte deines Rucksacks nach ihrer Bedeutung: Welche Bestandteile des Rucksacks sind für die kommenden Tage wichtig, ... welche weniger? Welche möchtest du komplett loswerden ... und welche brauchst du noch?

Vielleicht möchtest du nicht alle Inhalte deines Rucksacks mit nach Hause nehmen, sondern den einen oder anderen Gegenstand bereits vorher auf deinem Nachhauseweg irgendwo ablegen: ... Eine:n einsame:n Patient:in setzt du in Gedanken in eine durch das erleuchtete Fenster besonders gemütlich und gesellig wirkende Wohnung. ... Langwierige und ärgerliche Vorgänge kannst du im Straßenmülleimer entsorgen ... als sinnlos erlebte bürokratische Vorschriften flattern wunderbar an der nächsten Straßenlaterne im Wind. ... Einen Menschen, der dich heute wütend gemacht hat, verfrachtest du in ein vorbeibrausendes Auto. ... Eine:n Patient:in, der:dem du Wachstumserfahrung wünschst, bettest du in Gedanken in ein blühendes Beet ... Jemanden, der:die aus deiner Sicht mehr Aufmerksamkeit verdient hätte, ... kannst du auf eine Plakatwand imaginieren. Dies sind nur einige Beispiele: Dir werden bestimmt noch weitere einfallen beim kreativen Ablegen deines persönlichen Gepäcks. Schaue

Gepäck ablegen

dich in Ruhe auf deinem Weg um, welche Orte für welches Gepäck geeignet sind, und lege alles ab, was du in deiner Freizeit nicht brauchen kannst.

Schritt für Schritt, … Gepäckstück für Gepäckstück wird dein Rucksack so etwas leichter … So fährst du fort, bis sich dein Rucksack leert oder sich das Gewicht in Ordnung für dich anfühlt … Den Rucksack selbst kannst du schlussendlich mental vor deiner Eingangstür abstellen. Deine Schultern, dein Rücken und dein Nacken können sich nun leichter und beweglicher fühlen.

Dein mentaler Rucksack bleibt sicher und trocken stehen, bis du ihn auf dem Weg zu deinem nächsten Arbeitstag wieder einsammelst … Du wirst merken, dass die wichtigen Inhalte von allein wieder in deinen Rucksack springen, wenn sie deinen Weg kreuzen … Andere Inhalte kannst du bewusst wieder einsammeln oder liegen lassen.«

Reflexion: Ich als Angehörige:r oder Patient:in

Mit dem Krankenhaus und auch mit der Rolle als Angehörige:r oder Patient:in können ganz unterschiedliche Assoziationen verbunden sein, je nachdem, ob wir uns damit im beruflichen oder privaten Kontext beschäftigen. Als im Krankenhaus tätige Personen können wir diesen Ort wieder verlassen und uns distanzieren, erleben im positiven Fall etwas wie Selbstwirksamkeit oder Teamzugehörigkeit und erfahren Sinn in der eigenen Tätigkeit. Auch Erfahrungen als Patient:in oder Angehörige können positive und negative Assoziationen und Emotionen hervorrufen. Wir selbst geraten in eine Doppelrolle, wenn wir als Angehörige oder Patient:innen im Krankenhaus sind. Professionelle Erfahrungen, Wissen und Handlungsstrategien stehen neben den persönlichen und privaten Erfahrungen und sind oft schwer zu differenzieren.

Welche persönlichen Erfahrungen habe ich bisher mit Krankenhäusern gemacht?
Im beruflichen Kontext (Studium und Ausbildung, Forschung, klinische Tätigkeit):

....

....

....

Im privaten Kontext (als Erkrankte:r, als Besucher:in, als Angehörige:r):

....

....

....

Welche Gefühle verbinde ich mit dem Krankenhaus? Was war für mich besonders herausfordernd?
Beruflicher Kontext:

....

....

....

Privater Kontext:

....

....

....

Reflexion: Ich als Angehörige:r oder Patient:in

Wie habe ich als Patient:in oder Angehörige die Kommunikation mit dem behandelnden Personal erlebt? Was war hilfreich?

....

....

....

Welche Strategien habe ich selbst als Patient:in oder Angehörige als hilfreich empfunden, um die Situation bewältigen zu können?

....

....

....

Wie prägen meine persönlichen Erfahrungen meinen Umgang mit Patient:innen und Angehörigen? Bei welchen Themen / Anliegen muss ich aufpassen?

....

....

....

Wie möchte ich meine berufliche Erfahrung und Expertise in privaten Krisensituationen einbringen? Worauf muss ich aufpassen?

....

....

....

2 Aufnahme und Anamnese

Allem Anfang wohnt ein Zauber inne? Auf den ersten Blick scheint dies bei Krankenhausaufenthalten für die meisten Patient:innen schwerlich zuzutreffen. Wir können durch unsere psychotherapeutische Begleitung und Arbeit jedoch einen Unterschied machen und bereits am Anfang der Behandlung die Weichen für einen möglichst komplikationslosen Aufenthalt stellen. In diesem Kapitel sind Informationen, Dokumentationsbögen und Arbeitsblätter zusammengestellt, die besonders zum Anfang oder sogar vor Beginn eines stationären Aufenthalts mit Patient:innen bearbeitet werden können. In **INFO 6** und **AB 8** werden Besonderheiten im Erstgespräch geschildert und Anregungen für Anamnesefragen gegeben. Eine weitere Aufgabe in den ersten Kontakten stellt oft die Psychodiagnostik dar, ggf. unterstützt durch Screeningverfahren (s. **INFO 7**). Die Gesundheitskompetenz unserer Patient:innen ist oft ein Schlüssel für eine funktionale Krankheitsverarbeitung und ermöglicht es, auch in unübersichtlichen und unvorhersehbaren medizinischen Situationen ein größeres Gefühl von Kontrolle zu behalten. Für Angehörige gibt es ein Arbeitsblatt, in dem Tipps zum Mitbringen zusammengestellt sind (**AB 9**), auch Patient:innen können am Anfang eines Aufenthalts oder optimalerweise vor Beginn eines stationären Aufenthalts (z. B. im Rahmen einer ambulanten Psychotherapie oder einem Vorgespräch) eine »psychische Packliste« mit Anregungen erhalten (**AB 10**).

Der besonderen Rolle von Angehörigen, Freund:innen und Bekannten sind mehrere Arbeitsblätter gewidmet. Es ist hilfreich, sich sein soziales Netz einmal vorzustellen: Welche Menschen sind um mich herum? Wie stehen sie zu mir? Wie unterstützen sie mich bereits (**AB 11–12**)? Nicht immer ist der Umgang mit den Mitmenschen positiv, manchmal entstehen in Verbindung mit chronischen Erkrankungen unerfüllte Erwartungen, Verbitterung, Traurigkeit und Patient:innen fühlen sich isoliert. Mithilfe eines Arbeitsblatts können Patient:innen unerfüllte Erwartungen an bestehende Beziehungen genauer unter die Lupe nehmen und Handlungsstrategien entwickeln (**AB 13**).

Zwei Arbeitsblätter beziehen kreative Methoden ein und laden Patient:innen dazu ein, sich künstlerisch mit ihrer Erkrankung und mit Ressourcen auseinanderzusetzen (**AB 14–15**).

Arbeits- und Informationsmaterialien

INFO 6 Besonderheiten im Erstgespräch
Wichtiger als in anderen psychotherapeutischen Settings ist es in der Arbeit im Allgemeinkrankenhaus oder allgemeiner in der Arbeit mit körperlich kranken Menschen, einen Bezug zur körperlichen Erkrankung herzustellen und ein positives Arbeitsbündnis zu schaffen. Dieses Infoblatt gibt Impulse für relevante Aspekte im Erstgespräch.

AB 8 Anamnesefragen für das Erstgespräch
Das Arbeitsblatt enthält Anregungen für das Anamnesegespräch. Einige Fragen sollten zur Basisanamnese dazugehören, andere Fragen sind als vertiefende Anamnesefragen gedacht.

INFO 7 Screening und Psychodiagnostik im Allgemeinkrankenhaus
Besonderheiten im diagnostischen Prozess sind in diesem Infoblatt zusammengefasst. Eine Liste möglicher Screeninginstrumente für den stationären Kontext ist ebenfalls enthalten, hat aber keinen Anspruch auf Vollständigkeit.

INFO 8 Gesundheitskompetenz
Dieses Informationsblatt fasst relevante Informationen zur Gesundheitskompetenz zusammen. Da diese oft eine große Rolle dabei spielt, wie selbstbestimmt Patient:innen mit ihrer Erkrankung umgehen können und sich auch Behandelnden gegenüber für sich selbst einstehen können, erläutern wir hier das Konstrukt der Gesundheitskompetenz und wie man sie stärken kann.

AB 9 Mitbringtipps für Angehörige
Dieses Arbeitsblatt enthält Hinweise für Besucher:innen, was sie mitbringen können und wie sie ihren Krankenhausbesuch möglichst gut und unterstützend für die Patient:innen gestalten können.

AB 10 Psychische Packliste
Neben Wechselwäsche und Kulturtasche gibt es eine Reihe von Dingen, die während eines Krankenhausaufenthalts praktisch sind und einem die Zeit erleichtern können. Das Arbeitsblatt enthält eine Packliste mit Ideen und Anregungen, was Patient:innen einpacken oder sich mitbringen lassen können, und einige vorbereitende Fragen, die helfen, Unruhe zu reduzieren und Überforderung zu vermeiden.

AB 11 Ressourcenaktivierung: Mein Herzensnetz
Mit dieser Übung können Therapeut:innen mit ihren Patient:innen über ihr soziales Netz in Kontakt kommen. Dabei soll die Bedeutung der Unterstützungsmöglichkeiten im Rahmen des Krankenhausaufenthaltes im Vordergrund stehen, indem die stärkenden Eigenschaften und Fähigkeiten der einzelnen Bezugspersonen thematisiert und erarbeitet werden. Besonders hilfreich kann diese Reflexion sein, wenn Patient:innen sich sozial isolieren oder verunsichert im Umgang mit ihren Angehörigen sind.

AB 12 Herzensnetz
Ergänzend zu **AB 11** »Ressourcenaktivierung: Mein Herzensnetz« enthält dieses Arbeitsblatt Instruktionen zum Ausfüllen für Patient:innen und kann ihnen zur Vorbereitung eines Folgegesprächs mitgegeben werden. Wenn die Übung direkt mit Patient:innen durchgeführt werden soll, ist **AB 11** besser geeignet.

AB 13 Wenn Nähe und Erwartungen aufeinandertreffen: Wie kann ich Brücken bauen, statt Türen zu schließen?
Ein Reflexionsbogen für Patient:innen, die verbittert oder enttäuscht über nahestehende Personen und deren Umgang mit der aktuellen Krankenhaussituation sind.

AB 14 Malen des erkrankten Körperteils
Das Arbeitsblatt enthält eine Einladung, sich malend mit der Erkrankung und den damit verbundenen Gefühlen auseinanderzusetzen. Wenn das Arbeitsblatt an Patient:innen ausgegeben wird: geeignete Stifte und Papier nicht vergessen!

AB 15 Ressourcen-Bonsai
Ressourcen und Stärken zur Vorbereitung auf den Krankenhausaufenthalt. Dieses Arbeitsblatt enthält eine ressourcenaktivierende Übung. Patient:innen können entweder mit therapeutischer Unterstützung im Gespräch oder allein in der Vor- oder Nachbereitung eines Gesprächs ihren persönlichen Ressourcenbaum gestalten.

Besonderheiten im Erstgespräch

Wichtiger als in anderen psychotherapeutischen Settings ist es in der Arbeit im Allgemeinkrankenhaus oder allgemeiner in der Arbeit mit körperlich kranken Menschen, einen Bezug zur körperlichen Erkrankung herzustellen und ein positives Arbeitsbündnis zu schaffen. Dieses Arbeitsblatt fasst hilfreiche Aspekte für das Erstgespräch zusammen.

Vorbereitung auf das Gespräch

Im Vorfeld zum Gespräch empfiehlt es sich, relevante Informationen aus der Patient:innenakte zu sichten und sich ggf. auch mit den behandelnden ärztlichen Kolleg:innen zu besprechen.

Teil 1: Basisanamnese

Kontext und psychotherapeutisches Anliegen. Zu Beginn des Gesprächs ist es wichtig, das Anliegen des / der Patient:in sowie auch mögliche Anliegen anderer (z. B. Stationspersonal) zu klären (s. auch **INFO 1** »Besonderheiten in der Arbeit auf somatischen Stationen«). Handelt es sich um gutachterliche Anfragen, z. B. im Zusammenhang mit Organtransplantationen oder Adipositaschirurgie, ist eine ausführliche und strukturierte Anamnese notwendig. In den entsprechenden Leitlinien (Deutsche Adipositas-Gesellschaft (DAG) e. V., 2024; de Zwaan et al., 2023) sind ausführliche Empfehlungen zur Durchführung der Evaluationsgespräche und Erstellung der notwendigen Stellungnahmen dargestellt.

Wenn das Gespräch nicht durch die Patient:innen selbst initiiert wurde, sondern z. B. im Rahmen einer stationären Routine (Screening für alle Patient:innen oder ärztliche / pflegerische Konsilanfrage), ist der Beziehungsaufbau zu Beginn besonders im Fokus. Gelingt es, dass der / die Patient:in Vertrauen fasst und sich auf ein Gespräch einlässt?

Wichtigste soziodemografische Daten. In der Sozialanamnese geht es vor allem darum, sich ein Bild über die Person und aktuelle Ressourcen und Belastungsfaktoren zu machen. Oft verursachen existenzielle Sorgen der Patient:innen zusätzlich zu den körperlichen Beschwerden eine hohe Belastung. Nicht selten lassen sich auch über diese Belastungsfaktoren Entlassungen gegen ärztlichen Rat oder »mangelnde Adhärenz« der Patient:innen aufklären. Beispiele: Gibt es jemanden, der versorgt werden muss (Kinder, Eltern, Haustiere, Nachbar:innen)? Ist der Umgang mit der eigenen Erkrankung gegenüber den Kindern ein Thema? Gibt es soziale Themen, um die der / die Patient:in sich dringend kümmern muss? Ein Gespräch über Belastungsfaktoren kann auch ein Anlass sein, um den Sozialdienst hinzuzuziehen und dem / der Patient:in so weitere Unterstützung in einer schwierigen Lebenssituation anbieten zu können.

Krankheitsbezogene Fragen. In der Erhebung der aktuellen Symptome sind immer auch körperliche und psychische Aspekte zu berücksichtigen, da beide miteinander interagieren können. Ebenso ist es relevant, die aktuelle Medikation des / der Patient:in zu prüfen (oder Veränderungen im Medikamentenplan). Viele Medikamente können auch einen Einfluss auf das psychische Befinden oder die emotionale Stabilität haben. Neben möglichen Wechselwirkungen der körperlichen Erkrankung mit psychischen Symptomen können die krankheitsbezogenen Fragen auch Hinweise bzgl. der Krankheitsakzeptanz und Gesundheitskompetenz des / der Patient:in liefern. Wissen über negative Erfahrungen im medizinischen Kontext ermöglicht eine spezifischere Vorbereitung z. B. angstbesetzter Eingriffe.

Besonderheiten im Erstgespräch

Psychiatrische Anamnese. In der psychiatrischen Anamnese sind besonders Wechselwirkungen mit der körperlichen Erkrankung, ggf. medikamenteninduzierte psychische Symptome oder eine notwendige Fortführung pharmakologischer Behandlungen zu erfassen. Hierzu zählt auch die medikamentöse Begleitung möglicher Entzugserscheinungen beim Vorliegen von Substanzkonsumstörungen. Gibt es relevante psychische Störungen, die den Aufenthalt für den / die Patient:in erschweren oder die Kommunikation mit dem Behandlungsteam beeinflussen? Gibt es relevante Traumata, die im Verlaufe der Behandlung reaktualisiert werden könnten? Die dargestellten Fragen sind beispielhaft und um den »üblichen« psychopathologischen Befund zu ergänzen. Zur Abklärung von Suizidalität s. auch **INFO 13**.

Ressourcen. Zum Ende des Gesprächs lohnt sich ein gemeinsamer Blick auf die Ressourcen des / der Patient:in. Hierbei sollte auf den Umgang mit der Erkrankung und Strategien fokussiert werden, die auch in der aktuellen Krankenhaussituation Einsatz finden können.

Gesprächsabschluss. Eine Zusammenfassung der wichtigsten Gesprächsinhalte und eine Vereinbarung bzgl. möglicher weiterer Kontakte sollte jedes Gespräch abrunden. Welche Impulse sind für den / die Patient:in besonders wichtig? Es bietet sich hier bereits die Möglichkeit, erste Anker zu setzen (s. auch **AB 23** »Impact- und Ankertechniken im Krankenhaus«).

Teil 2: Vertiefende Anamnese

Fragen aus der vertiefenden Anamnese können die Basisanamnese ergänzen, wenn aus dem Konsilanlass oder im Gespräch deutlich geworden ist, dass in diesen Bereichen weiterer Explorationsbedarf besteht.

Subjektive Krankheitstheorie und Krankheitsbewältigung. Eine Exploration der subjektiven Krankheitsvorstellungen und auch von Bewältigungsstrategien kann dabei helfen, Non-Adhärenz zu identifizieren und aufzuklären. Hierbei ist wiederum auf die Wechselwirkungen der Krankheitsverarbeitung bzw. der Krankheitsvorstellungen mit der aktuellen medizinischen Behandlung und mit aktuellen körperlichen Beschwerden zu achten.

Subjektive Genesungsziele. Vielen Patient:innen, die unter chronischen Erkrankungen leiden, kommt irgendwann im Erkrankungsverlauf die Perspektive auf eine Besserung des Zustands abhanden. Die Exploration von Genesungszielen kann dabei helfen, eine Änderungs- bzw. Durchhaltemotivation zu steigern. Worauf lohnt es sich hinzuarbeiten?

Sexualität und Partnerschaft. Schwierigkeiten in Sexualität und Partnerschaft sind oft Tabuthemen. Patient:innen trauen sich oft nicht, Probleme von selbst anzusprechen. Für das Behandlungspersonal – gerade im Allgemeinkrankenhaus – stehen Sexualität und Partnerschaft oft nicht im Vordergrund, wenn es um die akutmedizinische Versorgung geht. Umso wichtiger ist es, einfühlsam auf dieses Thema einzugehen und für Patient:innen einen Raum zu schaffen, in dem sie darüber sprechen können.

Umgang mit Angehörigen. Angehörige können eine große Ressource darstellen. Gleichzeitig kann der Umgang mit einer chronischen körperlichen Erkrankung zu innerfamiliären Konflikten führen. Können die Angehörigen offen miteinander sprechen? Gibt es Überprotektion oder vermeiden Angehörige oder die Patient:innen selbst eine offene Auseinandersetzung?

Anamnesefragen für das Erstgespräch

Teil 1 Basisanamnese

Kontext und psychotherapeutisches Anliegen

(Kontext herstellen, Vorstellen mit Name und Funktion, Transparenz über Anliegen / Aufträge für das Gespräch durch Dritte; Rücksicht nehmen auf die aktuelle körperliche Verfassung)

- Haben Sie ein Anliegen an mich? Was ist Ihnen für unser heutiges Gespräch wichtig?
- Haben Sie aktuell Schmerzen? Fühlen Sie sich ausreichend fit für ein Gespräch?

Hier ein Beispieltext, mit dem man sich vorstellen kann:

Beispiel

»Guten Tag, mein Name ist … und ich bin Psycholog:in hier im Krankenhaus. Sie haben um ein Gespräch mit mir gebeten (oder Herr / Frau XY hat mich gebeten, mit Ihnen zu sprechen, weil …). Bevor wir miteinander ins Gespräch kommen, würde ich Sie gerne über einige Rahmenbedingungen informieren:

- Ich stehe unter Schweigepflicht. Das bedeutet, dass alles, was in diesem Raum besprochen wird, hier im Krankenhaus bleibt, es sei denn, Sie wünschen es anders. Wir besprechen uns natürlich im Team, wenn es um Informationen geht, die für den Erfolg der Behandlung wichtig sind. Wenn etwas wirklich unter uns bleiben soll, sagen Sie das bitte.
- Trotz Blick in die Krankenakte möchte ich Ihnen somit die Gelegenheit geben, Ihre ganz persönliche Sicht auf Ihre Krankheit (Ihre bevorstehende Operation) und Ihre damit verbundenen Ängste und Hoffnungen zu schildern.
- In meiner professionellen Sicht auf Sie geht es in erster Linie nicht darum, bei Ihnen mögliche Defizite festzustellen, sondern darum, Sie in einer belastenden Zeit so zu unterstützen, dass Sie selbst durch Ihre eigenen Stärken nicht nur körperlich, sondern auch psychisch (seelisch) unbeschadet entlassen werden können.«

Wichtigste soziodemografische Daten

(Angaben ggf. bereits aus der Akte nehmen und nur noch verifizieren)

- Wie alt sind Sie?
- Leben Sie in Partnerschaft / sind Sie verheiratet?
- Haben Sie Kinder? Wie alt sind Ihre Kinder? Leben sie bei Ihnen?
- Haben Sie Angehörige, für deren Pflege Sie verantwortlich sind?
- Haben Sie Haustiere, die versorgt werden müssen?
- Welchen Beruf haben Sie? Welche Ausbildung haben Sie?
- Entstehen Ihnen durch Ihre Erkrankung und die aktuelle Situation finanzielle Probleme oder andere existenzielle Sorgen?

Anamnesefragen für das Erstgespräch

Krankheitsbezogene Fragen

- Unter welcher Erkrankung leiden Sie? Welche Diagnose(n) haben Sie?
- Welche Beschwerden haben Sie? Seit wann leiden Sie unter dieser Erkrankung / diesen Beschwerden?
- Welche Medikamente nehmen Sie? Welche Wirkungen spüren Sie? Welche Nebenwirkungen verspüren Sie durch die Einnahme?
- Fällt Ihnen die Medikamenteneinnahme schwer?
- Gibt es Einschnitte oder entscheidende Erlebnisse in Ihrem bisherigen Krankheitsverlauf?
- Haben Sie schon einmal schlechte Erfahrungen im Krankenhaus oder in Ihrer medizinischen Behandlung gemacht?
- Welche medizinischen Behandlungen wurden bereits bei Ihnen in der Vergangenheit vorgenommen?

Psychiatrische Anamnese

- Hatten Sie in Ihrem Leben schon einmal psychische Beschwerden? Welche? Haben Sie diese Beschwerden auch aktuell noch? Hängen die psychischen Beschwerden mit Ihrer körperlichen Erkrankung zusammen?
- Sind Sie aktuell oder waren Sie schon einmal in psychotherapeutischer oder psychiatrischer Behandlung? Wissen Sie, welche Diagnose Sie erhalten haben?
- Haben Sie schon einmal Psychopharmaka eingenommen? Nehmen Sie aktuell Psychopharmaka ein?
- Wie schlafen Sie? Können Sie gut einschlafen? Wachen Sie öfter auf?
- Gab es in Ihrer Vergangenheit ein schweres oder traumatisches Lebensereignis?
- Rauchen Sie oder haben Sie in der Vergangenheit geraucht? Haben Sie im letzten Monat Alkohol konsumiert? Haben Sie weitere psychoaktive Substanzen eingenommen, z. B. … (*Beispiele nennen*). Konsumieren Sie Cannabis? Nehmen Sie Schlafmittel / Beruhigungsmittel / Aufputschmittel?
- Machen Sie sich Sorgen über den weiteren Verlauf Ihrer Erkrankung (in Bezug auf die geplante Behandlung)?

Ressourcen

- Was sind bisherige Bewältigungsstrategien im Umgang mit Ihrer Erkrankung? Welche haben gut geholfen? Wovon haben Sie weniger profitiert? Was davon könnte beim aktuellen Aufenthalt helfen?
- Wer / Was stärkt Sie aktuell in Ihrem Leben? Was sind Ihre persönlichen Kraftquellen?
- Welche Hobbys haben Sie? Worin können Sie sich vertiefen (Flow-Erfahrungen)?
- Wie entspannen Sie sich? Haben Sie Erfahrung mit Entspannungsverfahren (PME, AT, Yoga etc.)?
- Mit wem können Sie über Ihre Erkrankung sprechen?

Kommunikation mit medizinischem Team

- Was sollten wir unbedingt wissen, um Ihnen möglichst gut helfen zu können?
- Was könnten Stolpersteine im Laufe Ihrer Behandlung bzw. während des stationären Aufenthalts sein?
- Welcher Teil unseres Gespräches bleibt unbedingt unter uns?
- Was darf / soll ich dem behandelnden Personal berichten?

Anamnesefragen für das Erstgespräch

Gesprächsabschluss
- Gibt es noch etwas, was Ihnen auf dem Herzen liegt?
- Wenn Sie noch einmal das Gespräch Revue passieren lassen: Was nehmen Sie aus dem Gespräch mit? Was war Ihnen wichtig? Wie wollen wir verbleiben?

Teil 2 vertiefende Anamnese

Subjektive Krankheitstheorie und Krankheitsbewältigung
- Wie erklären Sie sich selbst das Entstehen Ihrer Erkrankung?
- Wie gehen Sie mit Ihrer Erkrankung um? Was hilft Ihnen?
- Wie nehmen Sie Ihren Körper wahr? Was hat sich mit der Erkrankung in Bezug auf Ihr Körperbild verändert?

Subjektive Genesungsziele
- Haben Sie Genesungsziele? Wenn ja, welche? Was kann Ihnen helfen, sie zu erreichen?
- Woran würden Sie merken, dass sich der Aufenthalt hier gelohnt hat?
- Worauf freuen Sie sich besonders, wenn Sie sich wieder gesünder erleben?
- Was möchten Sie noch unbedingt machen?
- Wer würde als Erstes merken, dass es Ihnen besser geht?

Sexualität und Partnerschaft
- Wie zufrieden sind Sie mit Ihrer Partnerschaft (falls bestehend)? Wie lange besteht Ihre Partnerschaft schon?
- Hat sich Ihre Partnerschaft durch Ihre Erkrankung verändert? Inwiefern?
- Wie geht Ihr:e Partner:in mit Ihrer Erkrankung um?
- Wie zufrieden sind Sie mit Ihrer Sexualität? Erleben Sie durch Ihre Erkrankung oder durch Medikamente Einschränkungen?

Umgang mit Angehörigen
- Wie erlebt Ihre Familie Ihre Erkrankung? Wer reagiert wie?
- Wie gestaltet sich der Umgang mit Ihrer Erkrankung in Ihrem Umfeld?
- Gibt es jemanden, der / die besonders ärgerlich / überprotektiv / rücksichtsvoll / … ist?
- Gibt es wichtige Entscheidungen, die aufgrund Ihrer Erkrankung aufgeschoben oder gar nicht getroffen werden?
- Ist Ihre Krankheit ein Geheimnis oder wird offen mit Freund:innen, Nachbar:innen oder Arbeitskolleg:innen darüber gesprochen?
- Wie möchten Sie mit Ihren Angehörigen während Ihres Aufenthalts kommunizieren und umgehen?
- Wer ist Ihr:e vertraute:r Ansprechpartner:in?
- Sind Ihre Angehörigen gesund? Gibt es jemanden, um den / die Sie sich zusätzlich Sorgen machen?
- Gibt es Konflikte in Ihrem sozialen Umfeld, über die Sie sprechen möchten?

Screening und Psychodiagnostik im Allgemeinkrankenhaus

Screenings

Eine sinnvolle Ergänzung zum Anamnesegespräch können Screeninginstrumente darstellen. Bei der Entscheidung für oder gegen ein bestimmtes Instrument sollten folgende Überlegungen in Erwägung gezogen werden:

- **Einsatzmöglichkeiten:** Durch wen und wie kann das Screening eingesetzt werden? Zu welchem Zeitpunkt und durch wen wird es ausgehändigt?
- **Konnektivität:** Können die Ergebnisse des Screenings in der (elektronischen) Patient:innenakte sichtbar abgespeichert werden?
- **Sparsamkeit:** Überwiegt der klinisch-diagnostische Nutzen den Aufwand für den / die Patient:in?
- **Verfügbarkeit:** Sind das Instrument und die Auswertung für mich zugänglich?
- **Urheberrecht:** Welche Nutzungsbedingungen gibt es?
- **Kosten:** Fallen für die Nutzung Kosten an? Verfügt die Klinik bereits über entsprechende Verträge? In der folgenden Tabelle sind beispielhaft häufig verwendete Screenings dargestellt.

Konstrukt	Erhebungsinstrument (Beispiel)	Beschreibung
Depressivität	Patient Health Questionnaire-9 (PHQ-9; Kroenke et al., 2010)	Screening zu aktuellen depressiven Symptomen, auch kürzere Version nutzbar
Ängstlichkeit	General Anxiety Questionnaire-7 (GAD-7; Kliem et al., 2025)	Kurzes Screening zu Angstsymptomen, auch kürzere Version nutzbar
Depressivität und Ängstlichkeit	Hospital Anxiety and Depression Scale (Herrmann & Snaith, 1995)	Kurzes Screening zu Ängstlichkeit und Depressivität mit Fokus auf eher kognitive Symptome
Alkoholkonsum	Alcohol Use Disorder Identification Test (AUDIT; Dybek et al., 2006)	Screening zur Identifikation problematischen Alkoholkonsums, auch Kurzversion nutzbar
Nikotinkonsum	Fagerström-Test (Bleich et al., 2002)	Screening zur Bestimmung des Schweregrads einer Tabakabhängigkeit
Distress	Distress Thermometer (Hinz et al., 2019)	Screening zur psychischen Belastung, wird v. a. in onkologischen Settings viel genutzt

Interpretation und Handlungsauftrag

Sinnvollerweise sollte jedes Screening im klinischen Kontext mit der Frage an den / die Patient:in verbunden sein, ob er / sie überhaupt ein Gespräch mit einem / einer Psychotherapeut:in wünscht. Wünscht jemand kein Gespräch, sollte ihm oder ihr auch kein Gespräch aufgezwungen werden. Je nach Vorgehensweise in der Klinik kann es aber zu Situationen kommen, in denen solche »automatischen« Konsilanfragen gestellt werden. Hier gilt es insbesondere, zunächst mit dem Behandlungsteam Kontakt aufzunehmen und dann in Absprache ein vorsichtiges Gesprächsangebot zu machen.

Screening und Psychodiagnostik im Allgemeinkrankenhaus

In der Auswertung und Interpretation von Screenings lohnt es sich, auf verschiedene Aspekte zu achten und diese in einem Gespräch mit dem / der Patient:in zu vertiefen:

- Gibt es Einzel-Items, die besonders relevante Aspekte enthalten und besprochen werden sollten (z. B. erhöhte Werte im Item zu Suizidgedanken im PHQ-9)?
- Liegen die angegebenen Belastungen auf der Ebene von Summenwerten in einem kritischen Bereich oder über dem Cut-off?
- Gibt es Widersprüche zwischen Screening-Ergebnissen und weiteren Angaben aus der Patient:innenakte (z. B. Patient:in hat gerade eine schlechte Nachricht mitgeteilt bekommen, wirkt der Pflege gegenüber sehr belastet, hat aber im Screening keine Belastung angegeben)?

Im Rahmen der Qualitätssicherung werden in immer mehr Kliniken sogenannte *Patient Reported Outcome Measures* (PROM) oder *Patient Reported Experience Measures* (PREM) eingesetzt. Es ist nicht immer gesagt, dass auch klinisch tätige Personen direkt Zugang zu diesen Informationen erhalten. Es lohnt sich, hierzu einmal in den Austausch mit Kolleg:innen zu gehen (s. auch **INFO 2** »Vernetzung und Informationen«).

Tipp

In einigen Kliniken bekommen Patient:innen auch vorab Materialien nach Hause geschickt. Auch in Institutsambulanzen ist es oft üblich, dass Patient:innen vorab bereits einen Fragebogen bzgl. ihrer Anliegen und ihres aktuellen psychischen Zustands ausfüllen. Dies kann wichtige Informationen für das Erstgespräch liefern.

Psychodiagnostik

Eine sorgfältige Psychodiagnostik ist oft Basis unserer Tätigkeit und liefert den Grundstein für eine Behandlungsplanung. Im Allgemeinkrankenhaus sind vor allem die folgenden Aspekte zu bedenken:

- **Vorsicht vor Fehldiagnosen!** Die Überlappung psychischer und körperlicher Beschwerden, möglicher Medikamenteneinfluss sowie der Einfluss der Ausnahmesituation Krankenhaus können zu Fehleinschätzungen beitragen (Fehldiagnosen oder Überschätzung bestehender Symptomatik). Vor allem Erstdiagnosen psychischer Störungen sollten daher eher konservativ und als Verdachtsdiagnosen formuliert werden.
- **Vorsicht vor Stigmatisierung!** Diagnosen psychischer Störungen und Dokumentation in der Patient:innenakte können im Zweifel auch unbedachte negative Folgen für Patient:innen haben (z. B. Übernahme in Entlassbrief und Weiterleitung an andere Behandler:innen). Hier ist insbesondere auf Transparenz gegenüber dem / der Patient:in zu achten (s. auch **INFO 1** »Besonderheiten in der Arbeit auf somatischen Stationen«).
- **Vorsicht vor Schubladen!** Wenn Menschen existenziellen Belastungen ausgesetzt sind, wie es im Krankenhaus häufig der Fall sein kann, kann ein hohes Ausmaß an Belastung vorliegen, ohne dass eine psychische Störung diagnostiziert werden kann oder sollte. Sie repräsentieren oft adäquate Reaktionen auf existenzielle Belastungen. Nichtsdestotrotz können Patient:innen von psychotherapeutischen Interventionen profitieren. In diesem Kontext hat sich das Konstrukt des psychischen *distress* etabliert.

Gesundheitskompetenz

Gesundheitskompetenz umfasst auf der Ebene von Personen Wissen, Motivation und Fähigkeiten, relevante Gesundheitsinformationen zu finden, zu verstehen, zu beurteilen und in ihrem Alltag anzuwenden. Etwas mehr als die Hälfte der deutschen Bevölkerung schätzt die eigene Gesundheitskompetenz als »problematisch« oder »inadäquat« ein, nur knapp 15 Prozent als »exzellent« (Schaeffer et al., 2021). Im Jahr 2015 wurden daher erste konzeptionelle Ansätze sowie vorbereitende Schritte zur Ausarbeitung des *Nationalen Aktionsplans Gesundheitskompetenz* eingeleitet (Schaeffer et al., 2025). Der Aktionsplan ist insbesondere gesundheitspolitisch von zentraler Bedeutung und verfolgt dabei vorrangig eine Public-Health-orientierte Perspektive. Warum hat Gesundheitskompetenz eine so große Bedeutung? Es hat sich gezeigt, dass die Gesundheitskompetenz in der Bevölkerung sehr ungleich verteilt ist und vor allem »vulnerable Gruppen«, wie Menschen mit geringem Bildungsstand, insgesamt niedrigem Sozialstatus und einem höheren Lebensalter, oft geringere Chancen auf eine adäquate Gesundheitsversorgung haben (Schaeffer et al., 2021, 2025).

Welche Bedeutung hat die Gesundheitskompetenz für Patient:innen im Krankenhaus?
In einer Situation, in der ohnehin vieles schwer kontrollierbar ist, kann ein hohes Ausmaß an Gesundheitskompetenz als große Ressource wirken: Patient:innen können mit unklaren oder schwer verständlichen Aussagen von Ärzt:innen umgehen, diese hinterfragen und für sich bewerten. Auf der anderen Seite kann eine unzureichende Gesundheitskompetenz zu Überforderung mit unterschiedlichen Aussagen von Behandler:innen, diagnostischen Informationen oder der Absprache von Behandlungsanweisungen beitragen und bei Patient:innen starke negative Gefühle erzeugen (Angst, Wut, Hilflosigkeit). Diese Problemlagen können sich in Form interaktioneller Schwierigkeiten mit dem Behandlungsteam manifestieren und nicht selten Anlass für die Einleitung eines Konsils geben.

Die gute Nachricht: Gesundheitskompetenz kann man stärken! Folgende Strategien können helfen, die Gesundheitskompetenz unserer Patient:innen zu stärken und sie zu ermutigen, sich mehr in den Behandlungsprozess zu involvieren:

- **Erfassen:** Wie ist es um die Gesundheitskompetenz dieses / dieser Patient:in bestellt? Kennt er / sie seine / ihre Diagnose? Über welches Netzwerk an Gesundheitsdienstleistern verfügt er / sie (z. B. verschiedene Fachärzt:innen, Apotheke, Fachtherapien, Betreuung, Pflegedienst, Selbsthilfe)?
- **Normalisieren:** Wie oben beschrieben, ist eine zumindest als problematisch eingeschätzte Gesundheitskompetenz die Normalität, nicht die Ausnahme. Patient:innen sind also in guter Gesellschaft und müssen sich nicht schämen, wenn sie z. B. in der Visite nicht alles verstanden haben.
- **Befähigen:** Anbieten von Strategien zur Stärkung der Gesundheitskompetenz, z. B.
  - Fragen an den / die Ärzt:in vor bzw. nach dem Gespräch notieren, damit sie später noch gestellt werden können
  - gemeinsam Formulierungen und Fragen überlegen, z. B. zur Vorbereitung auf die Visite
  - Angehörige in komplexe Gespräche einbeziehen
  - falls keine unterstützenden Angehörigen da sind, selbst anbieten, als Unterstützung im Gespräch anwesend zu sein

Gesundheitskompetenz

- Vermittlung evidenzbasierter Gesundheitsinformationen (Beispiele: Informationen des Bundesinstituts für Öffentliche Gesundheit (https://www.bioeg.de/), des Bundesministeriums für Gesundheit (https://www.bundesgesundheitsministerium.de/themen/praevention/patientenrechte/informationsangebote-fuer-patienten.html) oder des Instituts für Qualität und Wirtschaftlichkeit im Gesundheitswesen (IQWiG) (www.gesundheitsinformation.de), weitere qualitätsgeprüfte Webseiten oder auch spezifische Broschüren der Klinik)
- krankheitsspezifische Informationsdienste (z. B. Deutsche Herzstiftung, Deutscher Krebsinformationsdienst)
- Verweis auf Patient:innenrechte und Selbsthilfe
- Kontext klären, z. B. welche:r Kolleg:in auf der Station welche Funktion hat, Widersprüche in Aussagen gemeinsam mit Patient:innen aufdecken und in Absprache mit dem / der Patient:in auch mit ärztlichen Kolleg:innen klären
- Erläutern der Vorteile einer aktiven Patient:innenrolle, Klären ggf. unrealistischer Erwartungen an die Behandler:innen bei zu passivem Rollenverständnis

Mitbringtipps für Angehörige

Liebe Angehörige,

ein Krankenhausaufenthalt ist für viele Menschen eine herausfordernde Zeit. Als Angehörige oder Freund:innen können Sie mit Ihrer Nähe und Unterstützung wesentlich dazu beitragen, Ihrem / Ihrer Angehörigen bzw. Freund:in im Krankenhaus Sicherheit, Orientierung und ein Gefühl von Verbundenheit zu vermitteln. Auch wenn Sie ihm / ihr nicht rund um die Uhr beistehen können, können Sie so eine Menge zur Genesung beitragen. Damit Sie wissen, was hilfreich sein kann, finden Sie nachfolgend eine kompakte Orientierung, was Sie gerne mitbringen können und was besser zu Hause bleiben sollte.

Was Sie gerne mitbringen können

Persönliches und Vertrautes

- Fotos der Familie oder anderer wichtiger Kraftquellen (z. B. Fotos vom Lieblingsort, Hobby oder dem Haustier), gerne im Bilderrahmen zum Aufstellen
- Ein vertrauter Duft (z. B. Parfüm) kann beruhigend wirken und Orientierung geben.
- Kuschelkissen oder ein anderes persönliches Kissen, bei Bedarf auch ein kleines, bedrucktes Kissen mit Foto der Familie
- Kuscheltier, z. B. vom Kind oder Enkelkind, als emotionaler Anker und Zeichen der Nähe
- gemalte Bilder, Collagen oder Genesungskarten von Kindern, Enkelkindern oder anderen nahestehenden Personen
- Karten und Bilder können immer wieder betrachtet und berührt werden, was oftmals wohltuender ist als digitale Nachrichten.

Kleine Aufmerksamkeiten

- Ein Blumengruß; empfehlenswert sind kleine Sträuße, da der Platz auf dem Nachttisch begrenzt ist.
- selbstgestrickte Socken oder andere liebevolle Kleinigkeiten, die Wärme und Geborgenheit vermitteln
- Feiertags- oder Jahreszeitendekoration kann, sofern gewünscht, in kleiner und unaufdringlicher Form mitgebracht werden

Unterhaltung und Beschäftigung

- einfache Spiele wie ein Kartenspiel oder *Mensch ärgere Dich nicht* zur sanften Ablenkung und gemeinsamen Zeitgestaltung
- Geschichten zum Vorlesen, z. B. Märchen, kurze Erzählungen oder andere leicht zugängliche Texte entsprechend den Vorlieben Ihres / Ihrer Angehörigen oder Freund:in. Solche Geschichten können positive Erinnerungen und wohltuende Gefühle aus der Kindheit aktivieren.
- Bücher, Zeitschriften, Hörbücher oder Rätselhefte, je nach Belastbarkeit Ihres / Ihrer Angehörigen oder Freund:in
- Hobbyartikel, die leicht umzusetzen sind, etwa Stricksachen oder auch ein altes, vertrautes Spielgerät wie ein Gameboy von früher

Mitbringtipps für Angehörige

Auf der Intensivstation

Auf Intensivstationen gelten oft strengere Regeln, was das Mitbringen von Gegenständen angeht. So dürfen Blumen normalerweise auf einer Intensivstation nicht mitgebracht werden. Bilder sind aber in der Regel möglich und auf der Intensivstation umso wichtiger, um Halt und Orientierung zu geben. Besprechen Sie mit der Pflege, wo die Bilder am besten angebracht werden können. So kann ein Bild des Partners oder der Partnerin z. B. auch direkt auf Augenhöhe am Bett angebracht werden.

Was Sie besser nicht ohne Absprache mitbringen sollten

- Medikamente: Bringen Sie Medikamente von zu Hause ausschließlich in Absprache mit dem Behandlungsteam mit.
- Bringen Sie keinen Alkohol oder andere nicht medizinisch verordnete Substanzen mit.
- Verzichten Sie auf große, sperrige Gegenstände oder übermäßige Deko. Der Platz ist knapp und sollte funktional bleiben. Für die positive Wirkung Ihres Mitbringsels spielt die Größe übrigens ohnehin keine Rolle.
- Wertgegenstände wie Schmuck oder größere Geldbeträge bleiben lieber sicher zu Hause.
- Verzichten Sie auf Lebensmittel und Getränke ohne vorherige Rücksprache, da medizinische Vorgaben oder Diäten dies oft ausschließen.

Anregung für den weiteren Freundes- und Familienkreis

Manchmal möchten auch weitere Angehörige oder Freundeskreise etwas Wohltuendes oder Persönliches beisteuern. Besonders bei längeren Krankenhausaufenthalten kann es hilfreich sein, wenn solche kleinen Aufmerksamkeiten wie Karten, Erinnerungsstücke, Fotos o. Ä. direkt ins Krankenhaus geschickt werden. In diesen Fällen können Sie bei Bedarf die Anschrift der Poststelle des Krankenhauses weitergeben, damit alles sicher ankommt.

Psychische Packliste

Liebe Patientin, lieber Patient,

Ihnen steht ein Krankenhausaufenthalt bevor. Neben Wechselkleidung, Zahnbürste und anderen Pflegeartikeln gibt es auch andere Dinge, die den Krankenhausaufenthalt für Sie erträglicher machen können. Gefühle wie Ängste, Einsamkeit oder Phasen fehlender Hoffnung, aber auch gestörter Schlaf und Schmerzen können oft leichter ertragen und bewältigt werden, wenn man gewohnte Gegenstände und Seelentröster um sich hat. In dieser Packliste finden Sie neben einigen praktischen Hinweisen vor allem Anregungen für »Wohlfühlgegenstände« und Seelentröster. Am Ende des Arbeitsblatts finden Sie einige vorbereitende Fragen, die Ihnen während des Aufenthalts ein bisschen mehr Gelassenheit bescheren können.

Meine Packliste

☐ Papier oder Notizheft und Stifte

☐ Hobbyzubehör (z. B. Stricken, Puzzeln, Rätselhefte …)

☐ Kuscheldecke

☐ Kopfkissen

☐ Lesematerial (Zeitschriften oder Bücher)

☐ eigenes Parfum oder Rasierwasser für den vertrauten Duft

☐ persönlicher Glücksbringer

☐ Bilder nahestehender Angehöriger

☐ hilfreiche Apps herunterladen (z. B. mit Entspannungsübungen)

☐ falls Erfahrungen mit Entspannungsübungen bestehen (Autogenes Training, Progressive Muskelentspannung), Lieblingsübungen heraussuchen

☐ Playlist mit Lieblingsmusik, Hörspiele

☐ ggf. Übersetzungs-App

☐ Kopfhörer (falls vorhanden mit Geräuschunterdrückung)

☐ Schlafmaske

☐ ……………………………………………………………………………………

☐ ……………………………………………………………………………………

☐ ……………………………………………………………………………………

Psychische Packliste

Wichtige vorbereitende Fragen

Wer ist meine erste Kontaktperson? Habe ich die Kontaktdaten beim Krankenhauspersonal hinterlegt?

....

....

Wer soll über meinen Zustand informiert werden? Wer informiert wen im Schneeballsystem?

....

....

Könnte es mich überfordern, alle auf dem Laufenden zu halten? Gibt es jemanden, der dies für mich übernehmen könnte?

....

....

Von wem möchte ich Besuch bekommen? Von wem vielleicht auch nicht? Möchte ich das im Vorfeld als Wunsch ansprechen?

....

....

Sind Patientenverfügung und Vollmachten aktuell und beim Krankenhauspersonal hinterlegt?

....

....

Wer kümmert sich um meine häuslichen Angelegenheiten (Pflanzen gießen, Briefkasten leeren, lüften etc.)?

....

....

Ressourcenaktivierung: Mein Herzensnetz

Soziales Netzwerk
Ziel: Bewusstwerden der Qualität und Quantität des eigenen sozialen Netzwerks
Methode: soziales Kreismodell der eigenen Beziehungen erstellen

Der / Die Patient:in wird eingeladen, auf diesem Arbeitsblatt das eigene soziale Netzwerk aufzumalen. In der Mitte steht er / sie selbst und nun malt er / sie je nach emotionaler Nähe Kreise um sich und benennt Personen namentlich, die ihm / ihr entsprechend nahestehen. In einem zweiten Schritt wird überlegt, welche Person er / sie für welche Bedürfnisse brauchen könnte, und schreibt dies stichwortartig mit einer anderen Farbe in den entsprechenden Kreis.

Da viele Patient:innen zu den eigenen Bedürfnissen wenig Zugang haben und wenig gewohnt sind, um Hilfe zu bitten, können folgende ressourcenaktivierende Fragen den Prozess anstoßen:

- ▶ Wer merkt, wenn es Ihnen gut geht / schlecht geht?
- ▶ Wer tröstet am besten?
- ▶ Wer hat schon mal seine Hilfe angeboten, und Sie haben sie ausgeschlagen?
- ▶ Wer ist ganz praktisch veranlagt und packt gerne an?
- ▶ Wer telefoniert gerne?
- ▶ Wer hat Sie schon einmal bewundert oder gelobt?
- ▶ Wem haben Sie schon einmal geholfen?
- ▶ Wer hilft gerne?
- ▶ Wem können Sie auch helfen jetzt, da Sie mehr Vitalität durch Ihre Genesung erleben?
- ▶ Wer freut sich auf Sie?

Therapeutischer Impuls zum Abschluss
Es geht nicht darum, das eigene soziale Netzwerk auszunutzen, sondern sich als Teil dessen zu erleben. Viele Menschen wollen unterstützen und wissen nur nicht wie. Diese sind froh um hilfreiche Hinweise und konkrete Bitten. Es geht auch nicht darum, möglichst viele Menschen aufzuzählen. Jede schwere Erkrankung kann auch eine Prüfung der eigenen Beziehungen bedeuten. Manche Menschen fallen durch die Prüfung durch, manche bestehen mit Bravour, von manchen hätte man mehr erwartet und manche überraschen ganz positiv.

Expertentipp

Im Rahmen der Bearbeitung dieses Arbeitsblattes berichten Patient:innen zudem häufig von durch die Erkrankung bedingten Beziehungsverlusten. Entsprechend ist mit dem Auftreten von Verlustemotionen wie Trauer, Wut oder Enttäuschung zu rechnen.

Herzensnetz

Liebe Patientin, lieber Patient,

Krankenhausaufenthalte können sowohl körperlich als auch mental herausfordernd sein. In dieser Zeit sind daher Menschen, die zuhören, unterstützen oder einfach nur da sind, besonders wichtig. Angehörige und Bezugspersonen können auf unterschiedliche Weise helfen. Die folgende Grafik soll Ihnen dabei helfen, Ihr ganz persönliches soziales Netz besser erkennen und nutzen zu können.

(1) Als ersten Schritt überlegen Sie zunächst, welche Personen zu Ihrem Unterstützungsnetz gehören. Wie nah stehen Ihnen die einzelnen Menschen? Nutzen Sie die verschiedenen Kreise, um die Nähe der Bezugspersonen zu verdeutlichen. Je näher der Kreis am »Ich« steht, desto vertrauter ist die Beziehung zu dieser Person.

(2) Machen Sie sich nun Gedanken darüber, welche unterstützenden Qualitäten die einzelnen Personen in Bezug auf Ihren Krankenhausaufenthalt mitbringen. Für welche Bedürfnisse brauchen Sie welche Personen? Wofür stehen die einzelnen Angehörigen? Was sind deren Stärken und Aufgaben? Welche Vertreter:innen brauchen Sie in Ihren Reihen? Einige Personen sind eventuell zum aktuellen Zeitpunkt besonders wichtig, andere haben ihren Einsatz vielleicht erst später im Krankheitsprozess. Ergänzen Sie die verschiedenen Rollen neben den Namen.

Hier nur mal einige Beispiele, welche Rollen Angehörige einnehmen können:

Optimist	Hands-on-Typ	Seelenträger
Alltagshilfe	Trostspender	Nüchterner Kopf
Vertrauter	Fragensteller	Herzöffner
Kommunikationshilfe	Stimmungs-Vitamin-Spritze	Analysierender
Sicherheitsstütze	Gedächtnisstütze	Emotionaler Anker
Beobachter	Gute-Laune-Mensch	Entscheidungspartner
Pragmatist	Vermittler im sozialen Netzwerk	Mitfühlender
Protokollant	Lichtspender	Realist
Plaudertasche	Anpacker	Ermutiger
Motivator	Impulsgeber	…

Herzensnetz

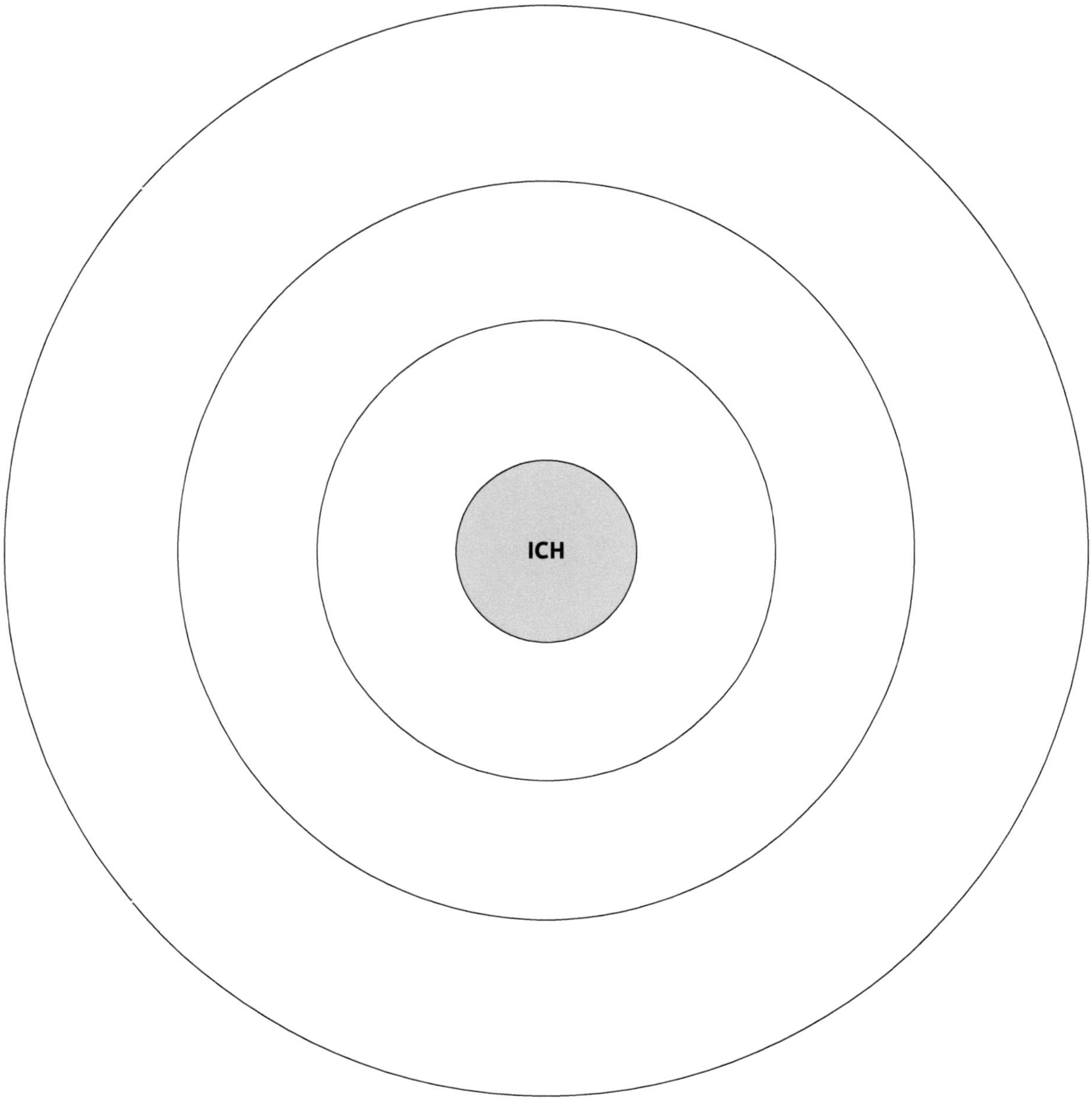

Wenn Nähe und Erwartungen aufeinandertreffen: Wie kann ich Brücken bauen, statt Türen zu schließen?

Liebe Patientin, lieber Patient,

jede schwere körperliche Erkrankung ist auch eine Prüfung für Ihre sozialen Beziehungen. Nicht nur unser Körper, sondern oft auch der Umgang mit unseren Mitmenschen verändert sich und deren Umgang mit uns. Damit verbunden sind auch Wünsche und Erwartungen an Freund:innen, Angehörige und Ihre:n Liebsten – manchmal werden diese erfüllt, manchmal nicht. In einigen Situationen oder von einigen Menschen sind Sie vielleicht enttäuscht oder fühlen sich alleingelassen. Von anderen sind Sie vielleicht auch eher überrascht über die erhaltene Wärme und Zuwendung.

Dieses Arbeitsblatt hilft Ihnen, Ihre Erwartungen zu erkennen, Ihre Reaktionen zu hinterfragen sowie neue Wege zu finden, mit möglichen Enttäuschungen umzugehen, ohne Beziehungen vielleicht abrupt abzubrechen. Dabei ist vor allem wichtig, Ihre eigenen Gefühle und Motive zu verstehen und diese mit denen des Umfelds abzugleichen.

Teil 1: Beschreibung der Situation und der Person

Um welche Person geht es?

....

Gibt es eine bestimmte Situation oder ein bestimmtes Vorkommnis? Was ist vorgefallen?

....

....

Was hätte ich mir von der Person gewünscht? Was habe ich erwartet?

....

....

....

Wie hat sich die Person tatsächlich verhalten?

....

....

Wenn Nähe und Erwartungen aufeinandertreffen: Wie kann ich Brücken bauen, statt Türen zu schließen?

Wie fühle ich mich, wenn ich daran denke (oder: Wie habe ich mich in dieser Situation gefühlt)? Wie intensiv ist das Gefühl?

Gefühl	**Stärke des Gefühls**						
☐ enttäuscht	sehr schwach	☐ 1	☐ 2	☐ 3	☐ 4	☐ 5	sehr stark
☐ traurig	sehr schwach	☐ 1	☐ 2	☐ 3	☐ 4	☐ 5	sehr stark
☐ wütend	sehr schwach	☐ 1	☐ 2	☐ 3	☐ 4	☐ 5	sehr stark
☐ ängstlich	sehr schwach	☐ 1	☐ 2	☐ 3	☐ 4	☐ 5	sehr stark
☐ verbittert	sehr schwach	☐ 1	☐ 2	☐ 3	☐ 4	☐ 5	sehr stark
☐ alleingelassen	sehr schwach	☐ 1	☐ 2	☐ 3	☐ 4	☐ 5	sehr stark
☐ andere:	....						

Wie wichtig ist Ihnen diese Situation im Moment? Wie sehr beschäftigt Sie das?

eher unwichtig	☐ 1	☐ 2	☐ 3	☐ 4	☐ 5	sehr wichtig
Ich denke wenig daran	☐ 1	☐ 2	☐ 3	☐ 4	☐ 5	denke sehr viel daran

Teil 2: Lösungsmöglichkeiten entwickeln

Hilfreiche Gedanken entwickeln

Manchmal ist es hilfreich, einen Perspektivenwechsel vorzunehmen und zu versuchen, die Situation von einer anderen Seite her zu betrachten.

Aus welchen Gründen könnte die Person sich so verhalten haben? Wie geht es ihr vielleicht damit?

....

....

....

Welchen Anteil habe ich vielleicht auch selbst an der Situation?

....

....

Wenn Nähe und Erwartungen aufeinandertreffen: Wie kann ich Brücken bauen, statt Türen zu schließen?

Was mag ich an der Person? Gibt es auch positive Erinnerungen?

....

....

....

Gibt es Erfahrungen von früher, an die Sie sich erinnert fühlen? Haben diese Erfahrungen mit derselben Person zu tun oder hat sie vielleicht einen wunden Punkt bei Ihnen getroffen?

....

....

....

Eigene Gefühle hinterfragen
Wenn Gefühle zu stark werden, kann es hilfreich sein, erst mal wieder »einen kühlen Kopf« zu bekommen und sich zu beruhigen.

Was hilft mir dabei, mich zu beruhigen und etwas Abstand von meinen starken Gefühlen zu bekommen?

....

....

....

Handlungsoptionen: Was kann ich tun?
Verschiedene Handlungsmöglichkeiten zunächst zu durchdenken, kann dabei helfen, für sich die beste Wahl zu treffen.

Welche Möglichkeiten habe ich?

(1) Impulsiv (z. B. sofortiger Rückzug):

....

....

....

Wenn Nähe und Erwartungen aufeinandertreffen: Wie kann ich Brücken bauen, statt Türen zu schließen?

(2) Neutral / Abwarten:

....

....

....

(3) Konstruktiv (z. B. Rückmeldung von betroffener Person oder anderen unbeteiligten Personen einholen):

....

....

....

(4) Was könnte ich darüber hinaus noch tun?

....

....

....

AB 14 • P

Malen des erkrankten Körperteils

Liebe Patientin, lieber Patient,

manche Menschen mögen es, sich malend mit der eigenen Erkrankung auseinanderzusetzen. Viele Menschen lehnen intuitiv das Malen als Kinderkram oder als »Kann ich nicht« ab, was schade ist. Denn auch in der Medizin kommt die Kunsttherapie mehr und mehr zum Tragen. Dabei ist es ganz wichtig, dass es NICHT darum geht, ein künstlerisch wertvolles oder realistisches Bild seines erkrankten Körperteils zu erstellen, sondern das eigene Erleben mit dem kranken Körper malend auszudrücken. Allein schon der Prozess, sich still vor ein leeres Blatt zu setzen, ruhig zu atmen, zu spüren, welche inneren Bilder oder Gefühle und Gedanken dabei auftauchen, kann schon spannend sein. Wenn Sie dann noch mögen, setzen Sie dieses Erleben in Farbe um.

Versuchen Sie dabei, nicht kritisch über sich und Ihr Malen zu urteilen oder sich zu bewerten. Versuchen Sie, keine Kunst zu produzieren. Malen Sie einfach drauflos und seien Sie neugierig, welches Erleben wie aufs Papier kommt. Sie können dabei Ihren ganzen erkrankten Körper malen, Sie können den besonders kranken Teil Ihres Körpers malen, Sie können die gesunden Anteile Ihres Körpers malen, Sie können Ihre Gefühle zu diesem Körperteil aufmalen, Sie können malen, welche Empfindungen Sie sich nach Ihrer Genesung wünschen würden. Alles ist möglich.

Wenn Sie mögen, zeigen Sie das Bild Ihrem Psychotherapeuten oder Ihrer Psychotherapeutin und reden Sie über Ihre Empfindungen. Wenn Sie mögen, behalten Sie es ganz allein für sich. Lassen Sie nicht zu, dass irgendwer (und auch nicht Sie selbst!) über Ihr Bild urteilt oder anfängt zu interpretieren. Legen Sie es wertschätzend als Teil Ihres Krankheits- und Genesungsprozesses zur Seite und malen Sie später noch ein Bild. Und vielleicht irgendwann noch mal eines.

Farbe und Papier bekommen Sie von dem Menschen, der Ihnen dieses Blatt überreicht.

Ressourcen-Bonsai

Liebe Patien:in, lieber Patient,

füllen Sie die folgende Zeichnung Ihres Ressourcenbonsais mit Kraftquellen und Fertigkeiten, die Sie durch die Zeit des Krankenhausaufenthaltes tragen können. Jeder Bonsai ist etwas ganz Besonderes, braucht aber auch Aufmerksamkeit und Pflege, um sich entwickeln zu können. Ähnlich ist es mit den eigenen Kraftquellen und Ressourcen. Auch diese bedürfen Aufmerksamkeit und Pflege. Um sich Ihrer Kraftquellen und Ressourcen bewusst zu werden und sie zu pflegen, können folgende Fragen helfen:

- **Wurzeln in der Schale:** Woraus ziehe ich Kraft? Wer oder was tut mir gut? Was nährt meinen Baum?
- **Stamm:** Was lässt mich wachsen? Wie habe ich bisherige Krisen bewältigt? Auf welche Fähigkeiten und Stärken kann ich mich dabei verlassen?
- **Baumkrone:** Was schätzen andere an mir? Welche Besonderheiten machen mich aus? Was können andere sehen, was ich gut mache? Worauf sind meine Liebsten stolz? Woran kann meine Umgebung erkennen, wenn es mir gut geht – sowohl äußerlich als auch innerlich?
- **Stabilität und Größe des Baums:** Welche Durststrecken habe ich schon überstanden? Was stabilisiert mich? Welche Bewältigungsstrategien habe ich über die Lebensspanne gut etablieren können? In Stürmen zeigen sich Bäume sehr biegsam, ohne zu brechen – wo ist meine Flexibilität?
- **Pracht des Baums oder Tiere im Baum:** Wo ernähre ich / füttere ich andere? Womit unterstütze ich andere? Was davon könnte mir jetzt helfen?
- **Jahreszeit:** In der Regel kann man an Bäumen Jahreszeiten erkennen – welche ist meine liebste Jahreszeit? Worauf freue ich mich schon, was ich in dieser Jahreszeit machen kann?
- **Sonne:** Welche Werte, Ziele oder Vorstellungen treiben mich an? In welche Richtung möchte ich wachsen?

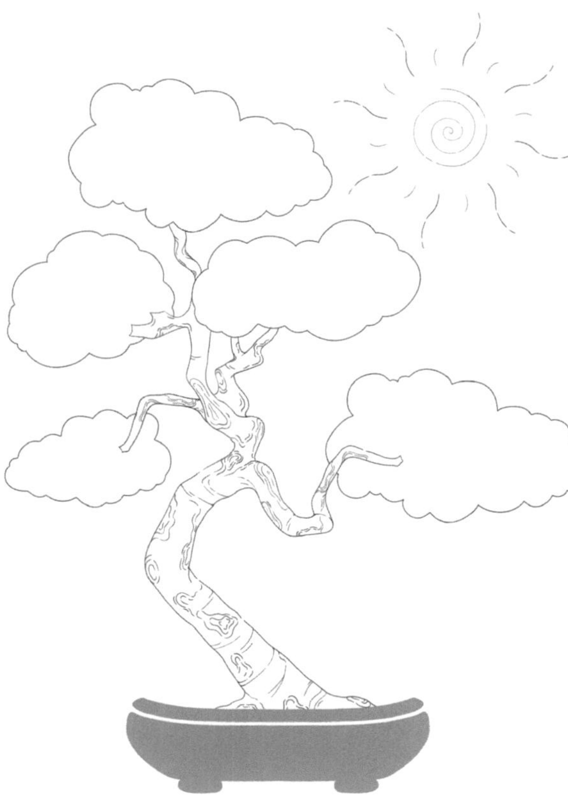

3 Vorbereitung auf spezielle Diagnostik oder Operationen

Im Rahmen eines stationären Aufenthaltes können geplante sowie notfallmäßige diagnostische Maßnahmen und chirurgische Eingriffe indiziert sein. Diese gehen, abhängig von Komplexität, Dringlichkeit und individueller Vulnerabilität, häufig mit besonderen physischen und psychosozialen Herausforderungen einher. Eine erste Hürde stellt oft die Entscheidung für oder gegen eine bestimmte Prozedur dar. Verfügen Patient:innen über die richtigen Informationen? Sind sie in der Lage, die für sie wichtigen Fragen mit dem Behandlungsteam zu klären? Können sie das Für und Wider für sich gut abwägen? Entscheidungskonflikte können quälend sein, gerade wenn man die Konsequenzen nicht gut abschätzen und überblicken kann. Die ersten Arbeitsmaterialien beschäftigen sich mit der Vorbereitung und Unterstützung von Patient:innen, damit sie sich in der Lage fühlen, entsprechend ihrer informierten Präferenzen gemeinschaftlich eine für sie stimmige Entscheidung zu treffen (**INFO 9, AB 16**). Zwei weitere Arbeitsblätter enthalten Interventionen zur Unterstützung des Abwägeprozesses und zum Hinterfragen von irrationalen Überzeugungen hinsichtlich des anstehenden Eingriffs (**AB 17, AB 18**).

Auch wenn Entscheidungen bereits getroffen wurden, kann Angst vor einer Prozedur für Patient:innen belastend sein (**INFO 10–11, AB 19**). Neben Interventionen und Informationen zur Bewältigung oder zum Management von Ängsten kann es auch gerade im Vorfeld anstehender Operationen hilfreich für Patient:innen sein, sich auch für einen gefürchteten negativen Ausgang gerüstet zu fühlen (**AB 20**). Die Hoffnung soll das letzte Wort haben, da sie über viele Belastungen hinwegtragen kann. In der beschriebenen Intervention geht es um die Stärkung von Genesungszielen, damit die Hoffnung eine Richtung bekommt und ihre positive Wirkung entfalten kann (**AB 21**).

Arbeits- und Informationsmaterialien

INFO 9 Partizipative Entscheidungsfindung
Das Infoblatt fasst wichtige Definitionen, Dos und Don'ts sowie wichtige Schritte in der Vorbereitung einer partizipativen Entscheidungsfindung zusammen. Es dient als Vorbereitung für Psychotherapeut:innen.

AB 16 Gemeinsam Entscheidungen treffen
Das Arbeitsblatt kann gemeinsam mit Patient:innen bearbeitet werden, um bedeutsame Entscheidungssituationen vorzusprechen und Patient:innen dadurch in ihrer Entscheidungsfindung zu unterstützen.

AB 17 Zwei Hände wägen ab
Eine hypnotherapeutische Übung kann neben der kognitiven Vorbereitung sinnvoll und hilfreich sein, um Unsicherheiten und Ambivalenzen hinsichtlich der anstehenden Entscheidung bewusst zu reflektieren.

AB 18 Entlarven und Hinterfragen von Urteilsverzerrungen
Ängste lassen einen im wahrsten Sinne des Wortes nicht klar denken. Dieses Arbeitsblatt für Patient:innen listet die relevantesten Denkverzerrungen im Kontext medizinischer Entscheidungen auf und bietet Unterstützung beim Hinterfragen und Reflektieren.

INFO 10 Angst vor Eingriffen oder spezieller Diagnostik (Therapeut:innen)
Dieses Informationsblatt für Psychotherapeut:innen enthält Tipps, wie es gut gelingen kann, Patient:innen optimal bei angstbesetzten Eingriffen zu unterstützen.

INFO 11 Angst vor Eingriffen oder spezieller Diagnostik (Patient:innen)
Dieses Informationsblatt kann Patient:innen ausgehändigt werden, die vor einer Operation oder einer diagnostischen Prozedur stehen. Es enthält nützliche Hinweise zum Umgang mit Ängsten und Sorgen.

AB 19 Handanker
Die Intervention nutzt ein hypnotherapeutisches Ankerkonzept, bei dem etablierte Angstbewältigungsstrategien symbolisch den Fingern einer Hand zugeordnet werden. Die Hand übernimmt dabei die Funktion eines permanent verfügbaren internen Erinnerungsankers und stellt somit eine alltagspraktische Alternative zu externen Gedächtnisstützen dar (Tigges-Limmer et al., 2018).

AB 20 Brief für den Fall der Fälle
Beschrieben ist eine Intervention, die Patient:innen vor bedrohlichen Operationen oder Eingriffen angeboten werden kann. Patient:innen werden dazu angeleitet, einen Brief für ihre Lieben zu schreiben und bei dem / der Therapeut:in für den Zeitraum der Operation aufzubewahren.

AB 21 Visualisierung des Genesungsziels
Das Arbeitsblatt umschreibt eine hypnotherapeutische Intervention zur Zeitprogression, die gut im Vorfeld von Operationen oder in schwierigen Situationen durchgeführt werden kann, in denen es Patient:innen schwerfällt, eine Perspektive für ihre Zukunft zu entwickeln und zu sehen.

Partizipative Entscheidungsfindung

Partizipative Entscheidungsfindung (PEF, engl. »Shared Decision Making« [SDM]) bezeichnet einen kooperativen Prozess, in dem Behandler:innen und Patient:innen gemeinsam eine medizinische Entscheidung treffen. Dabei werden medizinische Evidenz und fachliche Expertise des Behandlungsteams mit den individuellen Präferenzen, Bedürfnissen, Werten und Lebenszielen der Patient:innen in den Entscheidungsprozess mit einbezogen (Härter, 2004). Makoul und Clayman (2006) beschreiben in ihrem integrativen Modell analog, dass eine PEF die folgenden Elemente beinhalten sollte:

- die **Darstellung von Wahlmöglichkeiten**
- die **verständliche Erklärung von Nutzen, Risiken und Konsequenzen**
- die **systematische Erfassung persönlicher Werte und Präferenzen**
- die **gemeinsame Entscheidungsfindung** auf einer informierten Grundlage

In den letzten Jahrzehnten hat sich in der Medizin ein Paradigmenwechsel hin zu einer partizipativen Entscheidungsfindung als dem Modell der Wahl für viele medizinische Entscheidungen vollzogen. Auf gesundheitspolitischer Ebene war das Patientenrechtegesetz in Deutschland ein wesentlicher Meilenstein (Bundesgesetzblatt, 2013). Eine Reihe internationaler und nationaler Initiativen und Projekte unterstützen eine PEF und ermutigen dazu, Patient:innen in ihrer Entscheidungsfindung zu unterstützen. Eine besondere Bedeutung hat eine PEF in sog. *präferenzsensitiven* Entscheidungen.

Präferenzsensitive Entscheidungen

Von präferenzsensitiven Entscheidungen spricht man, wenn die Präferenzen der Patient:innen eine besondere Rolle in der Entscheidungsfindung spielen sollten. Dies ist immer dann der Fall, …

- wenn mehrere aus medizinischer Sicht gleichwertige Behandlungsoptionen zur Verfügung stehen oder
- wenn die Konsequenzen der Behandlung gravierende Folgen für den Lebensalltag von Patient:innen haben können.

Tipp

Ein interaktives Formular zum Ausfüllen als allgemeine Entscheidungshilfe für schwierige Situationen sowie weitere hilfreiche Materialien kann kostenlos unter folgendem Link heruntergeladen werden: https://www.gesundheitsinformation.de/glossar/entscheidungshilfen.html. Eine Sammlung von Unterstützungsmaterialien zur PEF findet sich unter www.patient-als-partner.de.

Partizipative Entscheidungsfindung im Akutkrankenhaus

Für Patient:innen im Akutkrankenhaus ist eine PEF eine besondere Herausforderung: Akute gesundheitliche Situationen, Zeitdruck und die Fülle an Informationen können es erschweren, den Überblick zu behalten und die eigenen Prioritäten klar zu formulieren. Viele Patient:innen wissen nicht sofort, welche Fragen entscheidungsrelevant sind oder wie sie ihre persönlichen Werte und Ziele in den Entscheidungsprozess einbringen können. PEF unterstützt dabei, Informationen zu strukturieren, Orientierung zu geben und gemeinsam zu einer Entscheidung zu gelangen, die sowohl medizinisch sinnvoll als auch individuell stimmig und personenzentriert ist.

Partizipative Entscheidungsfindung

Psychotherapeut:innen im Akutkrankenhaus haben hierbei eine wichtige Rolle: Sie können Gespräche vorbereiten, emotionale Belastung und Unsicherheiten auffangen, Werte und Präferenzen explorieren, Informationen strukturieren und die Patient:innen befähigen, ärztlichen Gesprächen aktiv und klar zu begegnen.

> **Wichtig**
>
> Als Psychotherapeut:innen dürfen wir dabei niemals in eine beratende Rolle hinsichtlich der anstehenden Entscheidung geraten. Die medizinische Beratung **muss** von den ärztlichen Fachkolleg:innen durchgeführt werden! Ebenso sollten Äußerungen einer eigenen Meinung tunlichst vermieden werden.

Wesentliche Voraussetzungen für eine partizipative Entscheidungsfindung

Für ein erfolgreiches Gespräch im Sinne der partizipativen Entscheidungsfindung braucht es mehr als die gemeinsame Entscheidungssituation selbst. Sowohl strukturelle als auch patient:innenenbezogene Faktoren sollten im Vorfeld berücksichtigt werden, damit Patient:innen ihre Werte, Fragen und Präferenzen klar einbringen können.

- **Entscheidungsmöglichkeit verdeutlichen:** Vielen Patient:innen ist nicht klar, dass überhaupt eine Entscheidung getroffen werden muss und sie sich daran beteiligen können oder trauen sich eine Äußerung ihrer Vorstellungen und Präferenzen im ärztlichen Gespräch nicht zu.
- **Entscheidungsfähigkeit klären:** Zu Beginn sollte geprüft werden, ob Patient:innen aktuell in der Lage sind, Informationen aufzunehmen, zu verstehen, abzuwägen und eine eigene Präferenz mitzuteilen. Akute Zustände wie ein Delir, eine akute psychotische Episode, ausgeprägte Desorientierung oder schwere Affektzustände können die Entscheidungsfähigkeit vorübergehend beeinträchtigen. In solchen Situationen sollte das Gespräch entweder angepasst (z. B. Vereinfachung, kürzere Sequenzen, Einbezug von Angehörigen oder gesetzlicher Vertretung) oder auf einen späteren Zeitpunkt verschoben werden, sofern die somatische Situation dies zulässt.
- **Beteiligungswunsch ermitteln:** Patient:innen unterscheiden sich darin, wie viel Beteiligung sie an medizinischen Entscheidungen wünschen. Hierbei können sowohl kulturelle Aspekte (Levinson et al., 2005) als auch das Gefühl von Überforderung aufseiten der Patient:innen eine Rolle spielen. Deshalb sollte vor einem PEF-Gespräch immer geklärt werden, welche Rolle Patient:innen einnehmen möchten. Hierbei lohnt es sich, Patient:innen aktiv zu einer Beteiligung zu ermutigen. Bei sprachlichen Barrieren empfiehlt sich zusätzlich der Einsatz von Dolmetscher:innen oder kultureller Vermittlung.
- **Emotionale Belastung einschätzen:** Stress, Angst oder Schmerz können die Entscheidungsfähigkeit beeinträchtigen. Psychotherapeut:innen können Unterstützung bieten oder die Gesprächssituation entlasten, damit PEF überhaupt möglich ist.
- **Informationsbedürfnisse klären:** Manche Patient:innen sind überinformiert, andere völlig uninformiert. Psychotherapeut:innen können herausarbeiten, welche Informationen fehlen oder falsch verstanden wurden. Hierfür ist es sehr hilfreich, Kenntnis über die relevanten Fachinformationen zu haben und / oder mit Kolleg:innen des Behandlungsteams Rücksprache zu halten.

Partizipative Entscheidungsfindung

- **Einbindung von Angehörigen planen:** Wenn Patient:innen dies wünschen, können Angehörige wertvolle Unterstützung bieten. Daher sollten Psychotherapeut:innen vorab klären, ob die Angehörigen zum Gespräch hinzugezogen werden sollen.
- **Gesprächsrahmen und Zeitfenster strukturieren:** Im Akutkrankenhaus ist Zeit begrenzt. Ein strukturiertes Vorgehen und ein mit dem restlichen Behandlungsteam abgestimmtes Zeitfenster erleichtern einen gelungenen PEF-Prozess.

Strukturierung eines Gesprächs im Sinne der PEF

Für die Umsetzung von partizipativer Entscheidungsfindung im Gespräch bietet das *Three-Talk-Modell* einen klar strukturierten Rahmen (Elwyn et al., 2017). Es teilt den Gesprächsablauf in drei aufeinanderfolgende Prozessschritte, die Patient:innen systematisch einbeziehen und eine informierte, werteorientierte Entscheidung erleichtern. Ziel ist hierbei, Patient:innen von einer uninformierten Präferenz oder Ambivalenz bezüglich der zur Verfügung stehenden Behandlungsoptionen hin zu einer informierten Präferenz und fundierten Entscheidung zu begleiten.

Three-Talk Model

Team Talk
- **Ziel:** eine offene, unterstützende Haltung herstellen und verdeutlichen, dass es Wahlmöglichkeiten gibt
- **Aufgaben:** Vertrauen herstellen, emotionale Lage klären, Ziele der Patient:innen erfragen

Option Talk
- **Ziel:** Optionen verständlich, strukturiert und neutral darstellen; Nutzen, Risiken und Konsequenzen transparent machen
- **Aufgaben:** Verständnis überprüfen, Informationen vereinfachen, Fragen herausarbeiten, Entscheidungsbedürfnisse klären

Decision Talk
- **Ziel:** Präferenzen, Werte und Prioritäten mit den medizinischen Optionen abgleichen und zu einer gemeinsamen Entscheidung gelangen
- **Aufgaben:** Ambivalenzen besprechen, Werte klären, Entscheidung begleiten und unterstützen, Übereinkunft festhalten

Gemeinsam Entscheidungen treffen

Liebe Patientin, lieber Patient,

Ihr:e Therapeut:in hat dieses Arbeitsblatt mitgebracht, weil in Ihrer Behandlung eine Entscheidung zu treffen ist. In dieser Situation ist es sehr hilfreich, wenn Sie sich zu allen für Sie wichtigen Themen im Hinblick auf diese Entscheidung gut informieren und auch einschätzen können, was Ihnen wichtig ist und welche Bedeutung die Entscheidung für Ihren Lebensalltag hat. Denn nur so kann Ihr Behandlungsteam optimal auf Ihre Wünsche eingehen und diese in die Behandlung einbeziehen. Die folgenden Fragen sollen dabei helfen, die zur Verfügung stehenden Behandlungsoptionen besser abzuwägen und eine Entscheidung treffen zu können. Ihr:e Psychotherapeut:in unterstützt Sie gerne beim Ausfüllen und Abwägen.

Schritt 1: Orientierung
Um welche Entscheidung geht es?

....

....

....

Welche Möglichkeiten stehen zur Verfügung?

Möglichkeit 1: ....

Möglichkeit 2: ....

Weitere Möglichkeiten: ....

Was weiß ich bisher über die Behandlungsmöglichkeiten?

....

....

....

....

Gemeinsam Entscheidungen treffen

Wie informiert fühle ich mich?

☹ gar nicht informiert ☺ ausreichend informiert ☺ sehr gut informiert

Welche Fragen habe ich noch? Wo und wie kann ich mich informieren?

....

....

....

Wie viel Vertrauen habe ich in die fachliche Beratung und Unterstützung?

☹ gar kein Vertrauen ☺ ausreichend Vertrauen ☺ sehr viel Vertrauen

Welche Maßnahmen wären hilfreich, um mein Vertrauen zu festigen?

☐ erneutes Gespräch mit Ärzt:in
☐ Gespräch mit (Haus-)Ärzt:in, die mich gut kennt
☐ medizinische Zweitmeinung
☐ Gespräch mit Freund:innen / Angehörigen: ....
☐ Gespräch mit Betreuer:in

Schritt 2: Werte und Ziele: Was ist mir wichtig?
Was ist mir in meinem Leben besonders wichtig? Wie könnte die anstehende Behandlungsentscheidung mein Leben beeinflussen?
(Beispiele: *Ich möchte vermeiden, Medikamente einzunehmen; ich möchte im Alltag wenig Zeit verlieren*)

....

....

....

Welche Werte sind für mich besonders wichtig und könnten mit der anstehenden Entscheidung zusammenhängen?
(Beispiele: *Sicherheit, Verantwortung, Selbstbestimmtheit, Freiheit*)

....

....

....

Gemeinsam Entscheidungen treffen

Schritt 3: Meine Optionen verstehen und abwägen
Notieren Sie die wichtigsten Vor- und Nachteile bzw. Nutzen und Risiken sowie weitere wichtige Unterschiede zwischen beiden Behandlungen. Markieren Sie die Unterschiede, die Ihnen besonders wichtig sind.

Unterschiede	Möglichkeit 1:	Möglichkeit 2:
Vorteile / Nutzen	▶ …… ▶ …… ▶ …… ▶ …… ▶ …… ▶ ……	▶ …… ▶ …… ▶ …… ▶ …… ▶ …… ▶ ……
Nachteile / Risiken	▶ …… ▶ …… ▶ …… ▶ …… ▶ …… ▶ ……	▶ …… ▶ …… ▶ …… ▶ …… ▶ …… ▶ ……
Weitere wichtige Unterschiede	▶ …… ▶ …… ▶ …… ▶ …… ▶ …… ▶ ……	▶ …… ▶ …… ▶ …… ▶ …… ▶ …… ▶ ……

Gemeinsam Entscheidungen treffen

Schritt 4: Entscheidungsfindung

Ich habe schon folgende Präferenz:

....

....

....

So möchte ich meine Entscheidung treffen:

- ☐ Ich möchte gemeinsam mit dem Behandlungsteam entscheiden.
- ☐ Ich möchte eine fachärztliche / medizinische Empfehlung.
- ☐ Ich möchte allein entscheiden.
- ☐ Ich brauche noch Zeit für die Entscheidung.
- ☐ Ich möchte im Gespräch begleitet werden durch: ....

Folgende Fragen und Themen möchte ich mit einem / einer Ärzt:in / dem Behandlungsteam besprechen:

....

....

....

....

....

....

....

....

Zwei Hände wägen ab

Die folgende hypnotherapeutische Intervention ist für Patient:innen gedacht, die sich zwischen zwei möglichen medizinischen Therapieoptionen nicht entscheiden können bzw. sich sehr schwer mit der Entscheidung tun, immer wieder zweifeln oder die Entscheidung wieder rückgängig machen.

Tranceinduktion

»Sie haben es sich in Ihrem Bett gemütlich gemacht …, Sie können sich nun ausruhen …, machen Sie es sich dort bequem …, richtig bequem … ruckeln Sie sich ruhig noch ein wenig zurecht …, wenn Sie mögen …, um es sich noch bequemer zu machen … Richten Sie zunächst Ihre Wahrnehmung zum Klang meiner Stimme hin …, wenn ich spreche …, und zum Erleben der inneren Wachsamkeit und Stille … in Ihnen, … wenn ich aufhöre zu sprechen. Nehmen Sie ruhig noch einmal Geräusche wahr …, im Raum, … von draußen oder wo immer sie auch herkommen mögen …, und experimentieren Sie für einen Moment damit …, sie einmal nur als Geräusche wahrzunehmen …, ohne sie zu benennen …, zu bewerten … und ohne ihre Quelle ausfindig zu machen. Geräusche kommen und gehen … und Sie gehen mehr und mehr … in Ihren inneren Raum. … Und mit geschlossenen Augen richten Sie die Wahrnehmung weiter nach innen … und vielleicht genießen Sie die innere Abgeschlossenheit … als eine angenehme Ruhe. Wahrnehmungen aus anderen Bereichen Ihres Körpers … sind nach wie vor anwesend, … aber Sie geben jetzt einmal ganz bewusst … der Aufmerksamkeit nach innen den Vorrang … Nach innen, auf Ihren Atem … Und während die Augen sich fester und fester schließen …, spüren Sie, wie Ihr Atem seinen Rhythmus findet … in einer inneren Begleitung …, ganz von allein …, einen Rhythmus …, den der Körper von selbst findet …, während Sie spüren, … dass Sie loslassen von den Ereignissen des Tages …, Spannungen loslassen … mit einer Haltung der Neugierde …, ausprobieren, was möglich ist …; stellen Sie sich vor, … wie Entspannung und Ruhe … sich allmählich ausbreiten … und von dem Körperteil, … der jetzt schon angenehm entspannt und schwer ist, … hin zu den Körperteilen fließen kann, … die Entspannung brauchen können …, und zu spüren, … wie die angenehme Schwere … sich ausbreitet, … und immer tiefer zu genießen …, sich mehr und mehr … wohl und schwer … und warm fühlen … und der eigenen inneren Aufmerksamkeit vertrauen.«

Hauptteil

»Und nun lade ich dich ein, … beide Hände mit der Handfläche nach oben vor dich zu halten. … Diese beiden Hände … sind nun wie deine Waagschalen einer Waage, … denn es gilt ja für dich, … gut abzuwägen, welche Therapiemöglichkeit … für dich … die stimmigste ist. … Halte einfach beide Hände vor dich. … Welche Hand ist wohl die Ja-Hand, … Ja für eine Operation, … eine Intervention, ein Medikament, einen Eingriff, eine diagnostische Untersuchung (oder was gerade ansteht). … Wenn du klar eine Hand für ›Ja‹ hast, dann nicke bitte mal kurz. Okay.

Nun bitte ich dich, in Gedanken alle *logischen* Argumente, … die für eine Operation, eine Intervention, ein Medikament, einen Eingriff, eine diagnostische Untersuchung (oder was gerade ansteht) auf diese Hand zu legen. … Jedes Argument … legst du nach und nach … auf dieser Hand ab. Und je wichtiger das Argument für dich ist, desto mehr Gewicht bekommt es auf deiner Hand. Und deine Ja-Hand geht dabei ganz von allein hinunter, entsprechend dem gewichtigen Argument. … Das macht die Hand von ganz allein, … da musst du gar nichts machen. … Gibt es ein wichtiges Argument dafür, dann geht die Hand etwas herunter. … Und wenn nun alle logischen Argumente auf der Hand liegen, … bitte ich dich jetzt, … dich noch mehr innerlich zurückzulehnen und dich zu entspannen, während du deine *unlogischen* Argumente, deine unbewussten Gefühle, … Vorstellungen oder Fantasien, … die auch noch wichtig sind für die anstehende OP (oder Eingriff etc.), ebenso auf die Hand zulegen. … Und

Zwei Hände wägen ab

auch hier gilt: … Je wichtiger ein Gefühl oder eine Intuition, eine Erinnerung oder ein Impuls ist, … desto mehr geht die Hand nach unten. Und die Hand … macht das wieder von ganz allein, … du musst jetzt mal gar nichts machen. Wie wunderbar das ist, mal nichts machen zu müssen, … sondern die Hand macht von ganz allein für dich. … Und wenn du fertig bist, … bleibt die Hand so stehen, … wie sie jetzt gerade ihre Position gefunden hat.

Und nun bitte ich dich, … deine innere Aufmerksamkeit auf deine andere Hand zu lenken. Das ist deine Nein-Hand. … Nun bitte ich dich, in Gedanken alle *logischen* Argumente, … die gegen eine Operation, eine Intervention, ein Medikament, einen Eingriff, eine diagnostische Untersuchung (oder was gerade ansteht) sprechen, … auf diese Hand zu legen. Jedes Argument … legst du nach und nach auf dieser Hand ab. Und je wichtiger das Argument für dich ist, desto mehr Gewicht bekommt es auf deiner Hand. … Und deine Nein-Hand geht dabei ganz von allein hinunter, … entsprechend dem gewichtigen Argument. … Das macht die Hand von ganz allein, da musst du wieder gar nichts machen. Gibt es ein wichtiges Argument dagegen, … dann geht die Hand etwas herunter. Und wenn nun alle logischen Argumente auf der Hand liegen, … bitte ich dich jetzt, dich noch mehr innerlich zurückzulehnen und dich zu entspannen, während du deine *unlogischen* Argumente, deine unbewussten Gefühle, Vorstellungen oder Fantasien, … die auch noch wichtig sind gegen die anstehende OP (oder Eingriff etc.), … ebenso auf die Hand zu legen. … Und auch hier gilt: Je wichtiger ein Gefühl oder eine Intuition, eine Erinnerung oder ein Impuls ist, desto mehr geht die Hand nach unten. Und die Hand macht das wieder von ganz allein, du musst jetzt mal gar nichts machen. Wie wunderbar das ist, mal nichts machen zu müssen, … sondern die Hand macht von ganz allein für dich. Und wenn du fertig bist, bleibt auch diese Hand so stehen, wie sie jetzt gerade ihre Position gefunden hat.

Nun stehen also beide Hände in der Luft. Ich bitte dich, mal kurz die Augen zu öffnen und dir die Position der Hände anzuschauen. Danach schließt du wieder entspannt die Augen. Nun lade ich dich ein, … ganz langsam und in deinem Tempo … beide Hände zusammenzuführen und ineinander zu legen. Und in dem Moment, wo sich die Hände berühren, kann es sein, … dass noch ganz neue Impulse, Ideen oder Hinweise kommen, während deine Hände sich berühren und miteinander verhandeln.«

Rücknahme

»Und so langsam können Sie aus Ihrem Erleben, wo auch immer Sie gerade waren, wieder zurückkommen … Sie können langsam wieder zurückkommen … in all der Zeit, die Sie dazu brauchen … und die Sie sich nehmen können … wie Ihr Unbewusstes all die Entspannung und Ruhe mitnimmt, … die es braucht beim Zurückkommen … und jede und jeder hat so ihre oder seine Art, wieder zurückzukommen … ausgeruht und erfrischt zurückkommen … die eine hört meine Stimme jetzt wieder deutlicher … der andere nimmt den Raum hier wieder deutlicher wahr … der Nächste spürt das Bett wieder deutlicher … und das Bedürfnis entsteht, sich zu strecken und zu drehen, … und sich frisch und ausgeruht zu fühlen, und dann noch einmal ganz tief Luft zu holen, die Hände zu Fäusten zu ballen, einmal feste recken, strecken, gähnen und ganz erfrischt und ausgeruht die Augen zu öffnen.«

Reflexionsfragen

- Welche Gefühle und Gedanken sind Ihnen während der Übungen gekommen?
- Haben sich Ihre Gedanken bzgl. der anstehenden Entscheidung verändert?
- Welche Konsequenzen möchten Sie für Ihre Entscheidung ziehen?

Entlarven und Hinterfragen von Urteilsverzerrungen

Liebe Patientin, lieber Patient,

medizinische Entscheidungen sind in vielen Fällen schwer zu treffen. Und auch wenn die Entscheidung getroffen ist, ist die Zeit bis zum Eingriff oft von Unsicherheit und Angst geprägt. Oft verfügen wir nicht über alle wichtigen Informationen, fühlen uns unter Druck gesetzt, schnell zu entscheiden, oder werden von allen Seiten mit guten Ratschlägen in die eine oder andere Richtung bedacht. Dazu kommt, dass wir oft die Konsequenzen der Entscheidungen für das weitere Leben gar nicht vollständig beurteilen können. Oft sind auch Gefühle wie Angst oder Depressivität im Spiel, auch Vorerfahrungen prägen unsere Urteilsbildung. Klares Denken ist unter diesen Bedingungen oft schwer möglich! Aus der psychologischen Forschung ist bekannt, dass gerade in solchen Situationen oft voreilige Schlüsse gezogen werden und unser Denken noch anfällig ist für sogenannte Urteilsverzerrungen. Diese verstärken oft die Angst zusätzlich. Mit diesem Arbeitsblatt wollen wir Ihnen helfen, mögliche Urteilsverzerrungen besser entlarven zu können, damit Sie für sich die richtigen Entscheidungen treffen können.

(1) Verfügbarkeitsheuristik
Wir bewerten das eigene Risiko z. B. bei einer anstehenden Operation anhand von Beispielen, die uns leicht einfallen. Je nachdem, ob diese positiv (»Meine Tante hat sich nach der Operation sehr gut erholt«) oder negativ (»Mein Nachbar hatte sehr starke Schmerzen«) sind, kann das eigene Risiko über- oder unterschätzt werden.

(2) Katastrophisierende Gedanken
Gerade Menschen, die sich ohnehin als ängstlicher beschreiben, tendieren in schwierigen Situationen dazu, sich lediglich die negativen Folgen auszumalen. Mögliche positive Folgen werden nicht berücksichtigt. Hier müssen wir oft aktiv nachhelfen.

(3) Ankereffekt
Dinge, die am Anfang gesagt werden, bleiben oft mehr hängen und haben auch einen Einfluss darauf, wie wir den Rest der Informationen bewerten: Wenn beispielsweise zu Beginn ein Krankenhausaufenthalt von 30 Tagen beschrieben wird, werden uns zehn Tage kürzer vorkommen, als wenn am Anfang drei Tage genannt worden sind.

(4) Vorgaben-Effekt
Wir neigen eher dazu, Optionen zu akzeptieren, wenn sie als »Standard« eingeführt werden. Wenn eine Operation als »normaler nächster Schritt« präsentiert wird, neigen wir also oft dazu zuzustimmen. Auch wenn wir noch keine Alternativen gehört oder abgewogen haben.

(5) Unterlassungseffekt
Es ist oft leichter, sich gegen etwas zu entscheiden und alles so zu belassen, wie es ist. Auch wenn zum Beispiel die Risiken einer Operation deutlich geringer sind als der potenzielle Schaden, wenn man nichts tun würde, wird das Nichtstun leichter vorgezogen.

Welche der genannten Urteilsverzerrungen und Effekte sind für meine aktuelle Situation relevant?
Welche Beispiele oder Erfahrungen mit der anstehenden Entscheidung bzw. dem anstehenden Eingriff fallen mir ein? Inwieweit beeinflussen sie meine Gedanken und Gefühle?

....

....

Entlarven und Hinterfragen von Urteilsverzerrungen

Die folgende Tabelle lädt dazu ein, Befürchtungen und Gedanken, die mir in Bezug auf die anstehende Entscheidung/den anstehenden Eingriff durch den Kopf gehen, einmal aufzuschreiben und zu hinterfragen. Vorab geben wir ein Beispiel zum Ausfüllen.

Befürchtung/Gedanke	**Geschätzte Wahrscheinlichkeit in Prozent**	**Faktencheck**
Ich könnte über einen längeren Zeitraum starke Schmerzen haben.	99 Prozent	Nach Rücksprache mit Ärzt:in sind anhaltende starke Schmerzen eher unwahrscheinlich (5 Prozent).

Welche **positiven** Gedanken habe ich in Bezug auf die aktuelle Situation und deren Ausgang?
Beispiel: *Wenn ich Schmerzen haben sollte, erhalte ich mit Sicherheit Hilfe. Ich habe Vertrauen in das Behandlungsteam.*

....

....

....

....

Angst vor Eingriffen oder spezieller Diagnostik (Therapeut:innen)

Operationen und invasive Diagnostik sind vermutlich für niemanden angenehm. Starke Ängste können die Prozeduren teilweise erschweren oder unmöglich machen (z. B. Platzangst im MRT). Durch eine erhöhte Anspannung der Patient:innen kann sogar das Risiko für Fehler oder stärkere Schmerzen steigen (z. B. Ärzt:in hat noch mehr Schwierigkeiten, einen Zugang zu legen, weil aufgrund der Schreckreaktion der Arm weggezogen wird). Als Psychotherapeut:innen im Krankenhaus können wir in jedem Fall vor und nach der Maßnahme für unsere Patient:innen da sein und die Patient:innen bei der Bewältigung ihrer Ängste unterstützen. Folgende Tipps können unsere psychotherapeutische Arbeit darüber hinaus unterstützen:

- **Nutzen eigener Medien:** Mittlerweile gibt es wohl nur noch wenige Patient:innen, die ohne Smartphone im Krankenhaus sind. Diese können auch genutzt werden, um Entspannungsübungen oder entspannende Musik zu hören. Am besten mit komfortablem Kopfhörer und Schlafmaske. Patient:innen ohne Smartphone haben vielleicht einen MP3-Player oder Ähnliches. Vielleicht gibt es auch Vorerfahrungen und Patient:innen können ihre gewohnten Übungen von zu Hause eigenständig verwenden.
- **Psychotherapeutische Interventionen:** Im Kontext von Angst können verschiedene psychotherapeutische Interventionen in Betracht gezogen werden. Dazu zählen beispielsweise das Einüben einfacher Atem- und Achtsamkeitstechniken (s. auch **INFO 11**) zur Reduktion akuter Anspannung sowie ein ausführliches Gespräch über bestehende Befürchtungen, etwa unter Einbezug von **AB 19**. Bei Bedarf kann zudem ein erneutes Gespräch mit dem / der behandelnden Ärzt:in angeregt werden, insbesondere wenn irrationale Überzeugungen oder behandlungsbezogene Missverständnisse zur Verunsicherung beitragen.
- **Angstlösende Medikation:** Patient:innen sollten unbedingt ermutigt werden, Ängste in Bezug auf den bevorstehenden Eingriff im Ärzt:innengespräch und in der Anästhesie-Aufklärung anzusprechen und, falls notwendig, um Medikation zu bitten.
- **Strukturelle Maßnahmen:** Viele Krankenhäuser haben mittlerweile einen Hauskanal oder eine Klinikwebseite. Vielleicht ist es möglich, dort spezifische Instruktionen für Entspannungsübungen zum Download bereitzustellen.
- **Räumliche Maßnahmen:** In jedem Fall ist es hilfreich, sich mit den häufigsten Operationen und diagnostischen Maßnahmen vertraut zu machen. Je nach eigener Position im Krankenhaus kann es möglich sein, auch die Räume (z. B. Wartebereich) mitzugestalten (z. B. beruhigende Wandfarbe, Bilder, Hinweise).
- **Immersive Maßnahmen:** Immer mehr Krankenhäuser verwenden auch VR-Brillen, um Eingriffe und Operationen im Wachzustand erträglicher zu machen und Ängste zu reduzieren. Es lohnt sich bestimmt, hier einmal nachzufragen oder einen Vorschlag zu machen.

Angst vor Eingriffen oder spezieller Diagnostik (Patient:innen)

Liebe Patientin, lieber Patient,

die meisten Menschen erleben Unbehagen und Ängste im Vorfeld einer Operation oder eines diagnostischen Eingriffs. Sorgen und Ängste können sich dabei auf die Durchführung der Maßnahme, deren Erfolg oder auch das Ergebnis beziehen. In so einer Situation sind Ängste und Anspannung vollkommen normal. Wenn Ängste und Befürchtungen überhandnehmen, stellen sie aber für Betroffene eine zusätzliche Belastung dar. In diesem Informationsblatt haben wir Ihnen hilfreiche Strategien zusammengestellt, um mit Ängsten und Sorgen umzugehen.

Vorbereitung

Versuchen Sie, den Tag möglichst gut ausgeschlafen zu beginnen, denn wer ausgeschlafen ist, ist weniger angespannt. Kämpfen Sie aber nicht mit dem Schlaf – im Krankenhaus fällt vielen Patient:innen erholsamer Schlaf ohnehin schwer. Wenn Sie einfach nicht schlafen können, ruhen Sie sich stattdessen gut aus. Insbesondere wenn für die bevorstehende Maßnahme Nüchternheit erforderlich ist, informieren Sie sich bitte genau darüber, bis wann Essen und Trinken erlaubt sind. Nutzen Sie die verbleibende Zeit bewusst für eine kleine Mahlzeit oder ein Getränk, das Ihnen guttut und positive Gefühle auslöst. Verzichten Sie dabei jedoch auf alkoholische Getränke sowie stark koffeinhaltige Getränke wie kräftigen Kaffee, da diese den Kreislauf zusätzlich anregen können.

Organisieren Sie sich einen kleinen Talisman (Fotos mit Erinnerungen, etwas Gebasteltes, schöner Stein, ein Schmuckstück, Stofftier, ein schönes Tuch …), den Sie zwischendurch immer mal wieder in die Hand nehmen oder anschauen können. Manchmal kann auch ein vertrautes Rasierwasser oder Parfum ein angenehmes Gefühl auslösen, bringen Sie es doch einfach mit. Sorgen Sie für warme Füße und Beine. Machen Sie es sich so angenehm, wie es in der Situation eben geht.

Gedanken

Sorgenvolle Gedanken vor einer Operation sind normal und müssen durchdacht werden. Gleichzeitig ist es auch wichtig, den hoffnungsvollen Teilen seiner Person Raum zu geben. Machen Sie sich Ihre Wünsche für die Zukunft deutlich, malen Sie sich aus, was Sie gerne nach erfolgtem Eingriff oder nach dem Krankenhausaufenthalt erleben möchten, führen Sie sich Ihre Ziele für die Zeit nach der Operation vor Augen. Vielleicht haben Sie auch ein Tagebuch, wo Sie diese aufschreiben möchten.

Entspannungsübungen

Besonders hilfreich sind Atemübungen oder progressive Entspannung. Diese kann ganz leicht vom Krankenbett aus und bereits zu Hause eingeübt werden. Suchen Sie sich hierzu eine entspannte Position im Bett oder auf einem Stuhl. Auch Mitpatient:innen bekommen die Übungen nicht mit, wenn Sie dies nicht wünschen, und Sie stören niemanden, da man sie fast unsichtbar für andere durchführen kann.

- **Den Atem beobachten:** Atmen Sie langsam in den Bauch ein und dann wieder tief aus. Dabei konzentrieren Sie sich auf den Luftstrom, der durch die Nase ein- und ausströmt, der dann den Oberkörper und Bauch ausfüllt und in den ganzen Körper fließt. Wenn Sie mögen, schließen Sie dabei die Augen, dann ist die Konzentration auf den eigenen Körper einfacher. Falls störende Gedanken dabei auftauchen sollten, begleiten Sie Ihren Atem doch einfach, indem Sie zählen – beim Einatmen »eins« – beim Ausatmen »zwei« – beim Einatmen »drei« und so weiter bis zwanzig (oder auch länger).

Angst vor Eingriffen oder spezieller Diagnostik (Patient:innen)

- **Den Atem zählen:** Bei erhöhter Anspannung ist es hilfreich, wenn Sie Ihrer Ausatmung mehr Aufmerksamkeit schenken, Ihre Sorgen und Ängste damit aus Ihrem Körper verabschieden. Schließen Sie für diese Übung die Augen und atmen Sie zunächst zweimal ein und aus. Zählen Sie dann innerlich beim Einatmen zunächst bis Zwei, halten Sie kurz inne und zählen Sie beim Ausatmen bis Vier. Variieren Sie das Zahlenverhältnis, so wie es für Sie aktuell am besten ist, z. B. 1:3; 2:4; 2:6 usw.
- **Progressive Muskelentspannung:** Suchen Sie sich eine bequeme Sitz- oder Liegeposition. Hände zu Fäusten ballen und Arme anwinkeln, sodass Unter- und Oberarmmuskulatur angespannt sind. Die Spannung einige Sekunden halten und wieder entspannen. Die Entspannungsphasen sollten deutlich länger andauern als die Anspannungsphasen. Nun spannen Sie die Bauchmuskulatur an, indem Sie den Bauch hineinziehen oder herausstrecken. Und wieder locker lassen. Auch die Bein- und Gesäßmuskulatur ganz bewusst anspannen und wieder entspannen. Achten Sie bei allen Übungen immer bewusst auf den Unterschied zwischen An- und Entspannung in den Muskeln und genießen Sie die Entspannungsgefühle. Atmen Sie dabei ganz regelmäßig weiter.

Ablenkung

Vielleicht haben Sie auf Ihrem Smartphone einen Streamingdienst oder aber einen tragbaren CD- oder MP3-Player, den Sie mit Ihrer Lieblingsmusik oder angenehmen Klängen, die Sie entspannen, mitbringen können. Auch schon zu Hause zur Entspannung während der Tage vor dem Aufenthalt kann dies hilfreich sein. Lesen von leichter Lektüre, Rätseln oder Gespräche sind zusätzliche Ablenkungen während der Zeit vor der Operation.

Gespräche

Gefühle einmal auszusprechen, kann schon allein eine entlastende Wirkung haben. Berichten Sie dem Behandlungsteam ruhig, wenn Sie sich unruhig oder ängstlich fühlen. Das Klinikpersonal ist im Umgang mit Angst erfahren und Sie bekommen von ihnen die hilfreiche Unterstützung, die Sie brauchen. Natürlich können Sie auch gern das Gespräch mit der psychologischen Abteilung in Anspruch nehmen und mit dieser noch einmal ganz gezielt nach Lösungen für die Situation suchen.

Beruhigungsmedikamente

Falls Sie Beruhigungsmedikamente oder angstlösende Medikamente vor der Durchführung des Eingriffs einnehmen möchten, besprechen Sie dies mit Ihrem / Ihrer Ärzt:in. Vor allem in dem Gespräch, in dem Sie über die Narkose aufgeklärt werden, sollten Sie Ihre Wünsche ansprechen. Selbstverständlich können Ihnen bei medizinischer Notwendigkeit zur Operation, Narkose und Genesung passende Medikamente verordnet werden. Zögern Sie nicht, Ihre Bedenken offenzulegen und um Hilfe zu bitten. Nur so kann das Behandlungsteam auf Ihre Wünsche eingehen.

Handanker

Folgende Intervention ist zur Angstbewältigung vor einer Operation oder einem invasiven Eingriff entwickelt worden. Dabei werden bewährte Angstbewältigungsstrategien symbolisch an die Finger einer Hand geknüpft als Eselsbrücke (»Anker«), mit dem Hinweis, dass man seine Hand immer dabei hat im Gegensatz zu z. B. Notizzetteln. Idealerweise findet diese Intervention in Trance statt. Sie kann aber auch im Gespräch mit dem / der Patient:in erarbeitet werden.

Tranceinduktion

»Sie haben es sich in Ihrem Bett gemütlich gemacht …, Sie können sich nun ausruhen …, machen Sie es sich dort bequem …, richtig bequem … ruckeln Sie sich ruhig noch ein wenig zurecht …, wenn Sie mögen …, um es sich noch bequemer zu machen … Der linke Arm liegt entspannt neben dem Körper und die rechte Hand liegt locker auf dem Bauch ungefähr in der Höhe des Bauchnabels, diese Hand hilft ganz wunderbar bei der Entspannung. Richten Sie zunächst Ihre Wahrnehmung zum Klang meiner Stimme hin …, wenn ich spreche …, und zum Erleben der inneren Wachsamkeit und Stille … in Ihnen, … wenn ich aufhöre zu sprechen. Nehmen Sie ruhig noch einmal Geräusche wahr …, im Raum, … von draußen oder wo immer sie auch herkommen mögen …, und experimentieren Sie für einen Moment damit …, sie einmal nur als Geräusche wahrzunehmen …, ohne sie zu benennen …, zu bewerten … und ohne ihre Quelle ausfindig zu machen. Geräusche kommen und gehen … und Sie gehen mehr und mehr … in Ihren inneren Raum. … Und mit geschlossenen Augen richten Sie die Wahrnehmung weiter nach innen … und vielleicht genießen Sie die innere Abgeschlossenheit … als eine angenehme Ruhe. Wahrnehmungen aus anderen Bereichen Ihres Körpers … sind nach wie vor anwesend, … aber Sie geben jetzt einmal ganz bewusst … der Aufmerksamkeit nach innen den Vorrang … Nach innen, auf Ihren Atem … Und während die Augen sich fester und fester schließen …, spüren Sie, wie Ihr Atem seinen Rhythmus findet … in einer inneren Begleitung …, ganz von allein …, einen Rhythmus …, den der Körper von selber findet …, während Sie spüren, … dass Sie loslassen von den Ereignissen des Tages …, Spannungen loslassen … mit einer Haltung der Neugierde …, ausprobieren, was möglich ist …; stellen Sie sich vor, … wie Entspannung und Ruhe … sich allmählich ausbreiten … und von dem Körperteil, … der jetzt schon angenehm entspannt und schwer ist, … hin zu den Körperteilen fließen kann, … die Entspannung brauchen können …, und zu spüren …, wie die angenehme Schwere … sich ausbreitet, … und immer tiefer zu genießen …, sich mehr und mehr … wohl und schwer … und warm fühlen … und der eigenen inneren Aufmerksamkeit vertrauen.«

Hauptteil

»Und du kannst deine innere Aufmerksamkeit auf deine rechte Hand richten, die Hand, die auf dem Bauch liegt. Und du spürst, wie deine rechte Hand deine ruhige Atmung begleitet. Jedes Einatmen und jedes Ausatmen. Du atmest ruhig und spürst, wie die rechte Hand sich hebt und senkt. Und manchmal wird diese rechte Hand vom Bauch begrüßt mit einem kleinen Geräusch. Und nimm dieses Bauchgeräusch als ein erstes Zeichen einer beginnenden tiefen Entspannung. Atme so weiter, so lange tiefe, regelmäßige, ruhige Atemzüge. Und die rechte Hand und der Bauch begleiten einander und der Bauch kann noch mal ein Zeichen seines Einverständnisses geben. Gut so, Bauch. Und während du weiteratmest, spürst du an der Stelle, an der deine Hand aufliegt, ein angenehmes Wärmegefühl, ein Gefühl zunehmender angenehmer Wärme, das zwischen deiner rechten Hand und deinem Bauch hin und her geht. Strömende Wärme bringt Ruhe und Wohlbefinden. Du fühlst dich mit jedem Ausatmen immer wohler. Deine regelmäßige, ruhige Bauchatmung wird dich die ganze Zeit begleiten. Und die rechte Hand hilft. Einatmen und ausatmen. Gut so, wunderbar.«

Handanker

Anker linke Hand

»Und nun lade ich dich ein, dir vor deinem inneren Auge deine linke Hand vorzustellen. Vor deinem geschlossenen Auge entsteht das Bild deiner linken geöffneten Hand. Stell dir deine linke geöffnete Hand vor, … Du weißt, wie sie aussieht.

Daumen: Optimismus, Hoffnung, Lebenswille. Und betrachte nun als Erstes deinen Daumen. Schau dir den Daumennagel und das Gelenk in Ruhe an. Und nun dreh den Daumen in deiner Fantasie so herum, dass er nach oben gereckt ist. Gut so. Betrachte deinen hochgereckten Daumen. Ein hochgereckter Daumen steht bei vielen Menschen für Optimismus und Zuversicht. Daumen hoch heißt Hoffnung hoch. Daumen hoch heißt auch, ich darf Hoffnung haben, dass alles gut wird. Ich darf meine Hoffnung mit in mein … (*Operation, Eingriff*) nehmen. Ich hoffe auf etwas Gutes. Daumen hoch, Hoffnung hoch, daran darf mein Daumen mich erinnern.

Und dein hochgereckter Daumen kann noch mehr. Er erinnert dich an das Mögen. I like it, ich mag es. Ich mag mein Leben. Der Daumen steht für das Ja im Leben. Und nun kann dein Daumen dich daran erinnern, dass du Ja zu deinem Lebenswillen sagst. Ja dazu sagen, dass du leben willst. Ja dazu, dass dein (*operiertes Körperteil*) Hilfe braucht. Auch Ja dazu, dass du in Sorge um dich und dein (*operiertes Körperteil*) bist. Ja zu deinem Körper sagen, der dir helfen wird, die Operation gut zu bewältigen. Ja zu deinen Selbstheilungskräften sagen, die immer bei dir sind und die mit jedem Atemzug wirken. Ja zu deiner Genesung sagen. Ja. Einfach Ja sagen, daran kann dein Daumen dich erinnern.

Zeigefinger: Schutz vor Negativsuggestionen und Vertrauen in Behandler:innen. Und nun betrachte mit deinem inneren Auge deinen linken Zeigefinger. Der Zeigefinger steht für Wissen und Vertrauen. Wer in der Schule etwas weiß, hebt den Zeigefinger. Und hier im Krankenhaus gibt es sehr viel Wissen und Information. Und du kannst mit deinen klugen Ohren genau das hören, was dir guttut und was du gut für dich brauchen kannst. Und du kannst auch das nicht hören, was du nicht hören möchtest. Wir alle haben schon früh gelernt, wegzuhören, wenn etwas uninteressant ist, und genau hinzuhören, wenn wir etwas für uns brauchen können. Wir haben da einen wunderbaren Filter in uns. Und der funktioniert von allein, da müssen wir gar nichts machen. Daran kann dich dein Zeigefinger erinnern: Ich höre auf genau die Information, die ich für mich gut brauchen kann. Und es steckt noch mehr Wissen in ihm. Du weißt über den guten Ruf des Hauses. Du kannst Vertrauen in die Chirurg:innen fassen. Die Chirurg:innen können ihre Arbeit sehr gut, sie sind lange ausgebildet und sehr erfahren. Sie sind kompetent und sicher eingebunden in ein Team. Chirurg:innen, Narkoseärzt:innen und Pflegende arbeiten Hand in Hand und sind für dein Wohlbefinden da. Dein (*operiertes Körperteil*) braucht Hilfe, und du brauchst sichere und erfahrene Helfer an deiner Seite. Das Team ist gut auf dich vorbereitet und für dich da. Während du wohlbehalten schläfst, passen alle sehr gut auf dich auf, kümmern sich um dich und richten ihre ganze Aufmerksamkeit auf dich. Du kannst dich und dein (*operiertes Körperteil*) dem Team anvertrauen. Dir und dem Team vertrauen. Vertrauen auf Genesung und Heilung, daran kann dein Zeigefinger dich auch erinnern. Ich vertraue meiner Genesung und dem Team. Ich vertraue.

Mittelfinger: Genesungsziel, Zeitprogression. Und nun lade ich dich ein, deinen Mittelfinger anzuschauen. Betrachte ihn in Ruhe. Der Mittelfinger ist der längste Finger. Und er kann dich erinnern an deine langen Ziele in der Zukunft. Langer Finger, langes Ziel. Und wenn du magst, spaziere nun mit deinen Gedanken in die Zukunft. Spaziere ein (*halbes Jahr? Variation möglich*) weiter als jetzt. Sechs Monate in die Zukunft. In welcher Jahreszeit befindest du dich dann? Wo siehst du dich selbst? Stell dir vor, wie du mit deinem gut operierten (*operiertes Körperteil*) etwas tust, was du richtig gerne tust. Was tust du wohl? Und wo siehst du dich gerade? Schaue dich in Ruhe um. Welche Farben und Formen siehst du? Hörst du vielleicht typische Geräusche? Höre ruhig noch genauer hin. Vielleicht riechst du auch etwas Besonderes. Wie angenehm es sein kann, etwas Schönes zu riechen. Vielleicht fühlst du etwas mit und auf deiner Haut. Und vielleicht sind auch besondere Menschen bei dir. Und wenn du dich gerade wohlfühlst, genieße die Ruhe dieses Gefühls. Wie angenehm und entspannt du dich fühlst. Dein Mittelfinger erinnert dich an einen schönen Moment in deiner Zukunft. Schöne Momente in der Zukunft.

Ringfinger: Soziale Unterstützung, Selbstliebe. Und wenn du nun magst, nimm deinen linken Ringfinger in deine Aufmerksamkeit, betrachte ihn in Ruhe. Viele Menschen tragen tatsächlich einen Ring am Ringfinger. Der Ringfinger steht seit jeher schon für die Liebe. Das kann die Liebe von einem Partner / einer Partnerin, von Kindern oder Enkeln, von Freunden, von Nachbarn oder auch von einem Haustier sein. Vielleicht auch die Liebe zur Natur oder zur Kunst. Die Liebe nährt und kräftigt. Die Liebe trägt und beflügelt. Du bist nicht allein, die Liebe begleitet dich überallhin. Das kann auch die Liebe von einer höheren Macht sein. Es kann die Liebe zum Leben sein. Stell dir vor, du nimmst deine besondere Liebe mit in (*Operation, Eingriff*). Liebe ins (*Operation, Eingriff*) nehmen. Liebe im Herzen, ... Diese Liebe begleitet dich, überwindet Grenzen und Mauern und strömt hinein bis in den Operationssaal. Daran kann der Ringfinger erinnern, an die Liebe. Ich werde geliebt und ich liebe.

Kleiner Finger: Erleichterung und Safe Place. Und nun betrachte noch deinen kleinen linken Finger. Die Kleinen sind oft die Schelme. Manchmal sind die Kleinen auch die Lümmel, die Frechen. Sie bringen etwas Leichtigkeit und Luftiges ins Geschehen. Weit weg von allem Ernsten und Schweren. Sie mussten sich in letzter Zeit mit Schwerem beschäftigen, wie schön ist es da, sich auf etwas Leichtes und vielleicht sogar Freches zu freuen. Vielleicht gibt es noch etwas Unsinniges, Spielerisches und Freches, was du dir später als Belohnung nach der Operation gestatten möchtest. Mich selbst mit etwas außer der Reihe Schönem, Spielerischem belohnen, wenn ich diese Herausforderung hier gut gemeistert habe. Daran kann mein kleiner Finger mich erinnern. Eine Belohnung. Mhm ... Und er kann noch etwas, er kann mich entführen. Hinein in etwas Wohliges und Geborgenes. Und wenn du nun magst, dann geh in deiner Erinnerung an einen Ort des Wohlbefindens. Lass dich von deiner Erinnerung dorthin tragen, wo du dich leicht, unbeschwert, wohl und zufrieden gefühlt hast. Einfach mal neugierig sein, wo deine Erinnerung dich hinträgt. Und wenn du einen guten Ort gefunden hast, schau dich dort in Ruhe um. Sieh dir intensiv die Farben und Formen dort an. Hörst du vielleicht typische Geräusche? Höre ruhig noch genauer hin. Vielleicht riechst du auch etwas Besonderes. Wie angenehm es sein kann, etwas Schönes zu riechen. Vielleicht fühlst du etwas mit und auf deiner Haut. Und vielleicht sind besondere Menschen bei dir. Und wenn du dich gerade wohlfühlst, genieße in Ruhe dieses Gefühl. Wie angenehm und entspannt du dich fühlen kannst, an deinem besonderen Ort der Ruhe und des Wohlbefindens. An diesen Ort kannst du immer in deine innere Welt gehen, an diesen besonderen Ort der Leichtigkeit, des Wohlbefindens und der Zufriedenheit. Daran kann dich der kleine Finger erinnern. In mir ist Ruhe und Leichtigkeit. Ich fühle mich ruhig und wohl.

Und immer, wenn dir danach ist, schaue dir in Ruhe deine linke Hand an und erinnere dich von allein an die Kraft in dir. An dein Ja zum Leben, dein Vertrauen, deine Ziele, deine Liebe und deinen inneren Ort der Ruhe. Manchmal kommt dir ein besonderer Finger in den Sinn, manchmal ein anderer. Ganz so, wie es passt und für dich stimmig ist. In deiner Hand zeigen sich deine inneren Kräfte.

Handanker

Und nun lade ich dich noch ein, deine linke Hand zum (*operiertes Körperteil*) zu führen. Langsam die linke Hand auf deinen (*operiertes Körperteil*) legen. Nun liegt die Hand auf deinem (*operiertes Körperteil*). Ganz ruhig, leicht und angenehm. Und wenn du magst, stell dir vor, wie deine Kraft, dein Vertrauen, deine Liebe, guten Wünsche und Ruhe in dein (*operiertes Körperteil*) strömen. Und dabei Zuversicht und Vertrauen wachsen. Verweile dort so lange, wie es dir guttut bei dir und deinem (*operiertes Körperteil*), und spüre dabei, wie Ruhe und Zuversicht in dir wachsen. Genieße in dir die angenehme Zuversicht.«

Rücknahme

»Und so langsam können Sie aus Ihrem Erleben, wo auch immer Sie gerade waren, wieder zurückkommen ... Sie können langsam wieder zurückkommen ... in all der Zeit, die Sie dazu brauchen ... und die Sie sich nehmen können ... wie Ihr Unbewusstes all die Entspannung und Ruhe mitnimmt, ... die es braucht beim Zurückkommen ... und jeder hat so seine Art, wieder zurückzukommen ... ausgeruht und erfrischt zurückkommen ... der eine hört meine Stimme jetzt wieder deutlicher ... die andere nimmt den Raum hier wieder deutlicher wahr ... der nächste spürt das Bett wieder deutlicher ... und das Bedürfnis entsteht, sich zu strecken und zu drehen, ... und sich frisch und ausgeruht zu fühlen, und dann noch einmal ganz tief Luft holen, die Hände zu Fäusten ballen, einmal feste recken, strecken, gähnen und ganz erfrischt und ausgeruht die Augen öffnen.«

AB 20 • T

Brief für den Fall der Fälle

Kernidee der Intervention

Patient:innen vor riskanten Operationen haben die Möglichkeit, Gedanken oder Worte für Angehörige festzuhalten. Dieses Angebot ist freiwillig und dient der Selbstbestimmung und emotionalen Entlastung. Es geht nicht darum, Patient:innen an Risiken zu erinnern oder Panik auszulösen. Therapeut:innen können das Angebot unterbreiten, den Brief bis nach der OP zu verwahren.

Gesprächsimpuls

»Manche Menschen schreiben vor einer Operation einen kleinen Brief – für sich selbst oder für Angehörige. Wenn Sie möchten, kann ich ihn für Sie aufbewahren. Sie entscheiden, in welchem Fall bzw. zu welchem Zeitpunkt ich den Brief an Ihre Angehörigen übergeben dürfte. Nach der Operation bekommen Sie ihn zurück und entscheiden, was damit geschieht.«

Ablauf

- Angebot behutsam machen
- Patient:in schreibt den Brief (optional mit Unterstützung)
- Umschlag mit Namen und Datum versehen
- Aufbewahrung an sicherem Ort (z. B. Schließfach, verschlossener Umschlag in Patient:innenakte – je nach Klinikvorgaben)
- Nach der OP: Rückgabe an Patient:innen → Patient:in entscheidet über Verwendung: Brief kann behalten, vernichtet oder übergeben werden

Hinweise

- kein inhaltliches Mitwirken durch Therapeut:in
- Brief ist keine rechtliche Verfügung
- Dokumentation im Therapieverlauf: lediglich Vermerk, dass das Angebot gemacht wurde, ansonsten keine inhaltlichen Angaben

Visualisierung des Genesungsziels

Vielen Patient:innen fällt es schwer, ihr Genesungsziel im Auge zu behalten, besonders, wenn sie sich vor akuten Operationen oder Eingriffen erleben. Ebenso sind viele Patient:innen hauptsächlich mit möglichen Komplikationen und Ängsten beschäftigt und verlieren dabei die Hoffnung auf Genesung aus den Augen. Vor diesem Hintergrund bietet sich folgende Trance an.

Tipp

Im Text werden in Klammern die verschiedenen erkrankten und zu operierenden oder behandelnden Organe angesprochen. Hier ist es wichtig, das richtige Körperteil auszuwählen und anzusprechen. Im Vorfeld ist es ebenso bedeutsam, mit den ärztlichen Kolleg:innen über eine realistische Genesungszeit gesprochen zu haben, damit die Zukunftsprogression realistisch umsetzbar bleibt.

Tranceinduktion

»Sie haben es sich in Ihrem Bett gemütlich gemacht …, Sie können sich nun ausruhen …, machen Sie es sich dort bequem …, richtig bequem … ruckeln Sie sich ruhig noch ein wenig zurecht …, wenn Sie mögen …, um es sich noch bequemer zu machen … Der linke Arm liegt entspannt neben dem Körper und die rechte Hand liegt locker auf dem Bauch ungefähr in der Höhe des Bauchnabels, diese Hand hilft ganz wunderbar bei der Entspannung. Richten Sie zunächst Ihre Wahrnehmung zum Klang meiner Stimme hin …, wenn ich spreche …, und zum Erleben der inneren Wachsamkeit und Stille … in Ihnen, … wenn ich aufhöre zu sprechen. Nehmen Sie ruhig noch einmal Geräusche wahr …, im Raum, … von draußen, oder wo immer sie auch herkommen mögen …, und experimentieren für einen Moment damit …, sie einmal nur als Geräusche wahrzunehmen …, ohne sie zu benennen …, zu bewerten … und ohne ihre Quelle ausfindig zu machen. Geräusche kommen und gehen … und Sie gehen mehr und mehr … in Ihren inneren Raum. … Und mit geschlossenen Augen richten Sie die Wahrnehmung weiter nach innen … und vielleicht genießen Sie die innere Abgeschlossenheit … als eine angenehme Ruhe. Wahrnehmungen aus anderen Bereichen Ihres Körpers … sind nach wie vor anwesend, … aber Sie geben jetzt einmal ganz bewusst … der Aufmerksamkeit nach innen den Vorrang … Nach innen, auf Ihren Atem … Und während die Augen sich fester und fester schließen …, spüren Sie, wie Ihr Atem seinen Rhythmus findet … in einer inneren Begleitung …, ganz von allein …, einen Rhythmus …, den der Körper von selber findet …, während Sie spüren, … dass Sie loslassen von den Ereignissen des Tages …, Spannungen loslassen … mit einer Haltung der Neugierde …, ausprobieren, was möglich ist …; stellen Sie sich vor, … wie Entspannung und Ruhe … sich allmählich ausbreiten … und von dem Körperteil, … der jetzt schon angenehm entspannt und schwer ist, … hin zu den Körperteilen fließen kann, … die Entspannung brauchen können …, und zu spüren …, wie die angenehme Schwere … sich ausbreitet, … und immer tiefer zu genießen …, sich mehr und mehr … wohl und schwer … und warm fühlen … und der eigenen inneren Aufmerksamkeit vertrauen.«

Visualisierung des Genesungsziels

Hauptteil

»Und nun lade ich dich ein, mit deiner inneren Aufmerksamkeit auf eine kleine Reise in deine Zukunft zu gehen … wenn du magst, … spaziere nun mit deinen Gedanken in die Zukunft … Spaziere ein (*halbes Jahr? Variation möglich*) weiter als jetzt. … Sechs Monate in die Zukunft. … In welcher Jahreszeit befindest du dich dann? … Wo siehst du dich selbst? … Stelle dir vor, wie du mit deinem gut operierten / behandelten (*Herzen / Leber / Lunge / Niere* [*Organ, s. o.*]) etwas tust, was du richtig gerne tust. … Was tust du wohl? … Und wo siehst du dich gerade? … Schaue dich in Ruhe um … Welche Farben und Formen siehst du? … Schaue dir alles in Ruhe an … Und während du so schaust, hörst du vielleicht typische Geräusche? … Höre ruhig noch genauer hin … Töne oder Geräusche … oder Klänge … oder Rufe … was hörst du? … Und während du noch lauschst, … kommt dir vielleicht ein Geruch in die Nase … Vielleicht riechst du auch etwas Besonderes … Wie angenehm es sein kann, etwas Schönes zu riechen … Und während du noch nachschnupperst … fühlst du vielleicht etwas mit und auf deiner Haut … vielleicht etwas aus der Natur … wie Sonne oder Wind, … vielleicht auch etwas ganz anderes, … was nimmst du mit deiner Haut wahr? … Und vielleicht sind auch ganz besondere Menschen bei dir. … Menschen, die dir guttun, … die dich erfreuen, … die du magst und liebst …, die sich einfach mit dir freuen … Und wenn du dich gerade richtig, richtig wohl fühlst …, genieße die Ruhe dieses Gefühls … Wie angenehm und entspannt du dich fühlst. … Und wie erleichtert du dich fühlst … Und vielleicht schaust du dich noch einmal um und eine Kleinigkeit fällt dir ins Auge … So eine Kleinigkeit, die in deine Hand passt, … eine Kleinigkeit, … die dich an das jetzige Gefühl erinnert, … an deine Entspannung … und Erleichterung … in der Zukunft. … Dann nimm dir diese Kleinigkeit jetzt in deine Hand. Und nun lade ich dich ein, zusammen mit der Kleinigkeit in deiner Hand wieder zurückzukommen.«

Rücknahme

»Und so langsam können Sie aus Ihrem Erleben, wo auch immer Sie gerade waren, wieder zurückkommen … Sie können langsam wieder zurückkommen … in all der Zeit, die Sie dazu brauchen … und die Sie sich nehmen können … wie Ihr Unbewusstes all die Entspannung und Ruhe mitnimmt, … die es braucht beim Zurückkommen … und jeder hat so seine Art, wieder zurückzukommen … ausgeruht und erfrischt zurückkommen … der eine hört meine Stimme jetzt wieder deutlicher … die andere nimmt den Raum hier wieder deutlicher wahr … der nächste spürt das Bett wieder deutlicher … und das Bedürfnis entsteht, sich zu strecken und zu drehen, … und sich frisch und ausgeruht zu fühlen, und dann noch einmal ganz tief Luft holen, die Hände zu Fäusten ballen, einmal feste recken, strecken, gähnen und ganz erfrischt und ausgeruht die Augen öffnen.«

4 Intensivstation und andere Krisen

Intensivstationen (ITS) sind sehr besondere Orte im Krankenhaus. Viele Patient:innen finden sich nach unvorhergesehenen Ereignissen oder einer akuten Verschlechterung ihres Zustands ungeplant und oft plötzlich dort. Meistens fällt die Orientierung schwer, die Umgebung ist voller irritierender und erschreckender Apparate, Geräusche und Gerüche. Das eigene Bewusstsein ist mehr oder weniger stark eingeschränkt, was die Einordnung der Umgebungseindrücke noch bedrohlicher machen kann. Auch für Angehörige sind Intensivstationen eine Herausforderung. Durch die o. g. Faktoren ist auch die psychotherapeutische bzw. psychologische Arbeit auf der Intensivstation eine sehr besondere. Das gesamte Behandlungsteam ist einer höheren Belastung ausgesetzt als auf einer Normalstation. Dazu kommt, dass die Versorgungsstrukturen in deutschen Kliniken hier sehr unterschiedlich sein können, gerade im Hinblick auf die psychotherapeutische Versorgung. In einigen Kliniken sind für den Bereich der ITS dezidiert zuständige Psycholog:innen bzw. Psychotherapeut:innen etabliert. In einem erheblichen Teil der Einrichtungen erfolgt die psychologische Mitbetreuung der Intensivstationen jedoch im Rahmen konsiliarischer Tätigkeit. Die dort eingesetzten Fachpersonen verfügen insbesondere zu Beginn ihrer Tätigkeit häufig nur über begrenzte spezifische Expertise im intensivmedizinischen Kontext. Die Sektion Psychologische Versorgungsstrukturen in der Intensivmedizin der Deutschen Interdisziplinären Vereinigung für Intensiv- und Notfallmedizin (DIVI) hat hier umfangreiches und sehr hilfreiches Material entwickelt und zur Verfügung gestellt. Unter anderen sehr hilfreichen Informationen und Materialien findet sich auf der Webseite (https://www.divi.de/sektionen) ein Manual mit psychologischen Interventionen (DIVI-Sektion Psychologische Versorgungsstrukturen in der Intensivmedizin, 2024). Zusätzlich empfehlen wir das *Praxisbuch Psychologie in der Intensiv- und Notfallmedizin* (Deffner, 2022) für eine vertiefende Auseinandersetzung. In diesem Therapie-Tools-Band haben wir der Intensivstation und auch anderen Krisen dieses Kapitel gewidmet. Die Materialien **AB 25, AB 26, AB 30, AB 35** und **INFO 14** wurden speziell für das Setting der ITS entwickelt, die weiteren Materialien behandeln weitere häufige Krisen im Krankenhaus wie den Diagnoseschock (**INFO 12, AB 22**), den Umgang mit sehr langen Krankenhausaufenthalten (**AB 29**) oder das Abklären von Suizidalität (**INFO 13**). Viele Materialien beschäftigen sich mit Ressourcenaktivierung (**AB 24, AB 27, AB 28, AB 29, AB 30**) oder dem Thema Schlaf und Entspannung (**AB 31, AB 32, AB 33**). Impact-Techniken können helfen, schnell und direkt relevante Inhalte bei den Patient:innen zu verankern (**AB 23**).

Arbeits- und Informationsmaterialien

INFO 12 Diagnoseschock
Viele Patient:innen erhalten im Laufe ihres Krankheitsaufenthalts schlechte Nachrichten, z. B. eine neu diagnostizierte schwere Erkrankung oder eine deutliche Verschlechterung des Zustands. Solche Nachrichten können akute Belastungsreaktionen auslösen, im Kontext von Diagnosen spricht man vom Diagnoseschock. Die Art der Mitteilung spielt dabei oft eine zusätzliche Rolle. Das Infoblatt fasst Strategien für die Unterstützung von Patient:innen in dieser akuten Situation zusammen.

AB 22 Ressourcenorientierte EMDR-Kurzintervention bei Diagnoseschock
Ergänzend zur **INFO 12** enthält dieses Arbeitsblatt eine Kurzintervention, die mit Patient:innen im Zusammenhang mit einem Diagnoseschock durchgeführt werden kann.

AB 23 Impact- und Ankertechniken im Krankenhaus
Dieses Arbeitsblatt stellt kurze Anker- und Impact-Techniken vor, die sich auch bei Patient:innen einsetzen lassen, die nur eingeschränkt aktiv sein können. Ziel ist es, emotionale Prozesse anzustoßen, Perspektiven zu verändern und die innere Motivation zu fördern.

AB 24 Ressourcenaktivierung nach dem Zürcher Ressourcenmodell (ZRM)
Das *Zürcher Ressourcenmodell* (ZRM) einschließlich der zugehörigen Bilderserie ist auch im stationären Kontext einsetzbar. Durch die Kombination aus emotional aktivierenden Bildstimuli und positiv formulierten Leitsätzen kann selbst ein funktional und eher nüchtern gestaltetes Mehrbettzimmer in seiner subjektiven Wahrnehmung »erhellt« werden, indem eine wärmere, ressourcenorientierte Atmosphäre gefördert wird.

INFO 13 Abklärung von Suizidalität
Auch auf somatischen Stationen kommt es immer wieder vor, dass Patient:innen lebensmüde Gedanken äußern oder aber auch suizidale Handlungen vollziehen (z. B. sich Zugänge und Schläuche eigenständig ziehen). Dennoch verdienen Todeswünsche und -gedanken im Angesicht schwerer körperlicher Erkrankungen eine andere Art von Aufmerksamkeit. In diesem Infoblatt werden wichtige Hinweise für die Gesprächsführung und Reaktionen zusammengefasst.

AB 25 Das bin ich
Das Arbeitsblatt enthält ein Kurzporträt mit Foto und persönlichen Eigenschaften. Angehörige können dazu angeregt werden, den Bogen auszufüllen und an dem Bett ihres kranken Angehörigen anzubringen, wenn diese nicht bei Bewusstsein sind. So kann eine persönlichere Bindung und Betreuung entstehen, auch wenn Patient:innen sich nicht selbst äußern können.

INFO 14 Intensivtagebuch für Angehörige
Das Führen eines Intensivtagebuchs ist mittlerweile auf vielen Intensivstationen etabliert. Es erleichtert im Nachhinein die gemeinsame Bewältigung dieser oft schweren und ungewissen Zeit. Auch wenn auf der eigenen Intensivstation das Führen von Intensivtagebüchern kein Behandlungsstandard ist, können Angehörige dazu angeregt werden, ein Intensivtagebuch zu führen. Das Infoblatt kann hierzu Impulse liefern.

AB 26 Umgang mit Delir
Delirante Zustände treten gerade auf der Intensivstation häufig auf und erzeugen oft Hilflosigkeit und Unsicherheit bei Patient:innen, Angehörigen und manchmal auch Psychotherapeut:innen. Auch wenn die direkte Betreuung überwiegend durch die Pflege und das Stationsteam erfolgt, ist es wichtig, einige Fakten zum Delir zu kennen.

AB 27 Unterstützende Reframings regressiver Patient:innenbedürfnisse
Belastende oder verunsichernde medizinische Situationen können auf den ersten Blick kindlich wirkende, regressive Bedürfnisse auslösen. Dieses Arbeitsblatt fasst einige solcher Bedürfnisse beispielhaft zusammen und bietet mögliche Reframings an.

AB 28 Innere Vorratskammer
Diese ressourcenaktivierende Geschichte kann Patient:innen vorgelesen werden. Sie kann, je nach Zustand der Patient:innen, auch als Arbeitsblatt zum Selbstlesen ausgehändigt werden. Auch für Angehörige kann die Geschichte gut genutzt werden.

AB 29 Stärkende Geschichten, die verbinden: Vermittlung von Hoffnung bei langen Krankenhausaufenthalten
Gerade Patient:innen, die über lange Zeiträume im Krankenhaus liegen müssen, fällt es immer wieder im Verlauf schwer, hoffnungsvoll und zuversichtlich zu bleiben. Die beschriebene Intervention kann Mut machen, »Langlieger:innen« stärken und Patient:innen nach einem überstandenen Krankenhausaufenthalt eine Möglichkeit zur positiven Verarbeitung bieten.

AB 30 Akzeptanz und Entwöhnung der Beatmungsmaschine
Beschrieben sind zwei hypnotherapeutische Interventionen zur Akzeptanz und Entwöhnung von einer Behandlung an der Beatmungsmaschine. Die Interventionen wurden entwickelt nach Impulsen von Manu Dieter Gießen.

AB 31 Safe Place
Der Safe Place dient als ein Ort der inneren Ruhe, ein Ort des Wohlfühlens und der Geborgenheit. Diese Intervention bietet sich besonders bei Patient:innen an, die sehr aufgeregt sind, sich schnell aus der Ruhe bringen lassen, jede Störung registrieren und Ängste vor Eingriffen, Operationen oder Interventionen benennen.

AB 32 Atembaum
Patient:innen, die ein hechelndes Atemmuster aufzeigen oder vor Aufregung tachypnoeisch sind, können von der Metapher des Atembaums profitieren (nach Impulsen von Ulrich Freund).

AB 33 Schlaf im Krankenhaus
Diese Anleitung kann direkt den Patient:innen vorgelesen werden, vielleicht auch mit der Einladung, sie auf dem Handy aufzunehmen, damit man sie jederzeit abspielen kann, wenn man sie braucht.

AB 34 Ein Stück Selbstbestimmung
Dieses Arbeitsblatt für Patient:innen legt den Fokus auf kleine Schritte und Erfolge und kann damit ein Stück Kontrolle in einer unkontrollierbaren Situation zurückgeben.

AB 35 Wenn Sie nach Hause gehen: Anregung für Ihren Abschiedsmoment auf der Intensivstation
Auf der Intensivstation kann das Abschiednehmen für Angehörige ein besonders vulnerabler Moment sein. Das Arbeitsblatt bietet eine Anregung für einen Abschiedstext, der ein Gefühl von Wärme und Sicherheit zurücklässt.

Diagnoseschock

Die akute psychische Reaktion von Patient:innen auf eine schwerwiegende medizinische Diagnose (z. B. HIV, Krebs, Diabetes) erfordert ein behutsames psychotherapeutisches Vorgehen, da diese einen hoch belasteten emotionalen Zustand zur Folge haben kann und Patient:innen sehr belastet sind. Der Fokus der psychotherapeutischen Arbeit liegt auf der Krisenintervention, Stabilisierung und Ressourcenaktivierung.

Mögliche Reaktionen von Patient:innen
- Erstarrung / Schock
- Weinen, Verzweiflung
- Leugnung (»Das kann gar nicht stimmen«)
- Rückzug, Dissoziation
- Panik, intensive Angst
- Schuldgefühle

Ein achtsames, haltgebendes Verhalten ist besonders wichtig, um die emotionale Stabilität der Patient:innen zu fördern. Auch starke emotionale Reaktionen der Patient:innen sind nach dem Erhalt einer schwerwiegenden Diagnose völlig normal und sollten nicht direkt pathologisiert werden. Wichtig ist zunächst, die Emotionen zu normalisieren, aufzufangen und eventuell etwas abzumildern, jedoch nicht grundlegend zu verändern. Die folgende Übersicht zeigt, was im Umgang mit Patient:innen hilfreich oder eher belastend ist:

Dos	Don'ts
▶ ruhiges und empathisches Setting ▶ »Halten« der Situation ▶ Gefühle zulassen und gemeinsam mit Patient:innen benennen ▶ Aufklärung über normale psychische Reaktion auf außergewöhnliche Belastung (z. B. Schock, Verdrängung) ▶ echte Präsenz zeigen ▶ Struktur geben (»Jetzt ist … dran, später können wir … anschauen.«) ▶ Vermittlung von Hoffnung durch Fokus auf Behandlungsoptionen ▶ Förderung des Hier-und-Jetzt-Fokus ▶ bisherige Bewältigungsstrategien erfragen ▶ spirituelle oder kulturelle Ressourcen einbeziehen ▶ Gespräche mit Angehörigen moderieren, wenn gewünscht	▶ in der akuten Schocksituation überfordern ▶ tiefenpsychologische Deutungen oder Traumakonfrontation ▶ Beschwichtigen (»Wird schon wieder!«) ▶ Intellektualisieren oder Pathologisieren ▶ Patient:innen zu Gespräch oder Reaktion zwingen ▶ Überfrachten mit Informationen ▶ vorschnell aktivieren oder funktionalisieren (»Jetzt müssen wir nach vorne schauen!«) ▶ vorschnell Bewertungen / psychische Diagnosen in den Raum stellen (z. B. »Sie stecken in einer depressiven Reaktion.«) ▶ eigene Erfahrungen oder Meinungen einbringen ▶ Therapiedruck ausüben ▶ Schweigen mit Desinteresse verwechseln

Diagnoseschock

Die folgende Übersicht fasst zentrale validierende Kurzinterventionen zusammen, die genutzt werden können, um Patient:innen den Raum zum Sortieren ihrer Gefühlswelt zu bieten:

Intervention	**Kurzanleitung**
aktives Zuhören und Spiegeln	»Ich sehe, dass Sie voller Angst sind.«
Entpathologisierung der Reaktion	»Die meisten Menschen reagieren so auf eine solche Diagnose.«
Erdungstechniken	Bewusst auf dem Boden stehen, dabei Fußsohlen spüren und Gewicht wahrnehmen. Visualisierung einflechten: »Stellen Sie sich vor, Sie sind ein fest verwurzelter Baum. Stark und kräftig – fest verbunden mit der Erde.«
Atemfokussierung	»Atmen Sie mit mir langsam ein … Spüren Sie dabei, wie die Luft durch Ihre Nase / Ihren Mund strömt. Ihr Brustkorb hebt und senkt sich … ganz allmählich.«
Ressourcenfrage	»Was hat Ihnen in früheren schwierigen Situationen oder Krisen geholfen?«
Orientierung geben	»Als Nächstes erfolgt … Sie müssen nicht allein da durch.«

Ressourcenorientierte EMDR-Kurzintervention bei Diagnoseschock

Patient:innen im Diagnoseschock befinden sich oft in einem Zustand emotionaler Überflutung oder Starre. Eine klassische EMDR-Traumaverarbeitung ist in dieser akuten Phase kontraindiziert. Es kann jedoch hilfreich sein, durch stabilisierende Bilder einen Zugang zu Ressourcen zu schaffen – nicht um die aufwühlenden Gefühle aufzulösen, sondern um etwas Haltendes daneben zu stellen. Die folgende Übung basiert auf der Ressourcenverankerung mit bilateraler Stimulation und kann Patient:innen helfen, ihre starken Gefühle in einen weiteren inneren stützenden Kontext einzubetten. Da die Intervention niedrigschwellig und ressourcenaktivierend ist und nicht zur Traumaexposition gedacht ist, kann sie auch von Therapeut:innen mit wenig EMDR-Erfahrung durchgeführt werden.

Einleitungstext für die Kurzintervention

»Ich möchte Ihnen eine kurze Übung vorschlagen, die Ihnen helfen kann, in dieser herausfordernden Situation für einen Moment innezuhalten und etwas zu finden, das Ihnen Kraft gibt oder wieder Boden zu gewinnen. Die Übung ist nicht dazu gedacht, Ihre Gefühle zu verändern oder wegzumachen, das ist auch gar nicht nötig. Es darf jetzt alles da sein, was gerade da ist. Aber vielleicht darf neben der aktuellen Reaktion noch etwas Weiteres entstehen, das unterstützend wirkt. Ich begleite Sie natürlich Schritt für Schritt und Sie behalten jederzeit die Kontrolle. Sie dürfen jederzeit die Übung unterbrechen, dafür heben Sie einfach Ihre Hand. Möchten Sie dies einmal ausprobieren?«

Tipp

Bevor Sie beginnen, erläutern Sie Patient:innen kurz, wie bilaterale Stimulation funktioniert und was dahintersteckt. Probieren Sie vorab aus, aus welcher Entfernung die Stimulation gut wahrgenommen werden kann. Die Übung lässt sich mit Patient:innen sowohl im Sitzen als auch im Liegen durchführen.

»Wenn Sie an den Moment denken, als Sie die Diagnose erfahren haben – was war das Erste, was Sie gespürt oder gedacht haben? Worin bestand die Belastung?«

Tipp

Hier geht es darum, einen Schlüsselgedanken oder eine zentrale Empfindung zu erfassen, z. B. »Es war wie ein Schlag«, »Ich verliere alles« oder »Ich bin wie erstarrt«.

Erfragen Sie als Nächstes die Ausprägung der Belastung:

»Auf einer Skala von 0–10, wenn 0 gar keine Belastung darstellt und 10 die maximal vorstellbare Belastung – wie hoch fühlt sich die Belastung jetzt gerade an, wenn Sie an die Situation denken?«

»Was hat Ihnen in Ihrem bisherigen Leben geholfen, Krisensituationen zu überstehen? Dies kann eine Eigenschaft, ein Bild, ein Symbol, ein Tier, eine Erinnerung oder eine Person sein.«

(Antwort der Patient:innen abwarten)

»Wenn Sie an diese … (*Ressource einfügen*) denken, welches Bild entsteht dabei vor Ihrem inneren Auge? Vergegenwärtigen Sie sich das Bild genau vor Ihrem inneren Auge.«

Ressourcenorientierte EMDR-Kurzintervention bei Diagnoseschock

»Welches Gefühl kommt dabei innerlich auf, wenn Sie an … (*Ressource einfügen*) denken?«

»Wo können Sie dies im Körper spüren, wenn Sie an … (*Ressource einfügen*) denken?«

»Nun richten Sie Ihre ganze Aufmerksamkeit auf Ihr inneres Bild, das Gefühl von … (*Gefühl einfügen*) und Ihre Körperempfindung … (*Körperempfindung einfügen*) und gehen Sie damit in Kontakt. Wenn Sie damit in Kontakt sind, nicken Sie einmal.«

(*auf Reaktion von Patient:innen warten*)

»Dann bleiben Sie dran und folgen Sie mit Ihren Augen meinen Fingern.«

(*Durchführung von langsamer bilateraler Stimulation [ein Set von 7–10 langsamen Augenbewegungen von 0,8–1,2 Hz]*)

»Was ist jetzt da?«

Wenn sich das Gefühl oder die Körperempfindung noch weiter verstärkt hat, fügen Sie ein weiteres Set langsamer bilateraler Stimulation hinzu. Falls Patient:innen von negativen Gefühlen oder Empfindungen berichten, wird die Stimulation nicht fortgesetzt und eine andere Ressource ausgesucht, zu der Sie erneut das innere Bild, das damit verbundene Gefühl sowie die Körperempfindung erfragen und auch diese Erfahrung bilateral stimulieren.

(*Verankerung mit Schlüsselwort oder -reiz:*)

»Denken Sie noch einmal an die gerade stärkende Erfahrung. Welches Schlüsselwort oder welches körperliche Zeichen können Sie innerlich mit sich vereinbaren, das Sie zukünftig immer mit dieser Erfahrung verbinden? Das kann ein Wort Ihrer Wahl sein oder eine körperliche Berührung, das, was sich für Sie richtig anfühlt. Wenn Sie etwas gefunden haben, dann führen Sie die körperliche Berührung aus oder sprechen Sie innerlich das vereinbarte Wort für sich aus. Nicken Sie einmal, wenn Sie so weit sind.«

(*auf Reaktion von Patient:innen warten*)

»Dann bleiben Sie dran und folgen Sie mit Ihren Augen meinen Fingern.«

(*Durchführung von langsamer bilateraler Stimulation [ein Set von 7–10 langsamen Augenbewegungen von 0,8–1,2 Hz]*

Wenn sich das Gefühl oder die Körperempfindung noch weiter verstärkt hat, fügen Sie ein weiteres Set langsamer bilateraler Stimulation hinzu.

»Gehen Sie nun noch mal in Kontakt mit … (*Ressource einfügen*) und spüren Sie die damit verbundene Stärke. Nicken Sie einmal, wenn Sie damit in Kontakt sind.«

(*auf Reaktion von Patient:innen warten*)

»Schauen Sie von dieser Position noch einmal auf die belastende Situation: Wie belastend fühlt sich das jetzt gerade auf einer Skala von 0–10 an, wenn 0 gar keine Belastung darstellt und 10 die maximal vorstellbare Belastung?«

Meistens sinkt der Grad der Belastung etwas, dabei gibt es keine Regel, wie stark die Belastung sinken muss oder soll.

Impact- und Ankertechniken im Krankenhaus

Die hier vorgestellten kurzen Anker- und Impact-Techniken können auch bei Patient:innen eingesetzt werden, die nur eingeschränkt aktiv sein können. Ziel ist es, emotionale Prozesse anzustoßen, Perspektiven zu verändern und die innere Motivation zu fördern.

Privatrezepte verordnen
Indikation / Wirkung: Patient:innen, die sich schwertun, ein erarbeitetes Ziel oder Vorhaben umzusetzen
Umsetzung: Psychotherapeut:innen schreiben in der Sitzung erarbeiteten Vorsatz auf ein Privatrezept (Block im Internet erhältlich) und unterschreiben dieses im Beisein der Patient:innen, am besten noch mit Stempel.

Hier könnte zum Beispiel aufgeschrieben werden: regelmäßig Wasser trinken, einmal am Tag mich selbst loben, 10 Minuten Entspannung täglich, alle zwei Tage ein Spaziergang an der frischen Luft, sonntags ein Stück Torte, Nein sagen, dreimal am Tag tief durchatmen, täglich lächeln, Physiotherapie mitmachen, einen Scherz für das Personal parat haben etc.

Sticker oder Klebepunkt
Indikation / Wirkung: visuelle Erinnerung für persönliche Haltung
Umsetzung: Therapeut:innen können einen bunten Klebepunkt z. B. am Nachttisch / Bettrahmen oder an persönlichen Gegenständen anbringen, um an eine zuvor erarbeitete Haltung oder ein Vorhaben zu erinnern.

Wattebausch vs. Stein
Indikation / Wirkung: Patient:innen, die häufig innere Schwere erleben; Förderung von Selbstwahrnehmung und Erarbeitung kleiner Veränderungsschritte
Umsetzung: Patient:innen halten einen Wattebausch in der einen, einen Stein in der anderen Hand.

T: Was ist heute näher an Ihrem inneren Zustand?

(*kurze gemeinsame Exploration der aktuellen Befindlichkeit*)

T: Was brauchen Sie, damit sich Ihr innerer Zustand weicher / leichter anfühlt?

Fernbedienung
Indikation / Wirkung: Rückgewinnung von Kontrollerleben
Umsetzung: Patient:innen bitten, die Fernbedienung (oder, falls keine zur Hand, ein Bild davon) in die Hand zu nehmen

T: Wenn Sie heute die Fernbedienung über Ihre Gedanken oder Schmerzen so in der Hand halten – welchen Knopf würden Sie drücken? (*z. B. Pause, Kanal wechseln, Lautstärke leiser*)

Der Wunsch der Patient:innen kann anschließend weiter exploriert werden: Was würde sich dann verändern? Wie fühlt sich das an? Zusätzlich können weitere Interventionen zur Unterstützung angeboten werden, z. B. eine passende Imaginationsübung.

Impact- und Ankertechniken im Krankenhaus

Superheld:innen-Karte

Indikation / Wirkung: Stärkung des Selbstbildes, Reaktivierung von Ressourcen

Umsetzung: Vorab drucken Psychotherapeut:innen ein Bild von einem / einer Superheld:in auf eine kleine Karte. Die Wahl »des / der Superheld:in« kann je nachdem, wie bekannt der / die Patient:in einem ist, vom Alter und ggf. von den Präferenzen des / der Patient:in abhängig gemacht werden.

T: Welche Fähigkeit oder Stärke in Ihrem Leben ist so etwas wie Ihre persönliche Superheldenkraft? Diese Superkraft schreiben Sie auf die Rückseite der mitgebrachten Karte.

T: Wie könnten Sie diese Kraft hier im Krankenhaus nutzen?

Die Karte kann als Anker bei den Patient:innen belassen werden.

Gummiband

Indikation / Wirkung: Patient:innen, die unter starker Anspannung / Angst stehen

Umsetzung: Patient:innen bitten, das Gummiband zu nehmen und auseinanderzuziehen.

T: Was spannt Sie im Moment an?

(*kurze Erarbeitung der belastenden Situation*)

T: Was bringt Sie wieder in Ihre Mitte?

Leere Medikamentenverpackung

Indikation / Wirkung: Patient:innen, die innerlich erschöpft sind; Identifikation von unerfüllten Bedürfnissen

Umsetzung: Therapeut:innen bringen leeren Medikamentenblister oder -verpackung mit.

T: Was in Ihnen ist aktuell genauso leer wie diese Medikamentenverpackung? Was möchten Sie wieder füllen?

T: Wie können wir die Verpackung wieder füllen? Welche einzelnen Inhaltsstoffe braucht es für Ihr persönliches Medikament?

Kleine Holzherzen

Indikation / Wirkung: Verankerung wichtiger Gesprächsinhalte

Umsetzung: Am Ende des Gesprächs den / die Patient:in bitten zusammenzufassen, was heute wichtig war. Inhalte auf dem Holzherz verankern.

T: Was liegt Ihnen zum Ende des Gesprächs besonders am Herzen?

(*Herz in die Hand des / der Patient:in legen:*)

T: Als Erinnerung, dass es für Sie etwas Kostbares bleibt, bekommen Sie dieses Herz.

Ressourcenaktivierung nach dem Zürcher Ressourcenmodell (ZRM)

Mit dieser Intervention kann mit Patient:innen ein positiver Leitsatz als unbewusste Ressource für die nächste Zeit im Krankenhaus abgeleitet werden. Die Intervention besteht aus vier Teilen und basiert auf dem ZRM (Storch & Krause, 2007). Der Leitsatz wird mithilfe einer Bilderserie gemeinsam mit Patient:innen entworfen.

Schritt 1: Auswählen des Ressourcenbildes

Dem / Der Patient:in werden mit seinem / ihrem Einverständnis die Ressourcenbilder aus dem ZRM vorgelegt mit dem Hinweis, diese einfach in Ruhe anzuschauen. Bei Bettlägerigkeit wird das Bett mit den Bildern ausgelegt mit folgendem dazu begleitend verbalisiertem Text:

»Ich habe heute Bilder mitgebracht von Dingen, Landschaften, Gegenständen oder Eindrücken, die von den meisten Menschen ausschließlich positiv empfunden werden. Denn darum geht es heute, um ausschließlich positive Empfindungen. Schauen Sie sich einfach in Ruhe diese Bilder an, während ich diese so nach und nach auf Ihrem Bett ausbreite.

Und vielleicht fühlen Sie sich zu einem Bild besonders hingezogen. Wenn Sie mögen, fühlen Sie in sich hinein und spüren nach, zu welchem Bild es Sie besonders zieht. Das muss für Sie nicht logisch sein, sondern einfach in sich wahrnehmen, welches Bild Sie ganz besonders anspricht. Und wenn Sie noch zwischen mehreren Bildern schwanken sollten, nehmen Sie sich alle Zeit, die Sie brauchen, um für sich das eine Bild zu finden. Das Bild, das Sie besonders positiv anspricht. Das Bild sucht sozusagen Sie aus.«

Nach Wahl des / der Patient:in für ein Bild werden die anderen zusammengepackt. Der / Die Patient:in erläutert kurz, warum er / sie dieses Bild gewählt hat.

Schritt 2: Packen des Ideenkorbes

Der / Die Therapeut:in packt nun verbal und schriftlich einen »Ideenkorb«, in dem er / sie assoziativ ausschließlich *positive Adjektive (mindestens zehn)* sammelt, die ihm / ihr zu dem gewählten Bild einfallen. Er / Sie fordert den / die Patient:in auf, Ähnliches zu tun (nur positive Konnotationen und nur Adjektive). Dabei achtet er / sie auf ruhige, konzentrierte, positive Äußerungen als Modell für den / die Patient:in. Der / Die Patient:in wird nun aufgefordert, zu überlegen, wie gut die gewählten Adjektive zu ihm / ihr passen, und hinter jedes Adjektiv eine numerische Bewertung zu schreiben (0 = gar nicht passend bis 10 = ganz genau passend). Bei Schwierigkeiten mit dem Schreiben kann dies von einer anderen Person übernommen werden (Therapeut:in).

Schritt 3: Finden des persönlichen positiven Leitsatzes

Nun finden Therapeut:in und Patient:in zusammen aus den Adjektiven einen positiven Leitsatz. Federführend ist hier der / die Patient:in, der / die aus den passendsten Adjektiven (9 oder 10 auf der Skala) einen Satz für sich findet. Das Feilen am Leitsatz sollte angemessen Zeit bekommen. Erst wenn der / die Patient:in richtig zufrieden ist mit dem Satz, ist der richtige und stimmige positive Leitsatz gefunden.

Schritt 4: Ankern des Satzes

Der Satz wird humorvoll durch den / die Therapeut:in verankert, indem viele, auch absurde Situationen angesprochen werden, in denen er greifen kann. Zum Schluss wird der Satz aufgeschrieben und der / die Patient:in wird angeregt, ihn an einem Platz seiner / ihrer Wahl aufzubewahren.

Ressourcenaktivierung nach dem Zürcher Ressourcenmodell (ZRM)

Tipp

(1) Das ausgewählte Bild kann dem / der Patient:in als Geschenk überreicht werden, wenn man die Bilder kopiert und laminiert zur Verfügung hat.
(2) Bei der Auswahl des Bildes den / die Patient:in zum Schweigen animieren.
(3) Bei der Formulierung des positiven Leitsatzes unbedingt auf positive Wortwahl achten, keine Negativierungen zulassen (z. B. statt »Ich brauche keine Angst zu haben« lieber »Ich bleibe ruhig und zuversichtlich«). Ebenso Zeit lassen bei der Formulierung des Satzes. Auf nonverbale Zustimmung des / der Patient:in achten (Strahlen, zufriedenes Lächeln, Kopfnicken), wenn der Satz als stimmig erlebt wird.

Fallbeispiel

Frau M. hat sich ein Bild mit einem schlafenden Bären ausgesucht. Von vielen gemeinsam gefundenen positiven Adjektiven waren die Wörter »warm, ruhig, kraftvoll und sicher« für Frau M. am passendsten. Am Ende hatte sie sich für folgenden positiven Leitsatz entschieden: »Kraftvoll und warm verweile ich in ruhiger Sicherheit.« Gemeinsam mit dem Bild vom Bären klebte Frau M. den Leitsatz an ihren Nachtschrank, sodass sie ihn immer sehen konnte.

Abklärung von Suizidalität

Im somatischen Akutkrankenhaus betreuen wir als Psychotherapeut:innen Patient:innen, die aufgrund von körperlichen Erkrankungen, chirurgischen Eingriffen oder chronischen Therapien unter erheblicher psychischer Belastung stehen. Hier begegnen wir wiederkehrend Lebensmüdigkeit, Suizidgedanken oder einer generellen Ablehnung von (lebensnotwendigen) medizinischen Maßnahmen.

Die Versorgung in einem somatischen Krankenhaus unterscheidet sich deutlich von der psychiatrischen. Der Fokus liegt hier primär auf der körperlichen Heilung und Stabilisierung der Patient:innen, während psychische Krisen oft nur begleitend betrachtet werden. Das Personal ist häufig nicht speziell auf die Erkennung und Behandlung psychischer Notlagen oder akuter Suizidalität geschult. Zudem sind die räumlichen und strukturellen Möglichkeiten zur Überwachung und Intervention bei suizidalen Krisen in einem somatischen Setting deutlich eingeschränkter als in einer psychiatrischen Station. Psychotherapeut:innen müssen deshalb besonders aufmerksam sein und eng interdisziplinär mit Ärzt:innen, Pflegepersonal und weiteren beteiligten Berufsgruppen zusammenarbeiten, um suizidale Krisen frühzeitig zu erkennen und angemessen zu intervenieren.

(1) Typische Situationen im somatischen Setting

Die folgenden Situationen können im Patient:innenkontakt entstehen oder durch das Team an den / die Psychotherapeut:in herangetragen werden:

- **Ablehnung von Behandlungen:** Medikamente verweigern, medizinische Maßnahmen (z. B. Dialyse) ablehnen, Physiotherapie oder Reha-Maßnahmen nicht wahrnehmen
- **Therapiemüdigkeit:** Patient:innen wirken passiv, zeigen keine Motivation, aktiv an der Behandlung mitzuwirken.
- **Ausdruck von Lebensmüdigkeit oder Ruhewunsch:** Dies ist nicht gleichzusetzen mit einer handlungsorientierten Suizidalität.

> **Besonderheit im somatischen Krankenhaus**
>
> Die oben beschriebenen Situationen entstehen in der Regel nicht infolge akuter psychiatrischer Erkrankungen, sondern durch chronische somatische Belastungen, Schmerzen, Funktionsverlust oder durch das Gefühl, »die Behandlung nicht mehr bewältigen zu können«.

(2) Beurteilung relevanter kognitiver Voraussetzungen

Bevor therapeutische Interventionen oder Empfehlungen erfolgen, ist die Abklärung der folgenden Fähigkeiten entscheidend:

(2.1) Einsichtsfähigkeit. Einsichtsfähigkeit bezeichnet die Fähigkeit einer Person, die medizinische Situation, die geplante Behandlung und deren Konsequenzen zu verstehen. Sie ermöglicht, Risiken, Nutzen und Alternativen abzuwägen und die eigene Situation realistisch einzuschätzen. Ohne Einsicht kann keine fundierte Entscheidung getroffen werden. Therapeut:innen können durch gezielte Fragen prüfen, ob Patient:innen verstehen, was eine Ablehnung einer Behandlung bedeutet, z. B.:

- Wie würden Sie Ihre aktuelle gesundheitliche Situation einschätzen?
- Welche Veränderungen erwarten Sie für sich, wenn Sie die Behandlung annehmen oder ablehnen?
- Welche Vorteile und Nachteile sehen Sie in dieser Behandlung?
- Gibt es Alternativen, die für Sie infrage kommen? Wie schätzen Sie deren Vor- und Nachteile ein?
- Was glauben Sie, würde passieren, wenn Sie die Behandlung ablehnen?

Abklärung von Suizidalität

(2.2) Entscheidungsfähigkeit. Entscheidungsfähigkeit baut auf der Einsichtsfähigkeit auf und beschreibt die Fähigkeit, auf Basis dieses Verständnisses eine informierte Entscheidung zu treffen und entsprechend zu handeln. Sie umfasst die Abwägung von Optionen im Einklang mit den eigenen Werten und Zielen. Dies bedeutet die aktive Entscheidung über Therapieannahme oder -ablehnung.
(2.3) Geschäftsfähigkeit. Die rechtliche Einschätzung, ob Patient:innen geschäftsfähig sind, erfolgt ausschließlich durch Psychiater:innen. Therapeut:innen können hier lediglich psychologische Beobachtungen und Einschätzungen liefern.

Besonderheit im somatischen Krankenhaus

Im Gegensatz zur Psychiatrie kann die somatische Abteilung keine kontinuierliche psychiatrische Überwachung bieten. Entscheidungen müssen daher häufig kurzfristig in enger Abstimmung mit Ärzt:innen und Pflegekräften getroffen werden.

(3) Kommunikation und Vorgehensweise

3.1 Dos	3.2 Don'ts
▶ **Zuhören und ernst nehmen:** Lebensmüdigkeit, Rückzugswünsche und Ablehnung nicht sofort pathologisieren ▶ **Entkatastrophisierung:** Ruhe- oder Rückzugswünsche von handlungsorientierter Suizidalität unterscheiden ▶ **Koordination mit dem Behandlungsteam:** Oberarzt:in und Pflegepersonal einbeziehen, gemeinsame Einschätzung dokumentieren. Hierzu gehört auch die Entscheidung, wann ein:e psychiatrische:r Kolleg:in hinzugezogen werden sollte oder die Installation von Sitzwachen etc. ▶ **Strukturierte Abklärung:** Psychotherapeut:innen können reflektierende Gespräche in Bezug auf Behandlungsentscheidungen anbieten ▶ **Dokumentation:** Beobachtungen, Einschätzungen und vereinbarte Maßnahmen schriftlich festhalten	▶ Suizidgedanken ignorieren oder bagatellisieren ▶ Patient:innen unter Druck setzen, sofort Entscheidungen zu treffen ▶ jede Ablehnung von Therapie als Suizidversuch interpretieren ▶ allein handeln, ohne das interdisziplinäre Team einzubeziehen ▶ vorschnell in Aktion treten, z. B. Sitzwache installieren, Psychiater:in hinzuziehen und entsprechende Dokumentation in der Patient:innenakte

Abklärung von Suizidalität

(4) Handlungsleitfaden bei akuter Suizidalität

- **Rücksprache mit Oberarzt:in / Psychiater:in:** klären, ob eine psychiatrische Verlegung notwendig und möglich ist
- **Wenn Patient:in auf somatischer Station bleibt:**
  - Sicherheitsmaßnahmen prüfen: Tür auf, Fenster sichern, scharfe Gegenstände entfernen etc.
  - Intensivstation erwägen: bessere Überwachung, im Notfall Fixierung möglich
- **Kontinuierliche Beobachtung** durch Pflegepersonal und ggf. Therapeut:innen
- **Dokumentation** aller Beobachtungen und Maßnahmen
- **Teamgespräch:** alle beteiligten Berufsgruppen einbinden, um eine einheitliche Einschätzung und Vorgehensweise zu gewährleisten

Besonderheit im somatischen Krankenhaus

Die Maßnahmen zielen primär auf **Sicherung und Stabilisierung,** während in der Psychiatrie zusätzlich psychotherapeutische Kriseninterventionen, ständige Überwachung und medikamentöse Interventionen standardisiert erfolgen.

(5) Wichtige Hinweise

- Therapeut:innen sollten stets Supervision nutzen und sich im Team austauschen.
- Selbstschutz beachten, insbesondere bei akuter Bedrohung
- Frühzeitige Einbindung psychiatrischer Dienste kann helfen, Eskalationen zu vermeiden.

Das bin ich

Das bin ich

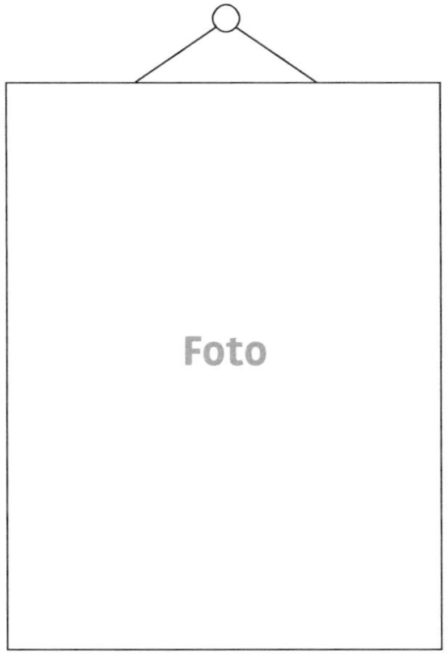

Vorname: ....

Spitzname: ....

Familienstand: ....

Beruf: ....

Hobbys: ....

Haustier: ....

Meine wichtigsten Angehörigen:

....

....

Lieblingsessen: ....

Lieblingsmusik: ....

Lieblingsgetränk: ....

Lebensmotto: ....

Was ich gar nicht mag:

....

....

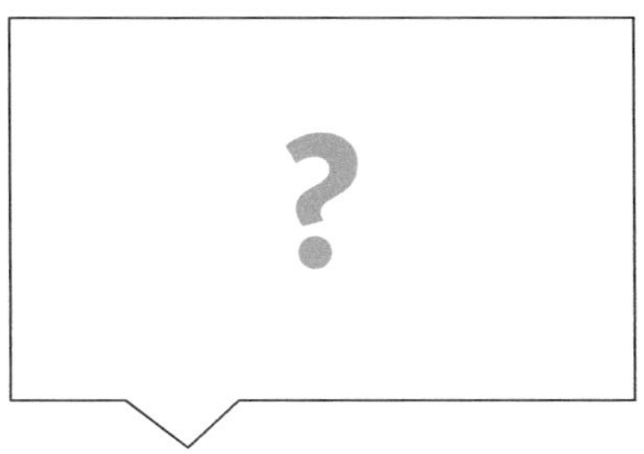

Was ich besonders mag:

☐ Frühling ☐ Sommer ☐ Herbst ☐ Winter

☐ Meer ☐ Berge ☐ Wald

☐ Stadt ☐ Land

Was noch? ....

Intensivtagebuch für Angehörige

Liebe Angehörige,

Ihr Familienmitglied liegt aufgrund einer schweren Erkrankung bei uns auf der Intensivstation. Wir versorgen ihn / sie mit lebensnotwendigen medizinischen Maßnahmen, dabei geben wir unser Bestes. Sie werden um Ihren Angehörigen herum verschiedene Geräte sehen, die einerseits verschiedene Körperfunktionen überwachen (z. B. den Puls), andererseits wichtige Funktionen übernehmen (z. B. bei der Beatmung unterstützen). Die Spritzenpumpe versorgt Ihr Familienmitglied mit wichtigen Medikamenten. Häufig können sich Patient:innen im Nachhinein kaum noch an die Zeit auf der Intensivstation erinnern. Sie als Angehörige können Ihr Familienmitglied bei der späteren Krankheitsverarbeitung unterstützen, indem Sie das folgende Intensivtagebuch mit Informationen, Eindrücken und Erlebnissen füllen. Alles, was Sie bewegt, können Sie dort niederschreiben und es kann Ihnen helfen, sich auszudrücken und Erlebtes zu Papier zu bringen. Alle eingetragenen Informationen unterliegen dabei natürlich der Schweigepflicht. Dieses Tagebuch können Patient:innen später lesen, um Erfahrungen und Erlebtes besser zu verarbeiten.

Im Folgenden finden Sie ein paar Ideen, wie Sie das Tagebuch inhaltlich gestalten können:

- ▶ Sie können damit starten, die Ereignisse zu beschreiben, die zur initialen Aufnahme und Behandlung auf der Intensivstation geführt haben.
- ▶ Beschreiben Sie das mögliche Erleben Ihres Familienmitglieds: Welche körperlichen Veränderungen sowie Veränderungen in Gestik und Mimik können Sie wahrnehmen? Wie wirken sich diese auf das mögliche Erleben Ihres Familienmitglieds aus?
- ▶ Welche Entwicklungsschritte können Sie wahrnehmen und was löst dies in Ihnen und Ihrem Familienmitglied aus? Auch die ganz kleinen Veränderungen sind wichtig.
- ▶ Was beschäftigt Sie selbst aktuell? Wie sieht Ihr Alltag aus? Was haben Sie fernab Ihrer Krankenhausbesuche erlebt?
- ▶ Gestalten Sie Ihr Tagebuch gerne auch mit Fotos, Zeichnungen, Geschichten oder Wünschen und Botschaften von anderen Freund:innen oder Verwandten.
- ▶ Insgesamt empfiehlt sich ein beschreibender, würdigender und ehrlicher Schreibstil, bei dem Sie Ihr Familienmitglied direkt ansprechen.

Intensivtagebuch für Angehörige

Hier ein paar Beispiele, wie das Tagebuch aussehen könnte:

So ging es dir ...	**So ging es mir ...**
Datum: 01.01.2026 Heute hast du das erste Mal die Augen geöffnet. Für einen Moment hast du mich angesehen.	Es war nur ein ganz kurzer Moment, aber es war so schön, dich zu sehen. Das Pflegepersonal hat gesagt, das ist ein sehr gutes Zeichen. Es geht voran!
Datum: 02.01.2026 Du siehst heute ruhiger aus als beim letzten Besuch. Deine Atmung ist ruhig und deine Werte sind stabil.	Wir vermissen dich wirklich sehr! Es ist jedes Mal so komisch, dich hier liegen zu sehen. Wir versuchen, so oft wie möglich zu kommen und bei dir zu sein. Dr. Müller sagte, dass sich die Lunge erholt, bald kannst du von der Beatmungsmaschine genommen werden, wir sind sehr froh!
Datum: 03.01.2026 Leider hat uns die Ärztin erklärt, dass deine Lunge doch wieder mehr Unterstützung benötigt. Dein Körper kämpft und versucht, sich weiter zu erholen. Du wirkst ruhig, aber auch sehr erschöpft.	Ich habe heute lange deine Hand gehalten – vielleicht hast du es ja gespürt? Zuhause ist alles wie immer. Oma hat angerufen und schickt liebe Gedanken. Sie will dir unbedingt deinen Lieblingskuchen backen, wenn du wieder zu Hause bist. Wir denken ganz fest an dich und glauben daran, dass es besser wird.

Intensivtagebuch für Angehörige

So ging es dir ...	So ging es mir ...
Datum:	Datum: ....

Umgang mit Delir

Ein Delir ist primär ein organisch bedingtes, akutes Zustandsbild, das beispielsweise nach einer Operation auftreten kann. Psychologische Interventionen sind daher neben einer medikamentösen Behandlung v. a. fokussiert auf Reorientierung, Support und Reduktion emotionaler Belastungen.

Delirpatient:innen profitieren besonders von einem gut strukturierten, reorientierenden Umfeld. Auch wenn diese Maßnahmen vor allem durch Pflegekräfte umgesetzt werden, ist es für Therapeut:innen hilfreich, die Grundlagen und Wirkmechanismen, auch im Umgang mit Angehörigen, zu kennen, um das therapeutische Vorgehen daran anzupassen, unrealistische Erwartungen an die Patient:innenkommunikation zu vermeiden oder auch delirverschärfende Umweltfaktoren zu erkennen. Generell erfordert es eine enge Abstimmung mit dem Pflegepersonal über den Zustand der Patient:innen sowie passende Zeitfenster etc.

Im Folgenden ein paar beispielhafte Maßnahmen zur Reorientierung und Umgebungsstrukturierung:

- ruhige, reizregulierte Umgebung (TV möglichst aus, kein ständiger Lärm, Schlafhygiene, Lichtanpassung)
- wiederholte Orientierungshilfen: Ort, Zeit, Person und Situation klar benennen
- Hilfsmittel zur weiteren Orientierung bereitstellen: Uhr, Kalender, Brille, Hörgerät
- Fotos von Angehörigen neben dem Bett aufstellen
- ausreichend Beleuchtung am Tag durch z. B. Tageslichtlampen zur Regulation des Tag-Nacht-Rhythmus
- verbale Strukturierung des Tagesablaufs (z. B. »Jetzt kommt das Mittagessen, danach folgt die Physiotherapie.«)
- Förderung von Angehörigenbesuchen

Psychologische Maßnahmen fokussieren v. a. die Validierung von Gefühlen und Wahrnehmungen durch eine beruhigende Präsenz und wertfreie Haltung. Folgende psychologische Maßnahmen können von Patient:innen als hilfreich empfunden werden:

(1) Validierung und emotionale Begleitung

- Anerkennung emotionaler Belastungen, z. B. Angst oder Überforderung: »Ich bemerke, dass sich das gerade sehr beängstigend für Sie anfühlt.«
- bei Wahnideen oder Halluzinationen keine Konfrontation, sondern Validierung des emotionalen Gehalts: »Das muss sich sehr real anfühlen, so wie Sie das beschreiben.«

(2) Stress- und Angstreduktion

- beruhigendes Gespräch: ruhige Stimmlage, zu Patient:innen setzen
- kurzzeitige, klare Strukturen innerhalb der Sitzung (Begrüßung / Abschied, klare Übergänge)
- einfache, empathische Erklärungen über das, was passiert
- Ressourcenaktivierung: »Was hat Ihnen in der Vergangenheit geholfen, mit stressigen Situationen umzugehen?«
- Nutzung biografischer Anker im therapeutischen Gespräch, z. B. Hinweis auf Hobbys oder bisherige / frühere berufliche Tätigkeit
- gewohnte Rituale bei Patient:innen mit Demenz einsetzen
- einfache Atemübungen einsetzen

Umgang mit Delir

(3) Angehörigenarbeit
- Aufklärung über Delir und mögliche Einschränkungen der Patient:innen
- Hinweise zur angemessenen Kommunikation (Geduld, klare Sprache, Orientierungsmaßnahmen)

Wichtig • Grenzen psychotherapeutischer Interventionen

- Vorrangig supportiv-orientierende psychologische Maßnahmen, Psychotherapie im engeren Sinne ist bei einem akuten Delir nicht indiziert.
- Bei schwerem Delir mit potenzieller Eigen- oder Fremdgefährdung steht die pharmakologische / medizinische Behandlung meist im Vordergrund.
- Trotz orientierender psychologischer Maßnahmen kann eine emotionale Belastung nach Abklingen des Delirs zurückbleiben. Dann empfiehlt sich eine weitere psychotherapeutische Behandlung (z. B. Behandlung von posttraumatischen oder depressiven Symptomen).

Unterstützende Reframings regressiver Patient:innenbedürfnisse

Bei einigen Patient:innen können in belastenden oder verunsichernden medizinischen Situationen schambesetzte, kindlich wirkende Bedürfnisse auftreten. Diese Bedürfnisse sind oft Ausdruck von Schutzbedürfnis, Orientierungssuche oder einem Bedürfnis nach emotionaler Regulation, werden jedoch oft nicht offen kommuniziert, da sie als »unangemessen« erlebt werden. Krank im Bett zu liegen, löst Erinnerungen an kindliche Erkrankungen aus, die in der Vergangenheit im Idealfall auch eine Auszeit vom Alltag und eine besonders zuwendende Versorgung nach sich zogen. »Wer krank ist, wird auch ein bisschen verwöhnt«, haben viele Patient:innen als kleinen positiven Trost erlebt. Oft wirken diese bewussten oder unbewussten Erinnerungen in die erwachsene Patientenrolle mit hinein. Die Patient:innen berichten, dass sie oft sogar untypisch für ihr eigenes Selbstbild mehr Trost, emotionale Unterstützung, Mut, Ansporn und Förderung brauchen als üblich. Psychotherapeut:innen können dabei unterstützen, gemeinsam mit Patient:innen einen alternativen, wertschätzenden Bedeutungsrahmen für kindlich erscheinende Bedürfnisse zu entwickeln. Durch eine solche Umdeutung werden Bedürfnisse entlastet und normalisiert sowie in eine Form gebracht, die sich leichter gegenüber Angehörigen oder dem Behandlungsteam kommunizieren lässt.

Folgende umdeutende Interventionen bieten sich dafür an:

- **Tröstender, kuscheliger Körperkontakt:** Die eigentliche Sehnsucht nach einem Kuscheltier könnte durch ein Geschenk von einem Enkelkind oder anderen nahen Verwandten erfüllt werden. Alternativ bietet sich ein kuscheliges Kissen mit einem Foto der liebsten Menschen an, das man dann ersatzweise in den Arm nehmen kann. Das vielleicht peinlich besetzte Bedürfnis, ein Kuscheltier in den Arm zu nehmen, wird umgedeutet.
  → **Reframing:** »Ich halte ersatzweise meine Familie im Arm.«
- **Trost durch Süßes:** Die Sehnsucht nach Süßigkeiten kann durch hochkalorische Astronautenkost (am besten in einer Lieblingsgeschmacksrichtung), die in der Regel süß schmeckt, erfüllt werden.
  → **Reframing:** »Ich nehme zum Kraftaufbau etwas Süßes zu mir.«
- **Nächtliche Ängste:** Gegen die nächtlichen Ängste, die selten zugegeben werden, kann ein kleines Licht angelassen werden.
  → **Reframing:** »Für das Behandlungsteam bleibt ein kleines Licht an, damit es besser auf mich achten kann.«
- **Zur Beruhigung schaukeln:** Das kindliche Bedürfnis nach Wiegen und Schaukeln kann in den physiotherapeutischen Sitzungen durch haltende Gleichgewichtsübungen durchgeführt werden.
  → **Reframing:** »Ich trainiere durch schaukelnde Bewegungen mein Gleichgewicht.«
- **Das Vorlesen als Einschlafhilfe** können Angehörige übernehmen (s. **AB 9** »Mitbringtipps für Angehörige«).
  → **Reframing:** »Ich höre die Stimme meines Besuchs so gerne, habe aber gerade keine Kraft zum Antworten.«
- **Unterhaltung gegen Langeweile:** Beim Angehörigenbesuch können leichte und bekannte Spiele zum Aktivieren durchgeführt werden (Kartenspiele, Brettspiele usw.).
  → **Reframing:** »Damit ich tagsüber wach bleibe, aktivieren wir mich durch ein Spiel, sodass ich nachts gut schlafen kann.«

Unterstützende Reframings regressiver Patient:innenbedürfnisse

Ergänzend zu den Umdeutungen kann es hilfreich sein, mit Patient:innen über deren Bedürfnisse und tröstende Impulse zu sprechen. Dies ermöglicht es, eigene Formen von Beruhigung, Stabilisierung und Selbstfürsorge bewusster wahrzunehmen und zu klären, was ihnen in aufwühlenden Situationen Halt geben kann.

Mögliche Reflexionsfragen

(1) Welche Formen von Unterstützung, egal ob verbal oder nonverbal, erleben Sie als hilfreich und stützend?
(2) Was wünschen Sie sich von den Menschen um sich herum, wenn Sie sich verletzlich fühlen?
(3) Mit wem können Sie offen über Ihre Bedürfnisse nach Sicherheit oder Trost sprechen?
(4) Gibt es etwas, das Ihnen dabei hilft, sich innerlich zu sammeln oder einem Gefühl von innerer Ruhe einen Schritt näher zu kommen?

Innere Vorratskammer

Es war einmal eine kluge, alte Bäuerin. Sie lebte mit ihrem Mann, ihren Kindern und vielen Enkeln auf einem großen Mehrgenerationenhof. Sie hatte eine ganz besondere Vorratskammer eingerichtet und als einzige neben der Jungbäuerin den Schlüssel dazu. Diese Vorratskammer war riesig groß und prall gefüllt. In großen Regalen standen die leckersten eingemachten, eingeweckten, gelierten und getrockneten Lebensmittel, die im Laufe des Jahres auf dem Hof hergestellt worden waren. Allein schon der Anblick der vielen ordentlichen und gepflegten Gläser mit all den Leckereien darin ließ allen das Wasser im Mund zusammenlaufen. Zudem dufteten die verschiedenen getrockneten Kräuter und Früchte ganz wunderbar, sodass vor allem die Kinder des Hofes sich regelmäßig im Paradies wähnten, wenn sie einmal mitdurften in diesen besonderen heiligen Tempel der Köstlichkeiten.

Die alte Bäuerin nahm jedes ihrer Enkelkinder einmal im Jahr mit in die Vorratskammer. Dann setzten sich die beiden an den dort stehenden, schön gedeckten Tisch. Das Kind durfte sich ein Glas der Köstlichkeiten aussuchen und es ganz allein mit Zeit und Muße aufessen. Schon Wochen vorher überlegten sich die Kinder, was sie sich aussuchen würden und worauf sie sich besonders freuten. Denn Vorfreude ist bekanntlich etwas ganz Feines.

Und die Oma erzählte dann dem einzelnen Kind immer gerne, wie wichtig es ist, im Leben Vorräte anzusammeln. Vorräte, die einen durch den dunklen Winter bringen, damit man in der kalten Zeit nicht hungern muss. Und wie wichtig es ist, sich einen Vorrat für die Seele einzurichten, denn im Leben wird es ganz bestimmt dunkle und kalte Zeiten geben. Und sie erzählte dann, wie unterschiedlich die Menschen seien mit ihren unterschiedlichen Geschmäckern. Für den einen waren die eingemachten Stachelbeeren das Allerleckerste, für den anderen ein Topf Grützwurst. Und so sei es auch mit der Seele. Der eine freute sich darüber, Tiere streicheln zu können, der andere hüpft lieber auf der Wiese herum. Manchmal findet man im ganz Kleinen eine große Freude wie zum Beispiel in einem schönen Schneckenhaus. Manchmal sind es die ganz großen Dinge, die die eigene Vorratskammer füllen, wie zum Beispiel das rauschende Geburtstagsfest.

Und manchmal ist es anstrengend, die Lebensmittel einzuwecken, damit sie lange halten. Die Kirschen z. B. müssen erst gepflückt, dann gewaschen, dann entsteint und eingekocht werden. Das macht echt Arbeit. Und manchmal ist es ganz einfach mit dem Vorrat, denn die Kräuter trocknen nach dem Sammeln ganz allein. Und so ist es auch mit der inneren Vorratskammer. Manche Erlebnisse fliegen einem zu und machen einfach glücklich wie neulich der Schmetterling, der plötzlich auf dem Kopf gelandet ist und großes Staunen ausgelöst hat. Manchmal muss man sich richtig anstrengen, wie z. B. beim ersten Radschlag, den man ewig lange geübt hat, bis die Beine richtig flogen. Und manchmal übt man ganz doll, wie z. B. beim Schwimmen, und plötzlich, ganz von allein, kann man es. Solche Erfahrungen gehören unbedingt in die innere Vorratskammer.

Und später fiel der Blick der Oma dann wie zufällig auf drei hässliche, leere, verstaubte und halb zerbrochene Gläser ganz oben im Regal. Und dann fragte das jeweilige Kind: »Oma, warum stehen denn immer noch die drei hässlichen, dreckigen Gläser da oben herum? Warum hast du sie nicht längst gespült und gefüllt?« Und die alte Bäuerin sagte dann jedes Mal: »Weil sie mich daran erinnern, was passiert, wenn ich nicht meine innere Vorratskammer auffülle.«

Reflexionsfragen

- Wie ist es um meine eigene Vorratskammer bestellt?
- Welche Vorräte sind vorhanden? Gibt es »Schätze« zu entdecken, die vielleicht nicht direkt auf den ersten Blick zu sehen sind?
- Welche der Vorräte könnte ich jetzt besonders gut gebrauchen?

Stärkende Geschichten, die verbinden: Vermittlung von Hoffnung bei langen Krankenhausaufenthalten

Patient:innen, die länger als ursprünglich angenommen im Krankenhaus bleiben müssen, werden oft in Krankenhäusern als »Langlieger« benannt. Alle ressourcenaktivierenden Interventionen bieten sich für diese Patient:innen besonders an – neben der psychischen Bewältigung der Gründe, warum der Aufenthalt sich länger hinzieht.

Grundsätzlich bietet sich immer eine Reflexion an, wann es im Leben schon einmal nicht nach Plan gelaufen ist und welche Copingstrategien damals geholfen haben.

Sammlung von Genesungsgeschichten

Im Besonderen hat es sich bewährt, eine persönliche Sammlung von Patient:innen-Genesungsgeschichten anzulegen. Dazu werden Patient:innen am Ende ihres langen Aufenthalts gebeten (gerne als Dankeschön an die psychologische Mitversorgung), ein Foto von ihrer persönlichen Kraftquelle zuzuschicken, gemeinsam mit ein paar Worten, warum dieser Ort / dieser Gegenstand / dieses Naturphänomen etc. so bedeutsam für die persönliche Genesung war (leider dürfen wegen des Datenschutzes keine Menschen auf diesen Fotos sein). Die Patient:innen werden angehalten, keine zu persönlichen Daten mitzuteilen und wissen auch, dass ihre persönliche Genesungsgeschichte für andere Patient:innen genutzt werden kann. Man könnte dieses Projekt »Von Patient:innen für Patient:innen« nennen. So kann die Abteilung für Psychologie im Krankenhaus im Laufe der Zeit eine Sammlung von Genesungsgeschichten anlegen, die besonders durch Fotos und kurze Worte dokumentiert sind. Diese Bilder können abfotografiert und laminiert werden; die Originale verbleiben in der Abteilung.

Wenn Patient:innen besonders verzweifelt sind angesichts ihres langen Aufenthalts, empfiehlt es sich, eine Auswahl der Bilder zum / zur Patient:in mitzubringen. Sie suchen sich dann ein Bild aus, das sie besonders anspricht, und hören später (wenn er oder sie es mag) die dahinterliegende Genesungsgeschichte. Wer mag, darf das Bild als Erinnerung und Ansporn behalten.

Anschließend bietet sich eine Reflexion an:

- Angenommen, ich sehe nach einem halben Jahr auf meine Verzweiflung hierher zurück: Was hat mir besonders geholfen durchzuhalten?
- Angenommen, ich selbst trage auch zu der Sammlung hier im Haus bei: Welches Bild werde ich wohl nach meiner Entlassung schicken? Mit welcher Begründung und mit welcher Geschichte?
- Angenommen, ich selbst würde Patient:innen nach mir Mut machen können: Welches Motto würde ich ihnen gerne mitteilen?
- Angenommen, irgendwann sucht sich ein Patient / eine Patientin ausgerechnet mein Bild und damit meine Kraftquelle aus: Welche Kernbotschaft würde ich ihm / ihr gerne sagen wollen?
- Was sollen Psycholog:innen noch zu meinem Bild sagen?

Akzeptanz und Entwöhnung der Beatmungsmaschine

Die beiden hypnotherapeutischen Interventionen können verwendet werden, um die Gewöhnung an und die Entwöhnung von einer Beatmungsmaschine zu begleiten und zu vereinfachen. Die Tranceinduktion erfolgt hier, wie gehabt, nach Vorkenntnissen und Präferenz des/der durchführenden Therapeut:in, aber auch nach Bewusstseinszustand des/der Patient:in. Für Patient:innen, die nicht bei Bewusstsein sind, kann die Induktion ebenfalls weggelassen werden.

Wichtig

In der Regel erfolgt hier keine Rücknahme der Trance.

Tranceinduktion

»Sie haben es sich in Ihrem Bett gemütlich gemacht ..., Sie können sich nun ausruhen ..., machen Sie es sich dort bequem ..., richtig bequem ... ruckeln sich ruhig noch ein wenig zurecht ..., wenn Sie mögen ..., um es sich noch bequemer zu machen ... Richten Sie zunächst Ihre Wahrnehmung zum Klang meiner Stimme hin ..., wenn ich spreche ..., und zum Erleben der inneren Wachsamkeit und Stille ... in Ihnen, ... wenn ich aufhöre zu sprechen. Nehmen Sie ruhig noch einmal Geräusche wahr ..., im Raum ..., von draußen, oder wo immer sie auch herkommen mögen ..., und experimentieren für einen Moment damit ..., sie einmal nur als Geräusche wahrzunehmen ..., ohne sie zu benennen ..., zu bewerten ... und ohne ihre Quelle ausfindig zu machen. Geräusche kommen und gehen ... und Sie gehen mehr und mehr ... in Ihren inneren Raum. ... Und mit geschlossenen Augen richten Sie die Wahrnehmung weiter nach innen ... und vielleicht genießen Sie die innere Abgeschlossenheit ... als eine angenehme Ruhe. Wahrnehmungen aus anderen Bereichen Ihres Körpers ... sind nach wie vor anwesend, ... aber Sie geben jetzt einmal ganz bewusst ... der Aufmerksamkeit nach innen den Vorrang ... Nach innen, auf Ihren Atem ... Und während die Augen sich fester und fester schließen ..., spüren Sie, wie Ihr Atem seinen Rhythmus findet ... in einer inneren Begleitung ..., ganz von allein ..., einen Rhythmus ..., den der Körper von selber findet ..., während Sie spüren, ... dass Sie loslassen von den Ereignissen des Tages ..., Spannungen loslassen ... mit einer Haltung der Neugierde ..., ausprobieren, was möglich ist ...; stellen Sie sich vor, ... wie Entspannung und Ruhe ... sich allmählich ausbreiten ... und von dem Körperteil, ... der jetzt schon angenehm entspannt und schwer ist, ... hin zu den Körperteilen fließen kann, ... die Entspannung brauchen können ..., und zu spüren ..., wie die angenehme Schwere ... sich ausbreitet, ... und immer tiefer zu genießen ..., sich mehr und mehr ... wohl und schwer ... und warm fühlen ... und der eigenen inneren Aufmerksamkeit vertrauen.«

(1) Hypnotherapeutische Intervention zur Annahme der Beatmungsmaschine

»Deine Lunge ist ein wunderbares Organ, ... DAS Organ, ... mit dem wir in dieser Welt sind, ... von innen mit dem Außen in Verbindung stehen. Sie tauscht Verbrauchtes gegen Frisches. ... Sie nimmt sich frischen Sauerstoff ... und gibt verbrauchten Kohlenstoff wieder ab. ... Es ist etwas Frisches im Atmen. ... Die Lunge braucht Muskeln, ... und das Zwerchfell beim Atmen. Lunge, Muskeln und Zwerchfell machen das wie in einem guten Team ... von ganz allein miteinander. Dein Atemteam braucht Unterstützung beim Einatmen, ... beim Aktivwerden. ... Da hilft dir die Beatmungsmaschine ... Wenn du genau hinspürst, dann wirst du merken, ... dass du (!) den Impuls zum Einatmen gibst. Das bestimmst du. ... Die Maschine unterstützt dann deine Muskeln beim Einatmen. ... Ausatmen kannst du schon ganz wunderbar. ... Was Zwerchfell, Muskeln und deine Lunge schon sehr gut, ... besonders gut können, ... ist ausatmen, ... loslassen, ... passiv sein, ... geschehen lassen, ... akzeptieren. Ein Luftballon ist ein gutes Lungenmodell, ... nach dem Einatmen oder Aufblasen ist Dehnung und Spannung entstanden. Zum Ausatmen reicht es, wie beim Luftballon, einfach loszulassen. Das kann deine Lunge besonders gut. … Loslassen. … So kann dein Vertrauen wachsen in die wunderbare Fähigkeit der Lunge des Loslassens, … des Abgebens.

Da schon der halbe Prozess sehr gut abläuft, kann deine Aufmerksamkeit dorthin gehen, wo diese gute Funktion des Aufnehmens spürbar wird. Mit dem Einatmen nimmst du frische Energie auf, … bis in die äußersten Winkel der Lunge Frisches, … Neues, … Erfrischendes und Energievolles aufnehmen. Im Einklang mit dem eigenen Körper. … Und die Maschine unterstützt dich dabei wie ein guter Helfer. … Einatmen: Frisches, … Neues, … Gutes ein, … Ausatmen: Verbrauchtes, … Spannungsvolles, … Unangenehmes aus. In einen guten Rhythmus atmen, … zusammen mit der Maschine einen guten Rhythmus finden. Und dabei zu spüren, wie die Zuversicht wächst, … die Zuversicht, … dass etwas seine Richtung findet, … das Vertrauen wachsen kann, … wie von selbst, … denn Wachsen geht wie von selbst. Mehr und mehr wächst das Vertrauen in die Ruhe und in das Gleichmaß der eigenen Atmung mit Unterstützung des Helfers, … ein Wachsen wie von selbst und sich Zeit nehmen, … was einen angenehmen Abstand zu den Dingen bewirkt, sich erlauben zu bemerken, wie sich etwas leichter anfühlt, und dass man dies wieder und wieder genießen kann, jedes Mal deutlicher, mehr und leichter.«

(2) Hypnotherapeutische Intervention zur Entwöhnung von der Beatmungsmaschine

»Deine Lunge ist ein wunderbares Organ, … DAS Organ, mit dem wir in dieser Welt sind, von innen mit dem Außen in Verbindung stehen. Sie tauscht Verbrauchtes gegen Frisches. … Sie nimmt sich frischen Sauerstoff … und gibt verbrauchten Kohlenstoff wieder ab. Es ist etwas Frisches im Atmen. Die Lunge braucht Muskeln … und das Zwerchfell beim Atmen. Die machen das wie in einem guten Team … von ganz allein. Dein Atemteam brauchte Unterstützung beim Einatmen, … beim Aktivwerden. Da half dir die Beatmungsmaschine ganz wunderbar dabei und du hast gelernt, dieser Maschine zu vertrauen. … Die Maschine hat daneben, … beiläufig noch etwas gemacht: Sie hat deine Atemmuskulatur trainiert und beweglich gehalten. Was Zwerchfell, Muskeln und deine Lunge jetzt schon sehr gut, … besonders gut können, … ist ausatmen, … loslassen, … passiv sein, … geschehen lassen, … akzeptieren. Ein Luftballon ist ein gutes Lungenmodell, … d. h. nach dem Einatmen oder Aufblasen ist Dehnung und Spannung entstanden. … Zum Ausatmen reicht es, … wie beim Luftballon, … einfach loszulassen. Das kann deine Lunge besonders gut. Loslassen. So kann dein Vertrauen wachsen in die wunderbare Fähigkeit der Lunge des Loslassens, … des Abgebens. Da schon der halbe Prozess sehr gut abläuft, … kann deine Aufmerksamkeit dorthin gehen, wo diese gute Funktion des Aufnehmens spürbar wird. Mit dem Einatmen … nimmst du frische Energie auf, … bis in die äußersten Winkel der Lunge Frisches, … Neues, … Erfrischendes und Energievolles aufnehmen. Im Einklang mit dem eigenen Körper. … Mehr und mehr Vertrauen in das eigene trainierte Atemteam bekommen. … Und spüren, … wie die Maschine sich langsam zurückziehen kann, … denn dein Atemteam ist stark und kräftig und energievoll und kann das Atmen wieder allein übernehmen. Und das ganz selbstverständlich und von ganz allein, … denn Atmen geht so wunderbar wieder von allein. So wie wir im Schlaf von ganz allein atmen und unser Atemteam voller Vertrauen machen lassen. … Und mit jedem Atemzug wächst das Vertrauen in sich selbst und die natürliche Atmung, …und dabei zu spüren, … wie die Zuversicht wächst, … die Zuversicht, … dass etwas seine Richtung findet, … das Vertrauen wachsen kann, … wie von selbst, … denn wachsen geht wie von selbst. Mehr und mehr wächst das Vertrauen in die Ruhe und in das Gleichmaß der eigenen Atmung, … ein Wachsen wie von selbst und sich Zeit nehmen, … was einen angenehmen Abstand, … sich erlauben zu bemerken, wie sich etwas leichter anfühlt, … und dass man dies wieder und wieder genießen kann, jedes Mal deutlicher, mehr und leichter.

Safe Place

Der Safe Place dient als ein Ort der inneren Ruhe, ein Ort des Wohlfühlens und der Geborgenheit. Diese Intervention bietet sich besonders bei Patient:innen an, die sehr aufgeregt sind, sich schnell aus der Ruhe bringen lassen, jede Störung registrieren und Ängste vor Eingriffen, Operationen oder Interventionen benennen.

Tranceinduktion

»Sie haben es sich in Ihrem Bett gemütlich gemacht …, Sie können sich nun ausruhen …, machen Sie es sich dort bequem …, richtig bequem … ruckeln sich ruhig noch ein wenig zurecht …, wenn Sie mögen …, um es sich noch bequemer zu machen … Richten Sie zunächst Ihre Wahrnehmung zum Klang meiner Stimme hin …, wenn ich spreche …, und zum Erleben der inneren Wachsamkeit und Stille … in Ihnen, … wenn ich aufhöre zu sprechen. Nehmen Sie ruhig noch einmal Geräusche wahr …, im Raum …, von draußen, oder wo immer sie auch herkommen mögen …, und experimentieren für einen Moment damit …, sie einmal nur als Geräusche wahrzunehmen …, ohne sie zu benennen …, zu bewerten … und ohne ihre Quelle ausfindig zu machen. Geräusche kommen und gehen … und Sie gehen mehr und mehr … in Ihren inneren Raum. … Und mit geschlossenen Augen richten Sie die Wahrnehmung weiter nach innen … und vielleicht genießen Sie die innere Abgeschlossenheit … als eine angenehme Ruhe. Wahrnehmungen aus anderen Bereichen Ihres Körpers … sind nach wie vor anwesend, … aber Sie geben jetzt einmal ganz bewusst … der Aufmerksamkeit nach innen den Vorrang … Nach innen, auf Ihren Atem … Und während die Augen sich fester und fester schließen …, spüren Sie, wie Ihr Atem seinen Rhythmus findet … in einer inneren Begleitung …, ganz von allein …, einen Rhythmus …, den der Körper von selber findet …, während Sie spüren, … dass Sie loslassen von den Ereignissen des Tages …, Spannungen loslassen … mit einer Haltung der Neugierde …, ausprobieren, was möglich ist …; stellen Sie sich vor, … wie Entspannung und Ruhe … sich allmählich ausbreiten … und von dem Körperteil, … der jetzt schon angenehm entspannt und schwer ist, … hin zu den Körperteilen fließen kann, … die Entspannung brauchen können …, und zu spüren …, wie die angenehme Schwere … sich ausbreitet, … und immer tiefer zu genießen …, sich mehr und mehr … wohl und schwer … und warm fühlen … und der eigenen inneren Aufmerksamkeit vertrauen.«

Hauptteil

»Ich möchte gerne dein Wohlbefinden hier bei uns vertiefen. … Und ich möchte dich dazu nun einladen, einmal in der Vorstellung an einen ganz besonderen Ort zu gehen, … an einen Ort der Ruhe, … einen Ort, an dem du dich ganz und gar wohlfühlst, ein Wohlfühlort. … Das kann ein realer Ort sein, an dem du schon einmal gewesen bist, … eine angenehme Erinnerung, zum Beispiel an einen Urlaub, … es kann aber auch ein Ort sein in deiner Vorstellung, … so wie wir in unseren Träumen an Orte reisen; … ein Ort, an dem du dich ganz geborgen und wohl und sicher fühlst. … Sei neugierig, welche angenehmen Bilder und Empfindungen da auftauchen, … oder Impulse an deinem Wohlfühlort. … Und prüfe, wie es dir dort geht. … Wenn etwas noch nicht stimmt, dann verändere es in deiner Vorstellung, … denn in unserer Vorstellung können wir alles so verändern, wie wir es möchten und brauchen, … damit wir es als angenehm und gut empfinden, … und dann spüre einmal mit all deinen Sinnen, wie sich das anfühlt, an deinem Ort zu sein. … Was siehst du? Welche Farben, welche Formen? Wie ist die Landschaft? … Welche Klänge und Geräusche kannst du hören? Einfach mal lauschen und neugierig sein … wie angenehm das schon ist. Vielleicht nimmst du Gerüche und Düfte wahr? … Und spüre auch einmal, wie sich dein Körper anfühlt an diesem Wohlfühlort; … vielleicht berührst du etwas, spürst du etwas auf deiner Haut, … vielleicht die Wärme der Sonne oder den Wind, wie eine angenehme Berührung oder vielleicht etwas ganz anderes, und nimm deinen Körper wahr, ganz behutsam und entspannt. … Lass dich von der Ruhe und Kraft deines Ortes durchströmen. … Nimm die einzelnen Eindrücke und Empfindungen wahr. … Lass den Ort ein wenig auf dich wirken, … und spüre, dass es dir guttut, dort zu verweilen. … Und wenn du magst, dann kannst du auch eine Verbindung zu deinem Ort herstellen. … Damit du auch nach der Übung jederzeit ganz leicht an deinen Ort zurückkehren kannst, … lade ich dich ein, dich in Ruhe umzuschauen und einen kleinen Gegenstand zu entdecken, den du ganz leicht in deine Hand nehmen und einstecken kannst, einen Gegenstand, der dich an deinen Wohlfühlort erinnert. Schaue dich in Ruhe um und stecke dann diesen Gegenstand ein. Einen Gegenstand, der es dir erleichtert, jederzeit wieder an deinen Wohlfühlort zurückzukommen. … Und im Alltag kann es oft hilfreich sein, sich diesen Wohlfühlort vorzustellen … sich eine kleine Pause zu gönnen. … Und verweile noch ein bisschen an deinem Ort, lass ihn auf dich wirken, Ruhe und Entspannung.«

Rücknahme

»Und so langsam können Sie aus Ihrem Erleben, wo auch immer Sie gerade waren, wieder zurückkommen … Sie können langsam wieder zurückkommen … in all der Zeit, die Sie dazu brauchen … und die Sie sich nehmen können … wie Ihr Unbewusstes all die Entspannung und Ruhe mitnimmt, … die es braucht beim Zurückkommen … und jeder hat so seine Art, wieder zurückzukommen … ausgeruht und erfrischt zurückkommen … der eine hört meine Stimme jetzt wieder deutlicher … der andere nimmt den Raum hier wieder deutlicher wahr … der Nächste spürt das Bett wieder deutlicher … und das Bedürfnis entsteht, sich zu strecken und zu drehen, … und sich frisch und ausgeruht zu fühlen, und dann noch einmal ganz tief Luft holen, die Hände zu Fäusten ballen, einmal feste recken, strecken, gähnen und ganz erfrischt und ausgeruht die Augen öffnen.

Atembaum

»Manchen Menschen hilft es, sich beim Atmen einen großen Baum vorzustellen. Und wenn Sie mögen, stellen Sie sich auch Ihren großen Baum vor, mit einem kräftigen Stamm und einer weiten, ausladenden grünen Krone mit vielen grünen Blättern daran. Ihr Blick wandert den Stamm entlang, schaut sich in Ruhe die Musterung der Rinde an und öffnet sich dann für die große, weite, grüne Baumkrone. Groß und weit. Ein Baum atmet auch. Bäume werden gerne die Lunge der Natur genannt. Der Baum atmet mit seinen kräftigen grünen Blättern. Die Blätter nehmen sich Kohlenstoff aus der Luft und verwandeln ihn in Sauerstoff. Sie atmen Kohlenstoff ein und Sauerstoff aus. Ruhig und regelmäßig und fast unauffällig atmet ein Baum. Und wenn Sie mögen, stellen Sie sich vor, wie Ihr Baum für Sie atmet. Er schenkt Ihnen Sauerstoff, den Sie zu sich nehmen beim ruhigen Einatmen. Und Sie atmen dann Kohlenstoff als Verbrauchtes aus. Und diesen Kohlenstoff nimmt sich Ihr Baum wieder und verwandelt ihn in Sauerstoff. Den Sie sich dann wieder beim Einatmen frisch nehmen. So atmen Ihr Baum und Sie gemeinsam im Kreislauf der Natur. Daran erinnert uns das Atmen. Jeder steht für sich selbst und jeder ist ein Ganzes für sich, und wir alle sind ein Teil der Natur. Ich bin ein Teil des Kreislaufs der Natur. Ich stehe für mich und atme ruhig und regelmäßig voller Vertrauen in meine Natur. Und immer, wenn es angenehm ist und gut passt, lassen Sie das Bild Ihres Baumes vor Ihrem inneren Auge entstehen. Und atmen Sie zusammen mit Ihrem Baum. So kann ruhig und in Ihrem Tempo das Vertrauen in die Natur und die Natürlichkeit des Atmens wieder wachsen.«

Schlaf im Krankenhaus

Diese Anleitung kann direkt den Patient:innen vorgelesen werden, vielleicht auch mit der Einladung, sie auf dem Handy aufzunehmen, damit man sie jederzeit abspielen kann, wenn man sie braucht.

> **Wichtig**
>
> In der Regel erfolgt hier keine Rücknahme der Trance.

Tranceinduktion

»Sie haben es sich in Ihrem Bett gemütlich gemacht ..., Sie können sich nun ausruhen ..., machen Sie es sich dort bequem ..., richtig bequem ... ruckeln Sie sich ruhig noch ein wenig zurecht ..., wenn Sie mögen ..., um es sich noch bequemer zu machen ... Richten Sie zunächst Ihre Wahrnehmung zum Klang meiner Stimme hin ..., wenn ich spreche ..., und zum Erleben der inneren Wachsamkeit und Stille ... in Ihnen, ... wenn ich aufhöre zu sprechen. Nehmen Sie ruhig noch einmal Geräusche wahr ..., im Raum ..., von draußen, oder wo immer sie auch herkommen mögen ..., und experimentieren Sie für einen Moment damit ..., sie einmal nur als Geräusche wahrzunehmen ..., ohne sie zu benennen ..., zu bewerten ... und ohne ihre Quelle ausfindig zu machen. Geräusche kommen und gehen ... und Sie gehen mehr und mehr ... in Ihren inneren Raum. ... Und mit geschlossenen Augen richten Sie die Wahrnehmung weiter nach innen ... und vielleicht genießen Sie die innere Abgeschlossenheit ... als eine angenehme Ruhe. Wahrnehmungen aus anderen Bereichen Ihres Körpers ... sind nach wie vor anwesend, ... aber Sie geben jetzt einmal ganz bewusst ... der Aufmerksamkeit nach innen den Vorrang ... Nach innen, auf Ihren Atem ... Und während die Augen sich fester und fester schließen ..., spüren Sie, wie Ihr Atem seinen Rhythmus findet ... in einer inneren Begleitung ..., ganz von allein ..., einen Rhythmus ..., den der Körper von selber findet ..., während Sie spüren, ... dass Sie loslassen von den Ereignissen des Tages ..., Spannungen loslassen ... mit einer Haltung der Neugierde ..., ausprobieren, was möglich ist ...; stellen Sie sich vor, ... wie Entspannung und Ruhe ... sich allmählich ausbreiten ... und von dem Körperteil, ... der jetzt schon angenehm entspannt und schwer ist, ... hin zu den Körperteilen fließen kann, ... die Entspannung brauchen können ..., und zu spüren ..., wie die angenehme Schwere ... sich ausbreitet, ... und immer tiefer zu genießen ..., sich mehr und mehr ... wohl und schwer ... und warm fühlen ... und der eigenen inneren Aufmerksamkeit vertrauen.«

Hauptteil

»Nimm dir ein wenig Zeit ... es dir bequem zu machen ... so wie es für dich gut ... und richtig ist ... und jeder hat seinen eigenen Weg ... für sich Bedingungen zu schaffen ... um sich wohlzufühlen ... so ... wie auch du Bedingungen schaffen kannst, ... dich mehr und mehr ... zu entspannen ... Und während du für dich ... und deinen Körper eine angenehme Liegeposition findest ... und das kann ein bisschen dauern, sich so richtig zurechtzuruckeln ... so wie Hunde sich auch ein bisschen zurechtruckeln und noch mal drehen und noch mal sich wenden, bis sie eine ganz gute Position für sich gefunden haben ... nimm dir alle Zeit, auch für dich eine ganz gute, stimmige, entspannte Position zu finden ... sich hineinruckeln ins Bett ... hineinzukuscheln ... kannst du dich daran erinnern ... an die Zeit ... als es dir wie von selbst gelang einzuschlafen ... ganz von allein in die Ruhe finden ... und wie die Ruhe von allein kommt ... Ruhe kann man ja nicht machen, Ruhe kann man wie von allein finden ... indem man alles einfach mal in Ruhe lässt, einfach so lässt, wie es nun mal ist, ... und auch sich selbst in Ruhe lassen ... wie angenehm schwer dein Körper sich dabei anfühlte ... sich mit

Schlaf im Krankenhaus

Leichtigkeit ... diese angenehme Schwere ... mehr und mehr ... in deinem Körper ausbreitete ... angefangen von deinem Kopf ... über deine Schultern ... und deine Arme ... weiter über deinen Oberkörper ... hinab zu deinem Gesäß ... und weiter zu deinen Beinen ... wie angenehm schwer sich dein Körper in die Matratze schmiegt ... leichte Schwere ... oder schwere Leichtigkeit ... dabei wohlig warm entspannt ... Deine Atmung ganz ruhig und gleichmäßig ... wie sich dein Bauch hebt und senkt ... ganz im eigenen Rhythmus, ohne etwas hinzuzutun ... und während dein Körper sich auf den Schlaf ... immer mehr und mehr vorbereitet ... kannst du jetzt oder später ... deine Augen schließen ... und ist es nicht überraschend ... dass wir am nächsten Morgen nicht mehr wissen ... wie sich unsere Lider geschlossen haben ... wenngleich wir wissen, dass wir sie geschlossen haben ... und da ist hinter den Augenlidern vielleicht eine angenehme Abgeschiedenheit ... mit verschiedenen Farben ... oder auch kleinen Lichtern ... die dich Stück für Stück näher und näher zum Schlaf führen ... hinter den geschlossenen Lidern kein Schwarz ... manchmal andere Farben ... mehr oder weniger dunkel ... und all die Farben ... Abstufungen ... Zwischentöne ... und dann schließen sich die Augen jetzt oder später noch ein bisschen fester ... wie bei einer inneren Jalousie ... wie angenehm das allein schon sein kann ... und manchmal sind da Gedanken, ... die kommen und gehen ... mal mehr ... und mal weniger ... und du kannst dir vielleicht vorstellen, ... wie du auf einer kleinen Brücke stehst ... und von dort auf einen kleinen Bach schaust ... und du siehst, wie auf dem kleinen Bach bunte Blätter schwimmen ... und du kannst dir vorstellen, wie du deine Gedanken auf unterschiedlich geformte ... große und kleine ... Blätter setzt ... die erst auf dem kleinen Bach ... und später auf einem weiten Fluss treiben ... und wie du ihnen nachschaust, ... wie sie sich mehr und mehr ... angetrieben durch den Wind und die Strömung ... auf ihre eigene Reise machen ... immer weiter und weiter ... bis sie völlig deinem Blick entschwinden ... und während die Geräte ... die dich versorgen ... in unterschiedlichen Arten Geräusche von sich geben ... die deine Ohren mal mehr und mal weniger aufnehmen ... und manchmal auch deiner Wahrnehmung vollkommen verborgen bleiben ... so kannst du dich tiefer ... und tiefer ... der inneren Ruhe hingeben ... mit dem inneren Wissen ... dass die Kommunikation zwischen dem Personal und den Geräten ... dazu beiträgt ... dich auf deinem Weg der Genesung zu begleiten ... es ist so angenehm, etwas abzugeben ... und ist es nicht erstaunlich ... auf wie vielen unterschiedlichen Pfaden der Schlaf zu uns kommen kann ... mit welcher Leichtigkeit ... kleine Hundebabys schlafen in scheinbar außergewöhnlichen Positionen ... in einen tiefen ... und entspannten Schlummer fallen ... so wie dein Körper dies auch vermag ... denn diese Fähigkeit ist uns allen gegeben ... von Geburt an ... instinkthaft ... und während dein Körper mit medizinischen Geräten oder Infusionen verbunden ist ... so kannst du dich sicher und geborgen fühlen ... denn sie sorgen dafür ... dass du mit alldem versorgt wirst ... was dir guttut ... und dein Körper jetzt braucht ... so wie auch ein kleines Hündchen im Bauch mit seiner Mutter verbunden ist ... und mit alldem versorgt wird ... was zum Stark- und Kräftigwerden wichtig ist ... Und manchmal kann es sein ... dass dein Körper Verspannungen ... oder einen mal mehr oder weniger ausgeprägten Druck empfindet ... und vielleicht kannst du dir vorstellen ... wie eine angenehme Wärme zu diesen Bereichen fließt ... und sich diese Bereiche mehr ... und mehr entspannen ... so wie sich auch ein Hündchen ... in der wohlig warmen Sonne herumräkelt ... immer mehr entspannen kann ... während es sich ausruht ... von den vielen Herausforderungen des Tages ... wie auch deine innere Ruhe und der Schlaf ... früher oder später ... Stück für Stück ... sich dir nähern ... und vielleicht kannst du die Wärme ... und angenehme Gelassenheit wahrnehmen ... die sich in dir immer weiter ausbreitet ... und du spürst ... wie sich im Körper mehr und mehr Entspannung ausbreitet ... behaglich ... wohlig ... warm ... rhythmisch leicht ... mit angenehmen Träumen im

Schlaf im Krankenhaus

Gepäck … zu einem erholsamen Schlaf … so kannst auch du dich auf den Weg machen … und dem Schlaf deinen Körper der Genesung sicher anvertrauen … geborgen und behütet … die Grenze vom Wachsein … zum Schlafen übertreten … und es ist vollkommen unwichtig zu wissen … wie diese Grenze gestaltet ist … welche Farben dort zu sehen sind … welche Formen du dort entdecken kannst … welche Geräusche deine Ohren wahrnehmen können … und welchen Duft … und auch wenn du keine Kenntnis davon hast … auf welcher Seite der Grenze … zwischen Wachsein … und Schlaf du dich gerade befindest … so kennt doch dein Körper … und dein Unbewusstes den Weg … den es schon so oft gegangen ist … Schritt für Schritt … und all das, was du brauchst und dir guttut … wird dich begleiten … und dein Bewusstsein kann mehr und mehr … loslassen … währenddessen du dich entspannst … du tiefer und tiefer … der heilsamen Erholung … und dem wohltuenden Schlaf entgegen gehst … und wenn du ihn erreicht hast … dann kannst du dich gelassen treiben lassen … und dich sicher fühlen … so wie das Hündchen, angenehm sicher und behütet und wohlig warm.«

Ein Stück Selbstbestimmung

Liebe Patientin, lieber Patient,

manchmal sind die Tage im Krankenhaus besonders schwer: fremdbestimmt, auslaugend, fern von jeglichem Alltagszustand. Dieses Blatt soll Ihnen helfen, sich selbst nicht aus dem Blick zu verlieren, auch wenn vieles gerade außerhalb Ihrer Kontrolle liegt. Es geht nicht darum, »positiv« zu sein, sondern darum, kleine Dinge wahrzunehmen, die trotz allem möglich sind. Das sind Momente der Entscheidung, der Selbstfürsorge, des Innehaltens.

Nehmen Sie sich den Raum in dem sonst oft vorgeschriebenen Klinikalltag mit festgelegten Zeiten, Abläufen und Untersuchungen. Ein Gedanke, eine Geste oder ein kleiner Moment des Reflektierens kann heute schon genug sein. Sie entscheiden selbst, was heute für Sie persönlich wichtig ist.

Sie müssen den Zettel nicht schriftlich ausfüllen! Gerne können Sie sich anhand der Fragen Gedanken machen oder die Fragen als Anregung für ein Gespräch nutzen. Richten Sie sich danach, was Ihnen möglich und hilfreich erscheint.

(1) Ein kleiner Gedanke für den Tag

Ein Gedanke, den ich mir heute mitgeben möchte (z. B. »Ich bin da«, »Ich darf schwach sein«, »Es darf schwer sein«, »Ich freue mich auf meinen heutigen Besuch«):

....

(2) Etwas, das ich heute bewusst tun kann – auch wenn es klein ist

- ☐ Ich wähle heute eine Geste oder Handlung aus:
- ☐ bewusst atmen (drei Atemzüge zählen) mit dem Wissen: »Ich bin hier.«
- ☐ den Blick auf etwas Schönes im Raum richten
- ☐ meine Hand spüren / auf den Bauch legen
- ☐ meine Hände falten und spüren
- ☐ eine Erinnerung aufrufen, die mir guttut
- ☐ mich an eine angenehme Melodie oder ein Musikstück in Gedanken erinnern

- ☐ ....

(3) Ich darf heute entscheiden:

Heute treffe ich (mindestens) eine kleine Entscheidung selbst:

- ☐ wann ich Besuch bekommen möchte
- ☐ ob ich gerade Ruhe oder Kontakt brauche
- ☐ wann ich meine Augen schließe
- ☐ was ich jetzt gerade denke oder fühle
- ☐ ob ich das Fenster geöffnet haben möchte
- ☐ ob ich das Licht an- oder ausgeschaltet haben möchte

- ☐ ....

Ein Stück Selbstbestimmung

(4) Erinnerung: Was hat mir früher schon einmal geholfen?
Ein Gedanke, eine Erfahrung oder ein inneres Bild / Symbol, das mir schon einmal geholfen hat:

....

(5) Mein Tagesrückblick am Abend
Was war heute das Kleinste, das okay war (z. B. »Ich habe einen Moment der Ruhe genossen« oder »Die Decke lag heute gut – ich habe mich darin sicher gefühlt« oder »Ich konnte heute jemandem Danke sagen – oder es zumindest denken« oder »Ich habe mich getraut, um Hilfe zu bitten« oder »Ich konnte heute für einen Moment lächeln«)?

....

....

....

Wenn Sie nach Hause gehen: Anregung für Ihren Abschiedsmoment auf der Intensivstation

Liebe Angehörige, lieber Angehöriger,

ein für Sie ganz lieber und besonderer Mensch liegt ohne oder mit eingeschränktem Bewusstsein auf der Intensivstation und Sie müssen sich nach Ihrem Besuch nun wieder von ihm oder ihr verabschieden. Egal, ob Sie als Partner oder Partnerin lieben, als Elternteil, als Bruder, Schwester oder anders Verwandte:r, als Freund oder Freundin, Ihre Beziehung und Liebe zu diesem besonderen Menschen ist einzigartig.

Da fällt Ihnen das Verabschieden für heute natürlich schwer.

Vielleicht mögen Sie Ihrem lieben Menschen zum Abschied den folgenden Text vorlesen. Wählen Sie dazu eine liebevolle, zärtliche Stimme und lesen Sie den Text ruhig und laut vor. Wir nehmen stark an, dass das Unbewusste Ihres lieben Menschen etwas hören kann, auch wenn das Bewusstsein im Moment eingeschränkt ist.

»Liebe:r (*Name*),

langsam ist es an der Zeit, für heute Tschüss, gute Nacht und auf Wiedersehen zu sagen. Die Pflegenden und Ärzte versichern: Sie kümmern sich weiter liebevoll um dich und es ist gut, wenn auch du dich ein bisschen ausruhst. Du bist in sicheren Händen. Wenn ich mich gleich verabschiede, wird meine Stimme bei dir bleiben, mit allen Erinnerungen an unsere gemeinsame Zeit. Wir sind so schön miteinander verbunden. Jede Verbindung ist einzigartig, jede Liebe besonders, auch unsere. Ich liebe dich sehr, unsere Liebe ist gleichzeitig uralt und dann wieder ganz neu. Unsere Nähe bedeutet mir sehr viel. Jeder Augenblick, an dem ich bei dir sein kann, ist mir kostbar.

Ruh dich jetzt aus.

Und du weißt ja, in der Ruhe liegt die Kraft. Und während des Schlafes sammeln sich ganz neue Kräfte. Dein Körper kann sich erholen und dabei heilen. Die Medikamente und Maschinen helfen dir dabei. Schlaf jetzt ruhig mit der Gewissheit: Ich bin in dieser besonderen Zeit an deiner Seite. Du kannst dich mitteilen und alle werden verstehen, was du brauchst. Es wird alles getan, damit du in Sicherheit bist und dich wohl fühlst. Ich werde dir helfen zu begreifen, wo du bist und was vor sich geht. Ich habe so viel Liebe und Respekt für dich, wie tapfer du alles meisterst. Das Wichtigste machst du, dein Körper, ganz von allein. Du machst das ganz toll, du hast schon so viel geschafft! Du bist geborgen und sicher, wohlbehütet. Und alles ordnet sich und kommt in Ordnung.

Ich stelle mir vor, dass die Liebe zwischen uns ein besonderes Band ist, ein Liebesband. Und dieses Band überwindet Mauern und Türen und Entfernungen. Auch wenn ich jetzt gehe, bleibt das Liebesband zwischen uns fest bestehen. Und ab und zu schicke ich dir zarte Gedanken und liebevolle Gefühle über das Band hinweg zu.

Schlaf gut, erhole dich schön, ich freue mich schon darauf, dich wiederzusehen.«

5 Postinterventioneller Aufenthalt

Mit dem Oberbegriff »Postinterventioneller Aufenthalt« sind in diesem Kapitel alle Interventionen und Informationsblätter zusammengefasst, die während eines Krankenhausaufenthalts nach erfolgter medizinischer Intervention, zum Beispiel einer Operation oder diagnostischer Maßnahmen, Anwendung finden können.

Die Adhärenz ist entscheidend für den Erfolg körperlicher und psychischer Behandlungskonzepte von chronisch kranken Patient:innen. Die konsequente Umsetzung von medizinischen Maßnahmen stellt insbesondere bei langfristigen Therapien eine große Herausforderung für die Patient:innen dar. Die Förderung der Adhärenz erfordert empathisches Fingerspitzengefühl und das Erfassen der individuellen Bedürfnisse und Lebensrealitäten von Patient:innen (**INFO 16–17, AB 37**). Krankenhausvisiten und insgesamt der Umgang mit negativen und verletzenden Äußerungen im stationären Kontext werden als besondere Herausforderungen hervorgehoben (**AB 36, AB 44**).

Laut Statistischem Bundesamt wurden in Deutschland im Jahr 2024 über 16 Millionen Operationen durchgeführt (Statistisches Bundesamt, 2025). Die Behandlung von peri- und postoperativem Schmerz ist daher eine zentrale Aufgabe in jedem Krankenhaus (**INFO 18, AB 38–39**). Besonders belastend erleben es Patient:innen, wenn ein Krankenhausaufenthalt länger als geplant oder sehr komplikationsreich verläuft. Für diese Situationen sind besonders die verschiedenen Arbeitsblätter zur Ressourcenaktivierung vorgesehen (**AB 40–42, AB 45–54**). Eine Organtransplantation stellt einen besonderen Eingriff dar, zwei Arbeitsmaterialien beschäftigen sich mit der Organintegration und mit Gedanken an die verstorbenen Spender:innen (**AB 43, INFO 19**). Auch für Angehörige sind verlängerte Krankenhausaufenthalte fordernd, die Gestaltung der Besuche und auch Abschiede werden thematisiert (**INFO 15, AB 55**).

Arbeits- und Informationsmaterialien

INFO 15 Was kann ich als Angehörige:r tun?
Angehörige haben oft die Sorge, nicht genug zur Genesung ihres geliebten Menschen beitragen zu können oder sind irritiert und besorgt durch Erfahrungen im Krankenhaus. Ergänzend zu **AB 9** »Mitbringtipps für Angehörige« sind in diesem Infoblatt Hinweise zur Beziehungsgestaltung, zum Management von Sozialkontakten und zum Setting Krankenhaus zusammengefasst.

AB 36 Visiten Vor- und Nachbereitung
Visiten gehören zur alltäglichen Stationsroutine und dienen der Übergabe von Informationen und der Besprechung des aktuellen Befindens und möglicher weiterer Behandlungsschritte. Für Patient:innen kann es manchmal herausfordernd sein, ihre Fragen stellen zu können und alle wichtigen Informationen zu verstehen. In diesem Arbeitsblatt sind ordnende Informationen und Anregungen zur Vor- und Nachbereitung einer Visite zusammengestellt.

INFO 16 Adhärenz: Informationen und Ideen für psychotherapeutische Interventionen
Adhärenz im Kontext körperlicher Erkrankungen ist ein sehr bedeutsamer Faktor, mangelnde Adhärenz eine Ursache von Missverständnissen und schwierigen Situationen im Rahmen der Behandlung. Das Informationsblatt fasst Definition und Einflussfaktoren zusammen.

INFO 17 Was bedeutet eigentlich »Adhärenz«?
Ein kurzes Informationsblatt für Patient:innen erklärt das Konzept der Adhärenz und die dafür erforderliche aktive Patient:innenrolle. Es kann dafür genutzt werden, um mit Patient:innen darüber ins Gespräch zu kommen, welche Vorstellungen sie selbst haben und in welcher Weise sie eine aktivere Rolle im Rahmen ihrer Genesung einnehmen und Missverständnissen vorbeugen können.

AB 37 Adhärenz: Stuhldialog mit dem inneren Schweinehund

Das Arbeitsblatt enthält eine Instruktion sowie zentrale Aspekte für einen Stuhldialog. Dieser dient dazu, ambivalente Einstellungen in Bezug auf die Adhärenz herauszuarbeiten und einander gegenüberzustellen. Die beigefügten Informationen fassen exemplarisch einige mögliche Funktionen zusammen, die im Rahmen der Intervention gemeinsam erarbeitet werden können.

INFO 18 Schmerzmanagement im Akutkrankenhaus als Herausforderung für das gesamte Behandlungsteam

Das Management akuter peri- und postoperativer Schmerzen ist eine zentrale Aufgabe der stationären Akutbehandlung. Das Informationsblatt fasst relevante Aspekte hinsichtlich der psychotherapeutischen Mitbehandlung von akuten und chronischen Schmerzen sowie dem Thema Schmerzmittelabhängigkeit im Krankenhaus zusammen.

AB 38 Hypnotherapeutische Imagination zur Schmerzmodulation

Diese hypnotherapeutische Imaginationsübung nach Schwegler (2014) dient der Modulation der Schmerzwahrnehmung durch den gezielten Einsatz innerer Bilder und achtsamer Körperwahrnehmung. Ziel der Intervention ist es, unangenehme Empfindungen oder Schmerzen im Körper durch die bewusste Fokussierung auf eine angenehmere, positiv empfundene Körperwahrnehmung zu modulieren und damit eine subjektive Erleichterung zu ermöglichen.

AB 39 Schritt für Schritt aktiv trotz Schmerz

Schmerzen können dazu führen, dass bestimmte Aktivitäten vermieden werden. Das Arbeitsblatt für Patient:innen kann zum Abbau von Vermeidungsverhalten verwendet werden. Der Einsatz setzt voraus, dass Vermeidungsverhalten bei diesem / dieser Patient:in eine Rolle spielt und ihm / ihr das Rational bereits zuvor erläutert worden ist.

AB 40 Besuch beim inneren Heiler

Diese Intervention ist für Patient:innen gedacht, die sich dem Genesungsprozess stark ausgeliefert erleben und wenig eigene Kontrolle beschreiben. Der »Besuch beim inneren Heiler« stärkt das Gefühl von Kontrolle. Die Imagination kann im Patientenbett (liegend) als auch im Stuhl (sitzend) durchgeführt werden.

AB 41 Zwei Wölfe im Herzen

Das Arbeitsblatt enthält eine hypnotherapeutische Geschichte zum Thema Hoffen und Bangen, Zuversicht und Sorge, Angst und Vertrauen. Diese Geschichte ist als Schachtelgeschichte aufgebaut, um die Spannung zu erhöhen.

AB 42 Genesung nach der Operation

Das Arbeitsblatt enthält eine hypnotherapeutische Intervention, die nach der Operation angewendet werden kann und den Genesungsprozess unterstützt. Dabei wird das Vertrauen in die Selbstheilungskräfte des Körpers mit besonderem Fokus auf die Wundheilung aktiviert.

AB 43 Begrüßungsritual nach Organtransplantation

Die meisten Patient:innen nach erfolgter Organtransplantation machen sich zu irgendeinem Zeitpunkt Gedanken darüber, ob und wie sie das neue, zunächst fremde Körperteil in ihrem Körper willkommen heißen und integrieren können, und finden dafür unterschiedliche Lösungen (z. B. dem Organ einen Namen geben). Die hypnotherapeutische Intervention in diesem Arbeitsblatt kann nach einer Transplantation gemeinsam mit Patient:innen durchgeführt werden, um die Akzeptanz des Spenderorgans und die Organintegration zu erleichtern.

INFO 19 Gedanken an den / die Spender:in nach Organtransplantation

Viele Transplantationspatient:innen beschäftigen sich nach postmortaler Organspende damit, was der / die Spender:in wohl für ein Mensch gewesen ist. Auch die Familien der Spender:innen sind in den

Gedanken vieler Patient:innen. Das Informationsblatt enthält einige Anregungen und Gedanken, die für Patient:innen in dieser Situation hilfreich sein können.

AB 44 Zaubermantel
Für Patient:innen, die sich ein »dickeres Fell« im Umgang mit negativen und verletzenden Äußerungen im stationären Kontext (willentlich oder unwillentlich) wünschen, kann darin unterstützt werden, indem sie dazu angeleitet werden, sich gedanklich einen Zaubermantel anzulegen. Dieser dient als symbolischer Schutz und kann dabei helfen, belastende Kommentare emotional auf Abstand zu halten oder zu entkräften.

AB 45 Ressourcenaktivierung: Erarbeiten von Genesungszielen
Gemeinsam mit **AB 46** »Meine persönlichen Genesungsziele« wird eine Anregung gegeben, um mit Patient:innen gemeinsam konkrete und erreichbare Genesungsziele für die Zeit nach dem stationären Aufenthalt zu entwickeln und aufzuschreiben.

AB 46 Meine persönlichen Genesungsziele
In Ergänzung zu **AB 45** »Ressourcenaktivierung: Erarbeiten von Genesungszielen« kann diese Liste Patient:innen ausgehändigt werden, damit sie ihre gemeinsam erarbeiteten persönlichen Genesungsziele verschriftlichen können, um die Verarbeitungstiefe zu erhöhen und eine nachhaltige Erinnerung an die Erarbeitung zu haben.

AB 47 Häuptlingsgeschichte
Diese hypnotherapeutische Geschichte kann Patient:innen bei akuter Belastungsreaktion nach Operationen / Eingriffen vorgelesen werden.

AB 48 Urlaub für den Kopf
Das Anschauen von Fotos von vergangenen Ausflügen, Urlauben oder besonderen Erlebnissen der Patient:innen kann insbesondere bei langen Krankenhausaufenthalten helfen, die Krankenhaussituation um sich herum für einen kurzen Augenblick zu vergessen. Lassen Sie Fotos von Angehörigen mitbringen oder bitten Sie Ihre Patient:innen, sich gemeinsam Fotos auf deren Handy anzuschauen. Schlagen Sie Patient:innen vor, eines der Fotos auszuwählen, ausdrucken zu lassen und im Zimmer aufzuhängen, um erneut in das Gefühl, welches mit der Urlaubssituation verbunden ist, einzutauchen. Die positiven Erinnerungen können zukünftig auch für eine angeleitete Entspannungsübung genutzt werden. Die Fragen regen Patient:innen zur Ressourcenaktivierung an.

AB 49 Brief an meinen Körper
Durch einen persönlichen Brief an den eigenen Körper können Patient:innen im Kontext mit ihrer Erkrankung die Beziehung zu ihrem Körper bewusster gestalten. Weiterhin kann ein solcher Brief emotionale Prozesse anstoßen und einen versöhnlichen Blick auf den eigenen Körper einleiten. Dies kann insbesondere für Patient:innen geeignet sein, die ihre Gefühle nur schwer in Worte fassen können. Auch eine Audioaufnahme des Briefes ist denkbar, falls Patient:innen körperlich nicht in der Lage sind, etwas zu verschriftlichen.

AB 50 Mein Stärke-Tier
Es wird eine Imagination beschrieben, in der Patient:innen dazu angeleitet werden, positive und negative Emotionen auf zwei Tiere oder Wesen zu attribuieren und diese zu visualisieren.

AB 51 Meine Ressourcengarderobe für den Krankenhausalltag
In diesem Arbeitsblatt wird ein ressourcenaktivierendes Kartenset vorgestellt. Dieses kann im Zusammenhang mit einer EMDR-basierten, ressourcenorientierten Übung verwendet werden. Darüber hinaus besteht die Möglichkeit, das Kartenset unabhängig davon auszudrucken und im direkten Kontakt mit Patient:innen zu verwenden.

AB 52 Mistgeschichte

Die Geschichte ist geeignet und gedacht für Patient:innen, die einen prolongierten Genesungsverlauf erleben und eher ungehalten, hoffnungslos, aggressiv oder fluchend darauf reagieren. Das drastische Bild des Misthaufens, in dem sie symbolisch stecken, wird hier aufgegriffen und in einen neuen Zusammenhang gebracht (Reframing).

AB 53 Omas Hausapotheke

Die Imagination der Hausapotheke kann bei Patient:innen, die sich geschwächt fühlen, genutzt werden, um Sicherheit zu vermitteln, Selbstheilungskräfte zu aktivieren und emotionale Unterstützung zu bieten. Die Patient:innen können in ihrer persönlichen Apotheke allerlei Heilmittel finden, die ihnen bei der Regeneration helfen könnten. Die Übung ist ebenfalls geeignet für Patient:innen, die sich nicht äußern können (bspw. bei Vorhandensein einer Trachealkanüle).

AB 54 Wunschgeschichte

Diese Geschichte wurde für Patient:innen entwickelt, die wiederkehrend ihre Wünsche an die Genesung benennen und subjektiv das Gefühl haben, sie werden damit nicht gehört oder sie kommen nicht weiter oder sie treten auf der Stelle.

AB 55 Wenn Sie nach Hause gehen: Anregungen für einen liebevollen Abschied

Dieses Arbeitsblatt stellt ein kleines Abschiedsritual für Angehörige vor, die sich von ihren nahestehenden Personen auf der Normalstation verabschieden. Das Ritual soll dabei unterstützen, den Abschied bewusst, wertschätzend und emotional verbunden zu gestalten. Gleichzeitig kann es helfen, Gefühle von Fürsorge, Nähe und Zuversicht auszudrücken.

Was kann ich als Angehörige:r tun?

Liebe Angehörige, lieber Angehöriger,

Ihr Angehöriger liegt im Krankenhaus. Für Sie zu Hause muss der Alltag weitergehen, gleichzeitig möchten Sie gern für Ihren Angehörigen oder Ihre:n Freund:in da sein. Ein Krankenhausaufenthalt birgt eine Reihe von Herausforderungen für die gesamte Familie. Viele Angehörige sind zwischendurch unsicher und ratlos, wie sie ihren / ihre Angehörigen oder Freund:innen gut unterstützen können oder entwickeln ein schlechtes Gewissen, wenn sie nicht oft oder nicht lange genug bleiben können. Auch wenn Besuche nicht positiv verlaufen, kann dies belastend sein und Fragen hinterlassen. In dieser Information finden Sie einige Hinweise, worauf Sie achten und wie Sie Ihre Besuche gestalten können.

Den Kontakt gestalten

- Versuchen Sie, im Kontakt mit Ihrem geliebten Menschen nicht zu schauspielern. Sie müssen nicht fröhlichen Optimismus herbeizaubern, wenn Ihnen eigentlich zum Weinen zumute ist. Bleiben Sie authentisch, der Erkrankte spürt sowieso, wenn Sie nicht echt reagieren. Ganz nach dem Sprichwort »Geteiltes Leid ist halbes Leid« kann nur Nähe entstehen und bestehen bleiben, wenn Sie nicht aufhören, Ihre Gefühle offen und ehrlich zu teilen.
- Seien Sie nicht enttäuscht, wenn Ihr geliebter Mensch sofort einschläft, wenn Sie kommen. Das Einschlafen ist das größte Kompliment an die vertrauensvolle Beziehung, die Sie miteinander haben.
- Besprechen Sie, wie viel Kontakt Ihr Angehöriger in seiner aktuellen Situation haben möchte bzw. kann, und haben Sie Verständnis dafür, wenn er / sie auch mal keinen Besuch empfangen möchte. Vielleicht ist es hilfreich, wenn Sie es übernehmen, entferntere Verwandte, Freund:innen oder Bekannte zu informieren.
- Sie müssen nicht immer hochtrabende Gespräche führen. Ihre Anwesenheit ist in jedem Fall wertvoll. Bringen Sie vielleicht eine kleine Beschäftigung mit, die Sie vielleicht sonst auch gern gemeinsam machen (Kartenspiel, Buch zum Vorlesen, Rätsel, Reisespiele, Knetbälle, Strickliesel).

Vertrautheit schaffen und Mut machen

- Suchen Sie gezielt Fotos mit wichtigen Personen heraus. Achten Sie darauf, dass die Gesichter groß genug, relativ aktuell sind und nicht verschwommen aufgenommen wurden.
- Als (Ehe-)Partner:in können Sie ein Porträtfoto von sich an der Betthalterung anbringen. So kann es auch in Phasen emotionaler oder kognitiver Verwirrung dabei helfen, Sie als vertraute und nahestehende Person wiederzuerkennen.
- Wählen Sie Fotos von besonders schönen gemeinsamen Urlaubszielen oder Orten aus, an denen sich Ihr / Ihre Angehörige:rbesonders wohlfühlt oder Orte, die eine Kraftquelle für ihn oder sie bedeuten.
- Lassen Sie von kleinen geliebten Kindern oder Enkeln bunte Bilder malen, größere Kinder oder Jugendliche gestalten Collagen mit Mutmachsprüchen oder witzigen / markanten Bildern.
- Bitten Sie Freund:innen, Familie und Nachbarn, klassische »oldfashioned« Genesungskarten oder -briefe zu schreiben, die – anders als Telefonate oder WhatsApp-Nachrichten – immer wieder zur Hand genommen und gelesen werden können.
- Ermuntern Sie Verwandte und Freund:innen, die aufgrund der Entfernung nicht zu Besuch kommen können, kleine Päckchen zu schicken mit Verwöhnartikeln (warme Socken, Geduldsspiele, Kreuzworträtselheft, spezielle Lieblingsdüfte, Parfum, Rasierwasser etc.).

Was kann ich als Angehörige:r tun?

Das Krankenhaus

- Versuchen Sie, ruhig zu bleiben und geduldig zu sein. Abläufe im Krankenhaus wirken manchmal chaotisch und hektisch. Wenn Sie mit dem Personal sprechen wollen, kündigen Sie das rechtzeitig an und bringen Sie Zeit mit.
- Bringen Sie ein kleines Notizheft mit, in dem Ihr Angehöriger seine wichtigsten Fragen für die Visite aufschreiben kann. Notieren Sie auch selbst Ihre wichtigsten Fragen auf einem Zettel.
- Bringen Sie für sich selbst ein Kissen mit, da manche Krankenhausbesucherstühle immer noch sehr hart sind.

Visiten Vor- und Nachbereitung

Liebe Patientin und lieber Patient,

viele Menschen berichten, dass sie von der Visite überrascht wurden und sich hinterher darüber ärgern, dass sie ihre wichtigsten Fragen nicht stellen konnten. Oft fällt ihnen im entscheidenden Moment auch nicht ein, welche Fragen sie eigentlich hätten stellen wollen. Manche sind zudem erstaunt, dass sie keine Information über Untersuchungsergebnisse erhalten.

Wie läuft eine Visite ab?

Eine Visite ist ein in der Regel kurz gestalteter und zeitlich begrenzter Besuch Ihres behandelnden Teams. Meistens sind mehrere Personen aus dem Behandlungsteam anwesend: Ihre behandelnden Ärzt:innen berichten an verantwortliche Oberärzt:innen, Pflegekräfte berichten über Ihren aktuellen Zustand. Manchmal erfolgt dieser Bericht, bevor die Visite zu Ihnen kommt, manchmal in Ihrer Anwesenheit. Die Ärzt:innen stellen oft auch Fragen an Sie. Meistens werden mehrere Patient:innen hintereinander visitiert, sodass für jede:n Einzelne:n nur eine begrenzte Zeit zur Verfügung steht.

Es empfiehlt sich, *nicht mehr als ein bis zwei Fragen* zu stellen. Überlegen Sie sich vorher, welche die brennendsten Fragen sind! Und erwarten Sie nicht zu viel von der Visite. Schreiben Sie diese ein bis zwei Fragen in Stichworten zuvor auf oder sprechen Sie in Ihr Smartphone, damit sie Ihnen parat sind. Sollten Sie mehr Informationen brauchen, vereinbaren Sie lieber ein gesondertes Gespräch. Ansonsten werden Sie spüren, dass Sie aufgrund des Zeitdrucks »Fluchttendenzen« beim Team auslösen und sich vielleicht hinterher unverstanden fühlen.

Beispielfragen für die Visite:

- XY ist untersucht worden, können Sie mir bitte das Ergebnis mitteilen?
- Was wird heute untersucht oder therapiert?
- Gibt es eine Veränderung meines Medikamentenplans?
- Brauche ich eine spezielle Diät?
- Was darf ich in Bezug auf Mobilisation tun? Was sollte ich vermeiden?
- Wie sehen die nächsten Schritte aus?
- Was kann ich zu meiner Genesung noch beitragen?
- Was sollte ich nach der Entlassung beachten?

Es ist normal, dass Sie vielleicht nicht auf Anhieb alles verstehen, was in der Visite gesagt wird. Haben Sie den Mut, nachzufragen und dem Behandlungsteam deutlich zu machen, wenn Sie etwas nicht verstanden haben. Anderenfalls sind Missverständnisse vorprogrammiert. Hier einige mögliche Formulierungen:

- Okay, den Vorlesungsteil habe ich bewundert, können Sie das auch so erklären, dass mein »Handwerker- / Bäcker- / Ingenieurgehirn« es aufnehmen kann?
- Ihre Studierenden haben bestimmt verstanden, was Sie gemeint haben, ich muss nochmal nachfragen.
- Mein Gehirn ist heute auf stumm geschaltet, können Sie mir das bitte nochmal ganz einfach erklären?
- Ich habe das nicht verstanden, ich bin ausgestiegen bei der Stelle xy, können Sie mir das bitte noch einmal erklären?

Visiten Vor- und Nachbereitung

Wichtig

Wichtig ist, dass Sie Ihre Anliegen auch wirklich ansprechen. Anderenfalls wird angenommen, Sie hätten keine Fragen oder alles verstanden. Das Behandlungsteam kann Sie nur bei den Dingen unterstützen, über die sie Bescheid wissen.

Nach der Visite empfiehlt es sich, die wichtigsten Informationen ebenfalls kurz zu notieren, um sie für sich selbst parat zu haben. Auch wenn sich ein Behandlungsplan natürlich ändern kann und Absprachen von gestern manchmal nicht mehr gültig sind, ist es für Ihre Reise während der Krankenhauszeit oft hilfreich, sich gut an einzelne Schritte zu erinnern.

Meine Fragen für die Visite

Datum	Fragen	Antworten

Adhärenz: Informationen und Ideen für psychotherapeutische Interventionen

Hintergrundinformationen

Definition

Nach Definition der Weltgesundheitsorganisation (World Health Organization, 2003) bezeichnet **Adhärenz** das Ausmaß, in dem das Verhalten einer Person, etwa hinsichtlich Medikamenteneinnahme, Therapieumsetzung oder Lebensstil, mit den gemeinsam mit dem Gesundheitspersonal vereinbarten Empfehlungen übereinstimmt.

Der Begriff »Compliance« stammt vom lateinischen *complire* (»erfüllen«) und wurde lange Zeit als Bezeichnung für die Befolgung medizinischer Anweisungen verwendet. Er vermittelt jedoch das Bild einer passiven Ausführung ärztlicher Vorgaben und spiegelt eine paternalistische Arzt-Patient-Beziehung wider. Der heute bevorzugte Begriff »Adhärenz« leitet sich vom lateinischen *adhaerere* (»anhaften«) ab und betont die aktive Rolle der Patient:innen. Er umfasst die gemeinsame Entscheidungsfindung von Gesundheitspersonal und Patient:innen sowie Aspekte wie Selbstverantwortung, Motivation und die Integration der Therapie in den individuellen Lebensstil (Mir, 2023). Laut WHO (2003) wird die Adhärenz von fünf interagierenden Bereichen beeinflusst:

(1) Patientenbezogene Faktoren: Wissen über Krankheit und Behandlung, Motivation und Selbstwirksamkeitserleben, psychische Komorbidität, kognitive Fähigkeiten (z. B. Gesundheitskompetenz, Gedächtnis, Konzentration)

(2) Therapiebezogene Faktoren: Komplexität des Behandlungsplans (z. B. Einnahmehäufigkeit), Dauer der Behandlung, Nebenwirkungen, Dosisfrequenz, sofortige vs. verzögerte Wirkung der Therapie

(3) Erkrankungs-/Krankheitsbezogene Faktoren: Symptomatik, Chronizität, wahrgenommene Schwere, koexistierende Erkrankungen

(4) Sozioökonomische Faktoren: Kosten und Versicherungsschutz, Beschäftigungssituation und Einkommen, Bildung, soziale Unterstützung

(5) Gesundheits- und versorgungssystembezogene Faktoren: Zugänglichkeit und Kontinuität der Versorgung, Beziehung zu Behandler:innen, Organisation (Terminverfügbarkeiten etc.)

Zumeist sind Probleme mit der Adhärenz nicht vorwiegend auf »Fehlverhalten« oder mangelnde Motivation der Patient:innen zurückzuführen, sondern entstehen aus dem Zusammenspiel systemischer, therapeutischer und individueller Faktoren (World Health Organization, 2003). Die Bedeutung des Themas zeigt sich auch darin, dass ca. jede:r vierte Patient:in (24,8%) medizinische Empfehlungen nicht einhält (DiMatteo, 2004), wobei diese Angaben je nach Situation, Indikation und personenbezogenen Faktoren sehr stark variieren. Maßnahmen zur Verbesserung der Adhärenz sind meist komplex, da es keine allgemeingültige Lösung gibt (Osterberg & Blaschke, 2005). Deshalb ist es wichtig, jede:n Patient:in individuell zu betrachten, um die persönlichen Gründe für die Non-Adhärenz zu verstehen und die Intervention entsprechend anzupassen.

Adhärenz: Informationen und Ideen für psychotherapeutische Interventionen

Adhärenz im Allgemeinkrankenhaus

Medikamente werden im Krankenhaus üblicherweise von der Pflege gestellt. Dennoch können Patient:innen diese verspätet oder gar nicht einnehmen oder sich an andere relevante Vorgaben nicht halten (z. B. Nüchternheit vor Eingriff, Trinkmengeneinschränkung, fachtherapeutische Maßnahmen …). Fehlende Adhärenz aus Sicht des Behandlungsteams kann ein Konsilanlass sein.

Einschätzung der Adhärenz

Bevor irgendeine psychotherapeutische Intervention erfolgen kann, ist es zunächst wichtig, die vorgefundene Situation zu explorieren und zu verstehen, welche Faktoren zu der aktuell mangelnden Adhärenz aufseiten des / der Patient:in beitragen. Das Explorationsgespräch kann anhand der o. g. Faktoren strukturiert werden. Die Integration systemischer und krankheitsbezogener Faktoren kann helfen, Schwierigkeiten mit der Adhärenz zu »normalisieren« und damit Schuld- und Schamgefühle aufseiten des / der Patient:in abzubauen. Häufige Gründe für Schwierigkeiten mit der Adhärenz liegen im Vergessen, fehlendem Verständnis der besprochenen Maßnahmen, Kommunikationsschwierigkeiten oder auch fehlender Krankheitsakzeptanz. Dabei ist es wichtig, gegenüber dem / der Patient:in die Vielschichtigkeit der Gründe und die Notwendigkeit einer genaueren Exploration zu verdeutlichen.

Ideen für vertiefende psychotherapeutische Interventionen zur Förderung der Adhärenz

Psychoedukative Maßnahmen, motivierende Gesprächsführung, Selbstmanagementstrategien sowie das Erheben der psychosozialen Situation sind nur einige der grundlegenden therapeutischen Strategien, um Patient:innen darin zu unterstützen, ihre individuellen Barrieren und Ressourcen besser zu erkennen. Im Folgenden werden einige weitere Interventionsansätze vorgestellt, um gemeinsam mit Patient:innen systematisch an der Förderung von Therapieadhärenz zu arbeiten:

- **Gedächtnisstützen und Hilfesystem aktivieren**
  Wenn Überforderung und Vergessen Ursache fehlender Adhärenz sind, können unterstützende Strategien identifiziert und besprochen werden, z. B. Wecker stellen, Verbinden der Medikamenteneinnahme mit anderen täglichen Routinen, Verwendung einer App zur Erinnerung, Unterstützung durch Angehörige beim Stellen der Medikamente.
- **Verhaltenstherapeutische Interventionen**
  Erstellen von Verstärkerplänen, Kontingenzmanagement-Strategien, Identifikation möglicher Konditionierungsprozesse (z. B. antizipatorische Übelkeit bei Chemotherapie).
- **Einsatz von Skalenarbeit**
  »Auf einer Skala von 1–10: Wie zuversichtlich sind Sie, dass Sie es in Zukunft schaffen werden, sich an (*Behandlungs- oder Medikamentenplan*) zu halten?«
  »Auf einer Skala von 1–10: Wie wichtig ist es Ihnen, sich in Zukunft an (*Behandlungs- oder Medikamentenplan*) zu halten?«
- **Verwenden von Visualisierungen**
  »Zeichnen Sie die Straße zu Ihrem Gesundheitsziel. Wie lang ist diese Straße? Wie breit? Wie gut ausgebaut? Wo stehen Sie gerade? Was blockiert Sie? Was wartet noch auf Sie? Was können Sie bereits sehen und erkennen? Was ist noch in weiterer Ferne?«

Adhärenz: Informationen und Ideen für psychotherapeutische Interventionen

- **Einsatz von Metaphern zur Planung von Verhaltensänderung**
  »Wie gehen Sie vor, wenn Sie eine große Reise (*einen Berg besteigen usw. – optimalerweise an Interessen des / der Patient:in anpassen*) planen? Was brauchen Sie in Ihrem Gepäck? Wo wollen Sie Pausen einlegen? Auf welchen Etappen der Expedition benötigen Sie Hilfe? Was müssen Sie zuvor alles bedenken und regeln?«
- **Briefe an sich selbst**
  Brief aus der Zukunft (Zeitprogression): Wie hat sich mein Leben durch eine verbesserte Adhärenz verändert?
  Brief zur Erhöhung der Selbstverpflichtung: Woran möchte ich in Zukunft denken? Was habe ich mir vorgenommen? Was sind meine Gründe, um
- **Inneres Heldenteam erarbeiten und verinnerlichen, meine Pläne auch umzusetzen**
  Verbesserung der Selbstwirksamkeit und Stärken vorhandener Ressourcen durch Arbeit mit inneren Anteilen.
  »Welche Ressourcen benötigen Sie zurzeit? Welche Personen aus dem öffentlichen Leben, Film oder Fernsehen haben diese Qualitäten bereits? Wie würden diese mit Ihrer Situation umgehen bzw. was würden Ihnen die Personen raten?«
- **Exploration innerer Konflikte und Ambivalenzen**
  Vertiefende Exploration, ggf. unterstützt durch Stuhldialoge (s. **AB 37** »Adhärenz: Stuhldialog mit dem inneren Schweinehund«)
- **Vertiefende Auseinandersetzung mit übergeordneten Themen**
  Wenn krankheitsbezogene Ängste oder Schwierigkeiten mit der Krankheitsakzeptanz eine Ursache für fehlende Adhärenz darstellen, kann eine vertiefende Exploration dieser Motive bedeutsam sein, um das Verständnis für die eigenen Motive zu verbessern. Selten, aber dennoch erwähnenswert, kann eine Suizidalität die Ursache für eine fehlende oder eingeschränkte Adhärenz sein.

Was bedeutet eigentlich »Adhärenz«?

Liebe Patientin, lieber Patient,

Sie befinden sich aktuell im Krankenhaus, vielleicht aufgrund einer plötzlichen, akuten Erkrankung oder einer chronischen Erkrankung, die sich verschlechtert hat. Um Sie medizinisch bestmöglich zu versorgen, spielt **Ihre aktive Mitarbeit** eine wichtige Rolle. Aber was heißt das genau? Und ist das nicht eigentlich eine ärztliche Aufgabe? Was können Sie als Patientin oder Patient tun? Was wird vielleicht hier im Krankenhaus von Ihnen erwartet? In diesem Zusammenhang sprechen wir in der Medizin oft von der sogenannten **Adhärenz**. Aber was bedeutet das eigentlich genau?

Was bedeutet Adhärenz im Krankenhaus?
Adhärenz beschreibt Ihre Bereitschaft und Fähigkeit, die mit dem Behandlungsteam abgestimmten Maßnahmen aktiv mitzutragen – z. B.:

- Medikamente wie verordnet einzunehmen (Dosierung, Zeitpunkt, Dauer)
- diagnostische Maßnahmen zu ermöglichen (z. B. Blutentnahmen, bildgebende Verfahren)
- Untersuchungen und Therapien mitzutragen (z. B. Infusionen, Physiotherapie)
- Symptome und Veränderungen offen zu kommunizieren
- Rückfragen zu stellen, wenn Unklarheiten bestehen

Adhärenz ist immer eine partnerschaftliche Zusammenarbeit auf Augenhöhe – zwischen Ihnen und dem Team aus Ärzt:innen, Pflegekräften und Therapeut:innen. Sie sind Expert:in für Ihr Leben, das Behandlungsteam für die medizinische Behandlung. Die besten Entscheidungen für Ihre Gesundheit werden gemeinsam getroffen. Ohne Ihre Rückmeldung, Ihre Fragen und Ihre aktive Beteiligung bleiben wichtige Informationen verborgen, die wichtig für die akute Stabilisierung und die medizinische Feinabstimmung sind.

Wie können Sie Ihre medizinische Mitarbeit stärken?

(1) **Informiert sein:** Bitten Sie um Erklärungen: Wofür ist die Untersuchung? Wie wirkt das Medikament?
→ Verständnis und Wissen helfen, eine aktive Rolle einzunehmen und Vertrauen zu schaffen.

(2) **Symptome mitteilen:** Melden Sie direkt, wenn Sie körperliche Veränderungen feststellen, z. B. Schmerzen, Übelkeit oder Schwindel.
→ So kann schnell reagiert werden.

(3) **Ehrlich über Probleme sprechen:** Haben Sie Tabletten vergessen zu nehmen? Gibt es Ängste oder Sorgen bzgl. einer Maßnahme? Schaffen Sie es nicht, zur Physiotherapie zu gehen?
→ Alles darf mitgeteilt werden, ganz ohne Scham oder Schuld.

(4) **Eigeninitiative zeigen:** Fragen Sie jederzeit, was Sie zur Genesung beitragen können: Ernährung, Atemübungen, Bewegung etc.
→ Kleine Schritte sind mindestens genauso wichtig.

(5) **Überblick behalten:** Falls es Ihnen möglich ist, können Sie ein Notizbuch zu Veränderungen (z. B. bzgl. der Medikamente oder des Befindens) führen.
→ Das schafft Sicherheit und Orientierung und kann die Visite oder Gespräche mit dem Krankenhauspersonal strukturieren.

Was bedeutet eigentlich »Adhärenz«?

Was ist nach der Entlassung wichtig?

Viele Behandlungen werden nach dem Krankenhausaufenthalt fortgeführt. Daher ist Ihre Adhärenz auch nach der Entlassung ganz entscheidend. So können Sie auf Folgendes achten:

- Medikamente regelmäßig weiter einnehmen
- Kontrolltermine vereinbaren und wahrnehmen
- Empfehlungen zu Bewegung, Ernährung oder Lebensstil umsetzen
- frühzeitig Kontakt zu Hausärzt:innen oder Fachärzt:innen bei neuen oder ungewöhnlichen Beschwerden aufnehmen

Adhärenz: Stuhldialog mit dem inneren Schweinehund

Ein Stuhldialog mit dem Anteil des »inneren Schweinehunds« kann genutzt werden, um die inneren Widerstände und Ambivalenzen von Patient:innen sichtbar zu machen. So können erste Schritte in Richtung einer Adhärenzförderung exploriert werden. Des Weiteren können auch andere innere Anteile erarbeitet und in einen Stuhldialog mit einbezogen werden, bspw. die strenge ärztliche Stimme oder der »Einfach-leben-Wollende« bei Wunsch nach Normalität durch Abwesenheit von Erkrankung. Bei körperlich eingeschränkten Patient:innen ist es auch möglich, die verschiedenen Anteile als Figuren auf einem Familienbrett aufzustellen oder auf verschiedene Zettel zu schreiben und die jeweilige Figur bzw. den jeweiligen Zettel in der Hand zu halten, wenn der entsprechende Anteil zu Wort kommt.

Einleitung

»Manchmal haben wir in uns verschiedene innere Stimmen, manche im Einklang, andere oft uneins miteinander. Manche inneren Stimmen fordern Veränderung und zerren an uns, andere wehren sich dagegen oder lähmen uns. Lassen Sie uns diese inneren Stimmen heute mal zu uns holen und zu Wort kommen lassen – dies kann sich zunächst etwas ungewöhnlich anfühlen, Sie können dabei aber nichts richtig oder falsch machen.

Stellen Sie sich vor, auf diesem Stuhl sitzt der innere Teil in Ihnen, der Sie immer wieder davon abhält, Ihren (*Behandlungs- oder Medikamentenplan*) einzuhalten. Wir können ihn Ihren ›Inneren Schweinehund‹ nennen. Vielleicht haben Sie ja zu anderer Gelegenheit bereits Bekanntschaft mit ihm gemacht. Auf dem anderen Stuhl sitzt der Teil von Ihnen, der genau weiß, was Ihnen guttun würde, das richtige Maß kennt, sich also auch mal etwas gönnt, vielleicht aber auch etwas frustriert ist, da er weiß, wie schwierig es ist, Fortschritte zu erreichen.«

Beginn des Dialogs

Nun bitten Sie den / die Patient:in, sich zunächst auf den *Stuhl des »inneren Schweinehunds«* zu setzen und seine Sicht zu schildern. Folgende beispielhafte Fragen können Sie zur Exploration des inneren Schweinehunds nutzen:

- ▶ Worin siehst du deine Aufgabe?
- ▶ Wie lange begleitest du (*Name des / der Patient:in*) schon?
- ▶ Was müsste (*Name des / der Patient:in*) tun, damit du noch lauter wirst?
- ▶ In welchen Momenten kannst du auch mal loslassen und dir eine Ruhepause gönnen?
- ▶ Was genau stört dich an den ärztlichen Empfehlungen?
- ▶ Was würdest du lieber tun?
- ▶ Warum hältst du (*Name des / der Patient:in*) immer wieder auf? Was ist deine Intention?

Als Nächstes bitten Sie den / die Patient:in, den *Platz des »gesunden Ichs«* einzunehmen. Auch hierfür ein paar beispielhafte Impulsfragen:

- ▶ Wie ist deine allgemeine Haltung?
- ▶ Gibt es Wünsche, die du an den »inneren Schweinehund« hast?
- ▶ Was bedeutet für dich eine gesunde Veränderung?
- ▶ Warum ist dir Veränderung so wichtig?
- ▶ Was passiert, wenn du nicht gehört wirst?
- ▶ Was bedeutet für dich eine echte Belohnung?

Adhärenz: Stuhldialog mit dem inneren Schweinehund

Der / Die Patient:in kann zwischen den beiden Stühlen hin- und herwechseln, mit dem Ziel, ein Verständnis für beide Seiten zu gewinnen sowie dahinterstehende kognitive und emotionale Aspekte zu aktivieren.

Im Anschluss kann sich der Patient / die Patientin auf den eigenen Stuhl zurücksetzen, um das Erlebte zu reflektieren. Hierbei könnten folgende Fragen hilfreich sein:

- Was haben Sie gerade erlebt?
- Gibt es Aspekte, die Sie überrascht haben?
- Was würde passieren, wenn der eine oder der andere Anteil nicht da wäre?
- Wie könnte eine Kooperation zwischen den beiden inneren Stimmen aussehen?
- Welche Impulse nehmen Sie mit?

Anschließend können Sie erneut auf die Stühle des gesunden Ichs und des inneren Schweinehunds zurückwechseln, um diese nach der Reflexion erneut zu Wort kommen zu lassen und eine Kooperation zu erreichen. Zuletzt können weitere konkrete Schritte im Umgang mit den Anteilen erarbeitet werden:

- Führen eines Tagebuchs zu den Anteilen: In welchen Situationen werden diese aktiv, wie fühlt sich der / die Patient:in dabei, welcher Verhaltensimpuls entsteht und wie handeln Patient:innen am Ende tatsächlich?
- Was können Patient:innen bzw. das gesunde Ich dem inneren Schweinehund sagen, wenn dieser lauter wird?
- Welche konkreten kleinen Verhaltensschritte sind sowohl für das gesunde Ich als auch den inneren Schweinehund umsetzbar?

Alternative Varianten bei körperlichen Einschränkungen

Methode	Materialien	Schritte
(1) Familienbrett Anteile als Figuren symbolisch aufstellen	▶ Familienbrett oder Tischplatte ▶ kleine Figuren (z. B. Holzpüppchen, Steine) ▶ evtl. Zettel und Stifte zur Beschriftung	(1) Auswählen einer passenden Figur für jeden Anteil (2) Aufstellen der Figuren: Beachtung von Nähe, Distanz und Blickrichtung (3) Figuren »sprechen« lassen – innere Dialoge mithilfe o. g. Fragen ermöglichen (4) Reflexion: stärkende Anteile aktivieren oder Erkenntnisse festhalten
(2) Zettel-/ Post-it-Methode Anteile schriftlich festhalten	▶ Tischplatte ▶ Zettel oder Post-its ▶ Stifte zur Beschriftung	(1) Anteile auf Zetteln benennen (2) Zettel auslegen mit Beachtung von Nähe und Distanz (3) Zettel des sprechenden Anteils in die Hand nehmen (4) ggf. Körperempfindungen beobachten (5) Förderung der inneren Dialoge durch gezielte Fragen (s. o.) (6) Reflexion: stärkende Anteile aktivieren oder Erkenntnisse festhalten

Adhärenz: Stuhldialog mit dem inneren Schweinehund

Der »innere Schweinehund« ist Ausdruck des Widerstands von Patient:innen, insbesondere dann, wenn Behandlungen mit Anstrengung, Verzicht oder unangenehmen Gefühlen verbunden sind. Bei somatisch kranken Patient:innen kann dieser Anteil besondere Funktionen übernehmen, die beispielsweise im Rahmen eines Stuhldialogs herausgearbeitet werden können. Einige davon sind in der folgenden Tabelle aufgeführt:

Funktionsebene	Konkrete Funktion	Innerpsychische Bedeutung	Typische Kognitionen
Psychischer Selbstschutz	Vermeidung von Überforderung / Wunsch nach Entlastung	Zwingen zum Innehalten, Reduktion von Stress, Bewahrung von Energie, dysfunktionaler, unbewusster Versuch der Selbstfürsorge	»Ich bin sowieso schon genug belastet – noch mehr Veränderung schaffe ich nicht.« »Ich will einfach mal in Ruhe gelassen werden.«
	Schutz vor emotionalem Schmerz (z. B. Scham, Schuld, Angst)	Vermeidung belastender Emotionen, Affektregulation	»Ich habe es so oft in der Vergangenheit schon nicht geschafft – warum sollte es nun anders sein?«
	Erhalt eines positiven Selbstbildes	Bewahrung von eigener, gewohnter Identität trotz Krankheit, Wunsch nach Zugehörigkeit	»Ich bin weiterhin spontan, unabhängig und uneingeschränkt.«
Krankheitsregulation	Vermeidung von Versagen / Misserfolg (bspw. durch Ablehnen von Therapie)	Schutz vor Enttäuschung und Kontrollverlust	»Wenn ich es gar nicht erst versuche, kann ich auch nicht scheitern.«
	Symbolische Kontrolle / Widerstand gegenüber übermäßigem Druck von innen (fordernder Anteil) oder außen (Ärzt:innen, Angehörige)	Erhalt von Autonomie	»Ich möchte bestimmen, wie es für mich weitergeht.«
	Aufrechterhaltung sekundären Krankheitsgewinns (z. B. Fürsorge)	unbewusste Abgabe von Verantwortung für sich selbst, Verstärkung von Nicht-Handeln, Angst vor Erwartungserhöhung durch Angehörige	»Kranksein ist der einzige Weg, um dem Alltag zu entkommen.« »Ich will nicht, dass meine Lieben enttäuscht sind, wenn ich wieder mitgestalte und doch noch nicht so viel schaffe.«

Adhärenz: Stuhldialog mit dem inneren Schweinehund

Funktionsebene	Konkrete Funktion	Innerpsychische Bedeutung	Typische Kognitionen
Identitäts- und Konfliktfunktion	Schweinehund als Vertreter kindlicher bzw. regressiver Anteile	Suche nach Trost und Nähe, Rebellion aufgrund empfundener Entwertung, Ausdruck unerfüllter Grundbedürfnisse nach Wertschätzung, Bindung oder Freiheit	»Ich kann das nicht, ich bin zu schwach!« »Es ist unfair, dass ich das machen muss.« »Sobald ich fitter bin, muss ich wieder alles allein bewältigen.«
	Stabilisierung eines gesunden Selbstbilds	Abwehr von Schwäche und »Anderssein« bzw. Identitätsbedrohung	»Ich bin doch gar nicht so krank, dass ich das alles brauche.«
	Ausdruck innerer Konflikte (z. B. Pflicht vs. Lust, Fürsorge vs. Freiheit)	Innerer Schweinehund als Ausdruck ungelöster Ambivalenzen	»Ich weiß, dass es sinnvoll wäre, will aber (noch) nicht.«

Schmerzmanagement im Akutkrankenhaus als Herausforderung für das gesamte Behandlungsteam

Akuter und chronischer Schmerz

Das Management peri- und postoperativer Schmerzen ist eine zentrale Aufgabe im Akutkrankenhaus. Der Gemeinsame Bundesausschuss verpflichtet alle Einrichtungen, in denen ambulant oder stationär Operationen durchgeführt werden, zur Einführung und Umsetzung von Konzepten zum Schmerzmanagement (BAnz AT 08.12.2020 B2). Die Überwachung und medikamentöse Behandlung liegen dabei zunächst in pflegerischer und medizinischer Verantwortung. Aufgrund des Risikos der Chronifizierung der Akutschmerzen ist es von zentraler Bedeutung, dass Patient:innen gut überwacht und ihre Beschwerden ernst genommen werden.

Es ist wahrscheinlich, dass Patient:innen im Krankenhaus behandelt werden, die bereits zuvor Schmerzmittel verschrieben bekommen haben und aktuell einnehmen, z. T. aufgrund chronischer Schmerzzustände oder anderer Indikationen.

Herausforderungen im Umgang mit Schmerzen

Aus unterschiedlichen Gründen kann es vorkommen, dass Patient:innen sich mit ihren Schmerzen nicht ernst genommen fühlen und / oder trotz Verordnung keine ausreichende Schmerzmedikation erhalten und damit unnötig unter starken Schmerzen leiden. Folgende Gründe dafür sind denkbar:

- **Mangelnde Koordination:** Wie oben bereits beschrieben, ist ein adäquates Schmerzmanagement eine Teamaufgabe – das heißt, es erfordert eine gute interprofessionelle Zusammenarbeit und Koordination.
- **Fehlendes Wissen:** Die Möglichkeit, z. B. über ein Schmerzkonsil eine:n Expert:in hinzuzuziehen, ist vielleicht aufgrund von Personalrotation usw. nicht immer bekannt.
- **Stigmatisierung vermeintlicher Abhängigkeitserkrankungen:** Gerade wenn Patient:innen unter Verdacht stehen, eine Abhängigkeitserkrankung zu haben, werden oft Schmerzmittel nur zögerlich verschrieben oder aber auch z. B. Bedarfsmedikation auf Nachfrage der Patient:innen nicht herausgegeben. Die Schmerzwahrnehmung ist interindividuell sehr unterschiedlich und von vielen Faktoren abhängig. Menschen mit einer erhöhten Schmerzsensibilität haben ein höheres Risiko, fälschlicherweise als »abhängig« eingeschätzt zu werden.

Psychotherapeutische Aufgaben in der Behandlung von akutem und chronischem Schmerz

Sowohl in der Behandlung akuter als auch chronischer Schmerzen spielt die psychotherapeutische Behandlung eine große Rolle. Die S 3-Leitlinie *Behandlung akuter perioperativer und posttraumatischer Schmerzen* (Deutsche Gesellschaft für Anästhesiologie und Intensivmedizin (DGAI) et al., 2021) fasst in einem Kapitel die Evidenz zu psychotherapeutischen Strategien zusammen. Im Folgenden werden einige Anregungen für den stationären Umgang gegeben:

- vertiefende Anamnese zu aktuellen Schmerzen und vorangegangenen Schmerzerfahrungen (inkl. Medikamentenanamnese)
- Psychoedukation zu akutem und chronischem Schmerz
- behutsame Abklärung einer möglichen Abhängigkeitsentwicklung
- Kommunikation mit dem Behandlungsteam, v. a. bei Verdacht auf mögliche Fehlmedikation oder diskriminierendes Verhalten gegenüber dem / der Patient:in (Vorenthalten von Medikation, Etikettierung als »Süchtige:r«)
- Reduktion von Stress und Arousal, z. B. durch Ablenkung und Entspannungsverfahren
- Aufmerksamkeitsbasierte Techniken, ggf. in Kombination mit Entspannungsverfahren

Schmerzmanagement im Akutkrankenhaus als Herausforderung für das gesamte Behandlungsteam

- Hypnotherapeutische Verfahren (**z. B. AB 38** »Hypnotherapeutische Imagination zur Schmerzmodulation«)
- kognitive Umstrukturierung: Identifikation und Modifikation dysfunktionaler automatischer Gedanken, z. B. »Ich bin dem Schmerz ausgeliefert.«

Hilfreiche Literatur und Links

- Hilfreiche Informationen und Download zweier Kurzfragebögen zur Prüfung einer Abhängigkeitsentwicklung unter:
  https://www.medikamente-und-sucht.de/interessierte-und-betroffene/probleme-erkennen
- Informationen und psychotherapeutische Arbeitsmaterialien: Therapietools Schmerzstörungen (Wachter & Kappis, 2025)
- Informationen zur Psychoedukation, weitere Buchtipps auf der Webseite der Deutschen Schmerzgesellschaft unter:
  https://www.schmerzgesellschaft.de/

Hypnotherapeutische Imagination zur Schmerzmodulation

Übungsablauf

In dieser Übung werden Patient:innen im ersten Schritt eingeladen, sich dem Schmerz achtsam zuzuwenden, ohne diesen zu bewerten. Der Schmerz soll genau lokalisiert und möglichst neutral beschrieben werden. Bei intensiven oder chronischen Schmerzen kann dieser Schritt emotional und körperlich sehr herausfordernd sein. In solchen Fällen ist es wichtig, Patient:innen therapeutisch zu begleiten und ggf. zur Aufrechterhaltung der inneren Aufmerksamkeit zu ermutigen – unter Wahrung ihrer Grenzen und Autonomie. Im zweiten Schritt wird die Aufmerksamkeit gezielt auf eine Körperregion gelenkt, die sich angenehm oder neutral anfühlt. Auch diese Empfindung wird möglichst objektiv beschrieben. Im letzten Schritt wird die angenehme Empfindung mit der schmerzenden Stelle in Verbindung gebracht bzw. darauf »übertragen«. Die Übung erfolgt im Dialog mit dem / der Patient:in, daher erfolgt keine lange Tranceinduktion.

(1) Einleitung und Tranceinduktion

»Ich möchte Sie zu einer inneren Übung einladen, welche Ihnen dabei helfen kann, Ihren Schmerz bzw. Ihre unangenehme Körperempfindung positiv zu beeinflussen. Wir können den Schmerz nicht ›wegmachen‹, ihm jedoch mit einer neuen Perspektive begegnen und ihn dadurch etwas ›herunterschrauben‹ – so wie an einem Heizungsventil, das wir herunterdrehen können.

Machen Sie es sich jetzt bequem … und schließen Sie Ihre Augen, wenn Sie dies noch nicht getan haben … Lassen Sie Ihren Atem fließen … Und während Sie da sitzen / liegen, nehmen Sie sich einen Moment, um in Ihrem Körper zu spüren.«

(2) Fokussierung und Objektivierung des Schmerzes

- Lassen Sie Patient:innen den Schmerz so genau wie möglich beschreiben:
  »Lenken Sie nun sanft für einen Moment Ihre Aufmerksamkeit auf Ihre schmerzende / unangenehme Körperregion: Wie fühlt sich der Schmerz an? Wo liegt der Schmerz?«
- Anschließend leiten Sie über zu einer objektiven Beschreibung des Schmerzreizes:
  »Versuchen Sie, diesen Bereich des Schmerzes weiter zu erkunden: Wenn Ihr Schmerz eine Farbe hätte, welche wäre dies am ehesten? Lassen Sie sich einen Moment Zeit und fokussieren Sie die erste Farbe, die Ihnen in den Sinn kommt, wenn Sie Ihren Schmerz spüren.«
- Anschließend nutzen Sie die genauen Worte der Patient:innen, um sie mit dem Schmerz zu verknüpfen, z. B.:
  »Dieser Schmerz in Ihrem Brustbein ist knallrot, so wie ein leuchtendes Feuer, so intensiv und lodernd.«
- Es folgen weitere Attribute zur Beschreibung. Wichtig ist, dass Sie jedes festgelegte Attribut mit dem Schmerz verknüpfen, indem Sie die Worte der Patient:innen nutzen und durch Wiederholung mit den vorigen Attributen verbinden.
  »Welche Form hat der knallrote Schmerz, wenn Sie diesen fokussieren?«
  »Welches Geräusch bzw. welchen Ton verknüpfen Sie mit dem Schmerz?«
  »Wenn Sie den Schmerz anfassen könnten, wie würde sich die Oberfläche anfühlen?«
  »Welche Temperatur hat der Schmerz am ehesten?«
  »Was für eine Konsistenz verbinden Sie mit Ihrem Schmerz?«

Hypnotherapeutische Imagination zur Schmerzmodulation

(3) Fokussierung auf neutrale oder angenehme Körperempfindung

- Lassen Sie Patient:innen das angenehme Körpergefühl, wie den Schmerz zuvor, detailliert beschreiben:
  »Nun lassen Sie Ihre Aufmerksamkeit langsam von der unangenehmen Stelle wegwandern – zu einem Bereich in Ihrem Körper, der sich angenehm, neutral oder entspannt anfühlt. Scannen Sie einmal Ihren Körper danach, von oben bis unten, bis Sie an einer passenden Stelle angekommen sind, und verweilen Sie dort für einen Moment: Wo im Körper ist dieses neutrale oder angenehme Gefühl? Wie fühlt sich diese schmerzfreie Stelle im Körper an?«
- Diesen angenehmen Bereich lassen Sie sich ebenfalls mit objektiven Attributen beschreiben. Nach jedem Attribut ist es wichtig, auch dieses mit der angenehmen Körperstelle zu verknüpfen, indem Sie die konkreten Worte der Patient:innen nutzen:
  »Nehmen Sie sich Zeit, diesen Bereich weiter zu erkunden. Welche Farbe passt am ehesten zu diesem Körpergefühl?«
  »Wenn Sie den angenehmen Körperbereich innerlich betrachten – welche Form oder Umrisse hat dieser?«
  »Gibt es einen Ton oder ein Klangbild, das dazu passt?«
  »Wenn Sie dieses angenehme Gefühl anfassen könnten – wie würde sich die Oberfläche anfühlen?«
  »Welche Temperatur können Sie an dieser Stelle wahrnehmen?«
  »Wenn Sie der angenehmen Körperwahrnehmung eine Konsistenz zuordnen müssten – was könnten Sie dort feststellen?«

(4) Übertragung / Verbindung der Empfindungen

»Stellen Sie sich nun vor, dass sich diese angenehme Empfindung (*genaue Worte des / der Patient:in nutzen*) ganz langsam ausbreitet. Dieses Gefühl fließt wie eine Welle, wie ein Licht oder ein weicher Nebel von der angenehmen Stelle durch den ganzen Körper. Lassen Sie es dorthin fließen, wo der Schmerz liegt … ganz behutsam. Dabei entsteht etwas Neues, vielleicht zunächst noch Unbeschreibliches. Vielleicht wird die unangenehme Empfindung leichter, diffuser … einfach anders. Lassen Sie es einfach passieren. Beobachten Sie, wie sich die beiden Empfindungen begegnen. Sie dürfen nebeneinander bestehen oder sich vermischen … alles ist möglich. Und mit jedem Atemzug verteilt sich noch ein wenig mehr von dieser angenehmen Körperempfindung in Ihrem Körper. Und so verbleibt dieses angenehme Körperempfinden ganz fest an seinem Ursprungsort (*genauen Ort der angenehmen Empfindung benennen*), jederzeit verfügbar, um sich auszubreiten. Dies geht von ganz allein und wird aktiviert, wenn Sie es brauchen.«

(5) Trancerücknahme

»Während Sie dieses neue Gefühl jetzt noch einen Moment wahrnehmen … spüren Sie, wie sich Ihr Atem jetzt wieder verändert … wacher wird … klarer … Ihr Körper darf sich wieder mehr im Raum orientieren … Ich zähle jetzt ganz ruhig von eins bis drei – und mit jeder Zahl gelangen Sie mehr ins Hier und Jetzt zurück … mit dem neuen Gefühl, das Sie behalten dürfen … Eins … mehr Präsenz im Körper … Zwei … tiefere Atmung, erste Bewegungen … Drei … Augen öffnen, ganz hier und klar.«

Schritt für Schritt aktiv trotz Schmerz

Liebe Patientin, lieber Patient,

Schmerzen können dazu führen, dass bestimmte Bewegungen oder Aktivitäten vermieden werden und Schmerzbetroffene sich immer weiter zurückziehen. Dadurch kann ein Teufelskreis entstehen, da Vermeidung von Schmerz und Schonverhalten längerfristig zu einer Verschlechterung des gesamten Befindens beitragen können: Sie wirken sich negativ auf die Stimmung aus und führen zu zunehmender körperlicher Schwäche. Hinter der Vermeidung steht oft die Sorge, dass sich der Schmerz verschlimmern könnte, oder auch ein Überforderungserleben und der Gedanke, den Schmerz nicht aushalten zu können. Der Versuch, den Schmerzen nach Möglichkeit aus dem Weg zu gehen, ist also vollkommen nachvollziehbar.

Dieses Arbeitsblatt kann Ihnen dabei helfen, sich selbst auf die Schliche zu kommen und eigene Vermeidungsstrategien zunächst einmal zu erkennen und aufzudecken. Anschließend geht es dann darum, ganz vorsichtig und in Ihrem Tempo Ziele zu formulieren und Ihr Verhalten zu verändern, sodass Sie Ihren Alltag wieder aktiver und lebendiger erleben, anstatt ihn aus Sorge vor Schmerz zu vermeiden. Die einzelnen Übungseinheiten können Sie selbstständig oder gemeinsam mit Ihrem / Ihrer Therapeut:in bearbeiten. Jeder kleine Schritt ist ein Erfolg.

(1) Meine Vermeidungs-Muster erkennen

Notieren Sie Aktivitäten, die Sie in letzter Zeit aus Angst vor Schmerzen vermieden haben.

Aktivität / Situation	Grund für Vermeidung	Wirkung auf Alltag / Stimmung
z. B. Teilnahme an Physiotherapie	Sorge, dass es zu anstrengend ist und sich Schmerzen verstärken	Ich verpasse wichtige Übungschancen und fühle mich schlapp.

Schritt für Schritt aktiv trotz Schmerz

(2) Ursachen identifizieren

Benennen Sie den Gedanken oder die Befürchtung, die hinter der Vermeidung stecken.

Aktivität / Situation	Gedanke / Befürchtung	Realität prüfen (Ja / Nein / Teilweise)
z. B. Telefonat mit Freundin	Ich nerve sie, wenn ich ihr von meinen Schmerzen erzähle.	Meine Freundin möchte, dass ich ihr ehrlich beantworte, wie es mir geht.

Hinweis: Oft reagiert unser inneres »Alarmsystem« sehr empfindsam und überschätzt Risiken. Kleine Tests helfen, den Realitätsgehalt der Gedanken zu prüfen.

(3) Mini-Missionen planen

Wählen Sie eine Aktivität aus, die Sie wieder aufnehmen möchten, und planen Sie kleine, machbare Schritte.

Aktivität	Schritt 1	Schritt 2	Schritt 3
z. B. Zimmer aufräumen	Ein Schrankfach ordnen	Nachttisch aufräumen	Gepäcktasche sortieren

Schritt für Schritt aktiv trotz Schmerz

(4) Belohnungstank auffüllen

Planen Sie ganz bewusst eine Belohnung nach kleinen Erfolgen.

Umgesetzte Aktivität	Belohnung
z. B. trotz Schmerzen bis zur Tür gelaufen	ein Stück Schokolade

Tipp

Schon kleine Belohnungen können angenehm und motivierend sein – ein warmes Getränk, ein Gespräch mit einer vertrauten Person oder das Ausfüllen eines Erfolgstagebuchs.

(5) Überprüfung des Fortschritts

Wie ging es Ihnen, nachdem Sie einen kleinen Schritt umgesetzt haben? Ist es notwendig, den Aktivitätsplan anzupassen, z. B. wenn es zu schwierig war, den Schritt umzusetzen?

Umgesetzte Aktivität	Gefühl / Stimmung	Anpassung des Plans?
z. B. mit Rollator zum Bad gegangen	Angst zu stürzen und Stolz, als ich es geschafft habe	Frage an die Pflege, wann ich allein mit dem Rollator gehen darf

Besuch beim inneren Heiler

Diese Intervention ist für Patient:innen gedacht, die sich dem Genesungsprozess stark ausgeliefert erleben und wenig eigene Kontrolle beschreiben. Der »Besuch beim inneren Heiler« stärkt das Gefühl von Kontrolle. Die Imagination kann im Patientenbett (liegend) als auch im Stuhl (sitzend) durchgeführt werden.

Tranceinduktion

»Sie haben es sich in Ihrem Bett gemütlich gemacht …, Sie können sich nun ausruhen …, machen Sie es sich dort bequem …, richtig bequem … ruckeln Sie sich ruhig noch ein wenig zurecht …, wenn Sie mögen …, um es sich noch bequemer zu machen … Richten Sie zunächst Ihre Wahrnehmung zum Klang meiner Stimme hin …, wenn ich spreche …, und zum Erleben der inneren Wachsamkeit und Stille … in Ihnen, … wenn ich aufhöre zu sprechen. Nehmen Sie ruhig noch einmal Geräusche wahr …, im Raum …, von draußen, oder wo immer sie auch herkommen mögen …, und experimentieren Sie für einen Moment damit …, sie einmal nur als Geräusche wahrzunehmen …, ohne sie zu benennen …, zu bewerten … und ohne ihre Quelle ausfindig zu machen. Geräusche kommen und gehen … und Sie gehen mehr und mehr … in Ihren inneren Raum. … Und mit geschlossenen Augen richten Sie die Wahrnehmung weiter nach innen … und vielleicht genießen Sie die innere Abgeschlossenheit … als eine angenehme Ruhe. Wahrnehmungen aus anderen Bereichen Ihres Körpers … sind nach wie vor anwesend, … aber Sie geben jetzt einmal ganz bewusst … der Aufmerksamkeit nach innen den Vorrang … Nach innen, auf Ihren Atem … Und während die Augen sich fester und fester schließen …, spüren Sie, wie Ihr Atem seinen Rhythmus findet … in einer inneren Begleitung …, ganz von allein …, einen Rhythmus …, den der Körper von selber findet …, während Sie spüren, … dass Sie loslassen von den Ereignissen des Tages …, Spannungen loslassen … mit einer Haltung der Neugierde …, ausprobieren, was möglich ist …; stellen Sie sich vor, … wie Entspannung und Ruhe … sich allmählich ausbreiten … und von dem Körperteil, … der jetzt schon angenehm entspannt und schwer ist, … hin zu den Körperteilen fließen kann, … die Entspannung brauchen können …, und zu spüren …, wie die angenehme Schwere … sich ausbreitet, … und immer tiefer zu genießen …, sich mehr und mehr … wohl und schwer … und warm fühlen … und der eigenen inneren Aufmerksamkeit vertrauen.«

Hauptteil

»Und nun lade ich dich ein, … in deiner Vorstellung einen Spaziergang in den Wald zu machen, … in einen Wald, der dir gleichzeitig vertraut … und auch geheimnisvoll vorkommt. Du siehst die hohen, starken Bäume, … die in den Himmel ragen. … Wenn du magst, betrachtest du ihre dicken und stabilen Stämme, … die Zeichnungen ihrer Rinde und die grünen Kronen, … die hoch und weit hinaufwachsen. Wenn du deinen Blick umherschweifen lässt, … siehst du vielleicht grüne Büsche und Gräser, die den Boden bedecken … Vielleicht spürst du unter deinen Füßen den weichen … federnden Waldboden, … riechst das frische Grün … und hörst den sanften Wind, der durch die Blätter raschelt. … Du genießt die sauerstoffreiche Luft, … die frisch und klar in deine Nase strömt. Du siehst einen Waldweg vor dir, … er ist gut erkennbar und du gehst ihn entspannt entlang. Du gehst tiefer und tiefer in den Wald hinein … und mit jedem Schritt … fühlst du dich wohler … und sicherer. Von Weitem … siehst du eine Lichtung, die durch die Bäume schimmert … als helles Rund im tiefen Grün. Du schlenderst entspannt auf diese Lichtung zu. Du siehst von Weitem schon einen weisen Arzt oder eine weise Ärztin, … die dich freundlich erwartet und genau weiß, dass du kommst. … Du wirst zugewandt und lächelnd begrüßt und grüßt ebenso freundlich und auch erwartungsvoll zurück. Ihr setzt euch zueinander … und du weißt schon, … dass du diesem Arzt oder dieser Ärztin eine wichtige Frage stellen darfst. Und du darfst jetzt diesem Heiler mit deiner inneren Stimme eine wichtige Frage stellen, … tu es ruhig jetzt. Und dann sei einfach neugierig … und schau, wie der Arzt oder die Ärztin reagiert. Vielleicht schenkt er dir Worte, … dann höre genau auf dessen Worte. Vielleicht schenkt er dir eine Geste … achte genau auf diese Geste. Vielleicht schreibt oder malt er auch etwas für dich auf, … dann schau dir in Ruhe diesen Hinweis an. Einfach nur neugierig sein, … welche Antwort auf deine Frage vom weisen Arzt kommt.

Und nun lade ich dich ein, … dich in deinen inneren Arzt hinein zu fühlen … und einmal durch seine Augen dich selbst zu sehen. Schlüpf in die Rolle des Arztes / der Ärztin und betrachte dich selbst mit dessen Augen. Und frage dich als Arzt / Ärztin: … Was ist das für ein Mensch, … der mich da besucht und der diese eine Frage stellt, … was ist mit ihm los, … was braucht er, … was kann ihm wohl helfen? Und auch hier einfach nur neugierig sein, … welche Impulse und Ideen auftauchen und sich entwickeln.

Und dann lade ich dich ein, … wieder zu dir selbst zu wechseln, … und vielleicht spürst du dabei, … wie sich etwas in dir schon etwas anders anfühlt. Ich weiß nicht genau, was das sein kann, … aber deine Gewissheit kann schon wachsen, … die Gewissheit der kleinen Veränderungen. Achte auf diese kleinen Veränderungen in dir selbst, … die du am besten wahrnehmen kannst. Und mit dieser Gewissheit, … dass kleine Veränderungen schon von allein begonnen haben, … kannst du dich nun dankbar vom Arzt / von der Ärztin verabschieden. Und in dem Moment der Verabschiedung … öffnet der Arzt seine Tasche … und zieht noch ein Geschenk hervor, … ein kleines Geschenk, das speziell für dich gemacht ist. Schau dir dieses besondere Geschenk in Ruhe an. Wenn du magst, … betaste und beschnuppere es … oder höre gut hin. Und dann … kannst du dich bei deinem Arzt für dessen Weisheit … und das Geschenk bedanken, … dein Geschenk gut für dich verstauen und langsam wieder zurückkehren.«

Rücknahme

»Und so langsam können Sie aus Ihrem Erleben, wo auch immer Sie gerade waren, wieder zurückkommen … Sie können langsam wieder zurückkommen … in all der Zeit, die Sie dazu brauchen … und die Sie sich nehmen können … wie Ihr Unbewusstes all die Entspannung und Ruhe mitnimmt, … die es braucht beim Zurückkommen … und jeder hat so seine Art, wieder zurückzukommen … ausgeruht und erfrischt zurückkommen … der eine hört meine Stimme jetzt wieder deutlicher … der andere nimmt den Raum hier wieder deutlicher wahr … der Nächste spürt das Bett wieder deutlicher … und das Bedürfnis entsteht, sich zu strecken und zu drehen, … und sich frisch und ausgeruht zu fühlen, und dann noch einmal ganz tief Luft holen, die Hände zu Fäusten ballen, einmal feste recken, strecken, gähnen und ganz erfrischt und ausgeruht die Augen öffnen.«

AB 41 • T

Zwei Wölfe im Herzen

»Es war einmal ein alter Sioux-Häuptling, der mit seinen Ältesten zusammen am Feuer saß und beschloss, kein Häuptling mehr zu sein. Er sagte: ›Die Weißen haben etwas Wunderbares erfunden, das nennt sich Rente. Das will ich auch haben, ich gehe in Rente und überlasse den jungen Wilden die Aufgabe der Stammesleitung. Das ganze Gemecker und Gejammer geht mir auf den Keks, ich will endlich meine Ruhe haben und es mir mit meiner Frau zusammen schön gemütlich machen.‹ Der Ältestenrat war geschockt, einen Häuptling, der seinen Posten niederlegen und seine Ruhe haben wollte, gab es noch niemals. Der kluge Medizinmann sprach: ›Wir haben dich gehört, Häuptling, und respektieren deine Haltung. *Wir sind offen für Neues.* Die Weißen haben aber auch noch etwas anderes Interessantes erfunden und das nennt sich Schule. In der Schule bringen die Weisesten einer Gruppe den Kindern alles Wissenswerte bei. Und niemand würde deine große Weisheit infrage stellen wollen, Häuptling. Deswegen schlage ich vor, dass du den Häuptlingsposten aufgibst und die erste Sioux-Schule für unsere Kinder gründen und leiten wirst.‹ ›Mist‹, dachte sich der Häuptling, ›ich wollte doch meine Ruhe haben und nun habe ich die Kinder an der Backe.‹ Aber weil er irgendwie auch neugierig war und eigentlich Kinder sehr gerne mochte, ließ er sich auf diese Idee ein. ›Na gut‹, sprach er, ›dann können die kleinen Jungs zu mir kommen und die kleinen Mädchen zu meiner Frau. Wie ein Junge ein Sioux wird, kann ich ihm gut beibringen, und wie ein Mädchen ein Sioux wird, kann sie ihnen beibringen.‹ Und so kam es, dass am nächsten Morgen die kleinen Jungs von ihren Eltern streng vorbereitet zum Tipi des Ex-Häuptlings schlichen. Sie setzten sich brav zu einem Kreis zusammen und schauten voller Ehrfurcht ihren Häuptling an. Dieser lächelte verschmitzt und sagte ihnen: ›Als Erstes haben wir ein Geheimnis zusammen: Ich wollte eigentlich meine Ruhe haben und stattdessen haben wir hier zusammen Schule. Damit das so richtig schön für uns alle wird, erzähle ich euch einfach ganz viele Geschichten. Ihr macht es euch besonders gemütlich dabei, entspannt euch, hört mir einfach nur zu oder auch nicht, während ich euch von der Weisheit unseres Stammes erzähle. Am besten lernt man nämlich beim entspannten, schönen Zuhören. Euren Eltern dürft ihr gerne erzählen, dass ich ein ganz furchtbar strenger Lehrer bin, aber unser Geheimnis ist es, dass wir es uns hier alle miteinander total gemütlich machen und ich euch Geschichten über unseren stolzen Stamm erzähle.‹ Und so haben sie es gemacht. Morgens schlichen die kleinen Jungs mit gesenktem Haupt ins Tipi hinein, nachdem sie zu Hause noch ein bisschen gestöhnt hatten, wie schwer das Lernen beim Ex-Häuptling sei. Sobald sie im Tipi waren und der Letzte die Klappe schloss, begann für alle eine ganz wunderbare Zeit, in der sie gebannt den Geschichten zuhörten und eher nebenher etwas über den Stolz, die Klugheit und die Gebräuche der Sioux lernten.

Einmal gab es ein heftig stürmisches Wetter mit Regen, Hagel, Orkan und Blitzen. Alle kamen ganz durchnässt und zerzaust im Tipi an. Dort war es besonders gemütlich, ein kleines Feuerchen flackerte, und alle kuschelten sich ein bisschen näher zusammen. Ein kleiner vorwitziger Kerl fragte dann: ›Häuptling, weil das Wetter so gruselig ist, kannst du uns eine richtig gruselige Geschichte erzählen?‹ Und der Alte sagte nach einer Weile des Schweigens: ›Weißt du eigentlich, dass in deinem Herzen zwei Wölfe wohnen?‹ Huch, da hatte er den kleinen Vorwitzigen erwischt. ›Einer der beiden Wölfe ist rachsüchtig, aggressiv und grausam. Er zeigt sich einsam, knurrig und zerstörerisch. Er will gewinnen und kennt kein Pardon. Tief in sich drinnen hat er Angst, aber die zeigt er keinem. Er bleibt lieber böse. Der andere Wolf hingegen ist liebevoll, sanft und mitfühlend. Er behält den Überblick, sorgt sich um das Rudel und bleibt geduldig. Er verströmt Liebe, Achtung und Zärtlichkeit. Er hat auch Angst, aber er teilt sie im Rudel und fühlt sich geborgen. Und diese beiden Wölfe kämpfen die ganze Zeit in Eurem Herzen miteinander.‹ ›Und? Welcher der beiden gewinnt denn?‹, fragt der Junge. Da sagte der Alte: ›Na, der Wolf, den du fütterst.‹«

Genesung nach der Operation

Diese Intervention unterstützt den Genesungsprozess nach einer Operation oder einem invasiven Eingriff und wird in der Regel am Patientenbett im Liegen angewandt. Dazu mit Entspannungsstimme langsam und ruhig vorlesen.

Tranceinduktion

»Sie haben es sich in Ihrem Bett gemütlich gemacht …, Sie können sich nun ausruhen …, machen Sie es sich dort bequem …, richtig bequem … ruckeln sich ruhig noch ein wenig zurecht …, wenn Sie mögen …, um es sich noch bequemer zu machen … Richten Sie zunächst Ihre Wahrnehmung zum Klang meiner Stimme hin …, wenn ich spreche …, und zum Erleben der inneren Wachsamkeit und Stille … in Ihnen, … wenn ich aufhöre zu sprechen. Nehmen Sie ruhig noch einmal Geräusche wahr …, im Raum …, von draußen, oder wo immer sie auch herkommen mögen …, und experimentieren für einen Moment damit …, sie einmal nur als Geräusche wahrzunehmen …, ohne sie zu benennen …, zu bewerten … und ohne ihre Quelle ausfindig zu machen. Geräusche kommen und gehen … und Sie gehen mehr und mehr … in Ihren inneren Raum. … Und mit geschlossenen Augen richten Sie die Wahrnehmung weiter nach innen … und vielleicht genießen Sie die innere Abgeschlossenheit … als eine angenehme Ruhe. Wahrnehmungen aus anderen Bereichen Ihres Körpers … sind nach wie vor anwesend, … aber Sie geben jetzt einmal ganz bewusst … der Aufmerksamkeit nach innen den Vorrang … Nach innen, auf Ihren Atem … Und während die Augen sich fester und fester schließen …, spüren Sie, wie Ihr Atem seinen Rhythmus findet … in einer inneren Begleitung …, ganz von allein …, einen Rhythmus …, den der Körper von selber findet …, während Sie spüren, … dass Sie loslassen von den Ereignissen des Tages …, Spannungen loslassen … mit einer Haltung der Neugierde …, ausprobieren, was möglich ist …; stellen Sie sich vor, … wie Entspannung und Ruhe … sich allmählich ausbreiten … und von dem Körperteil, … der jetzt schon angenehm entspannt und schwer ist, … hin zu den Körperteilen fließen kann, … die Entspannung brauchen können …, und zu spüren …, wie die angenehme Schwere … sich ausbreitet, … und immer tiefer zu genießen …, sich mehr und mehr … wohl und schwer … und warm fühlen … und der eigenen inneren Aufmerksamkeit vertrauen.«

Danach

»Vielleicht spürst du … noch unter deinem Verband auf dem Brustkorb (*oder wo der Wundverband gerade sitzt*) … einen leichten Druck … oder sanftes Ziehen als ein Zeichen der lebendigen Genesung. Und wenn du magst, … richtest du nun deine Aufmerksamkeit weiter nach innen, … auf dein (*operiertes Organ*). … Ganz ruhig und entspannt … kannst du dich dem eigenen (*operierten Organ*) zuwenden. (*Herz:* Spüre dem ruhigen und gleichmäßigen Herzschlag nach. Und spüre dabei, … wie mit jedem Puls … die Gewissheit wächst, … dass Genesung schon geschieht.) Genesung geschieht von ganz allein, … da musst du nichts machen. Dein kluger Körper … weiß von ganz allein … und unwillkürlich, … wie das geht. Die Chirurgen haben deinem … (*operierten Organ*) geholfen … und alles gut operiert und dein Körper weiß von allein, … wie er nun wieder gut zusammenwächst. Wachsen geschieht von allein, … da muss man nichts machen. Gras … wächst auch nicht schneller, … wenn man dran zieht. Es wächst von ganz allein. … Und deine gut genähten Wunden … wachsen nun wieder gut zusammen. Das hat dein Körper in der Kindheit gelernt. Kleine Schnitte oder Wunden, … auf die nur ein Pflaster kam, … hat er von allein wunderbar zusammengefügt. Und wie im Kleinen … so im Großen. Das Prinzip ist dasselbe, … Dein Körper weiß, was er macht. … Und dein (*operiertes Organ*) … kann so nun viel leichter für dich arbeiten. Leicht, … angenehm … entlastet … und zunehmend heilend. Und es ist so angenehm, … sich der Genesung zu überlassen. Sich der Weisheit des eigenen Körpers überlassen. … Und sich der Weisheit des eigenen Körpers anzuvertrauen. … Und dieses Gefühl genießen, … die Ruhe der Genesung genießen. So wie nach einem aufwühlenden Sturm … das Meer wieder zur Ruhe kommt, … kommt der eigene Körper … nach der Operation zur Ruhe und in seine natürliche Balance zurück. Auch dein (*operiertes Organ*) …kommt zur guten Ruhe … und in eine natürliche Balance zurück. … Und dies in der Zeit und Ruhe, die zu ihm und dir passt.

Und wenn du magst, … spazierst du nun mit deinen Gedanken in die Zukunft. … Spaziere ein halbes Jahr (*oder Zeitraum XY*) weiter als jetzt. Sechs Monate weiter. In welcher Jahreszeit befindest du dich dann? Und nun stelle dir vor, wie du mit deinem gut genesenden (*operierten Organ*) etwas tust, … was du richtig gerne tust. … Wo siehst du dich gerade? … Schau dich in Ruhe um. … Welche Farben und Formen siehst du? … Hörst du vielleicht typische Geräusche? … Höre ruhig noch genauer hin. … Vielleicht riechst du auch etwas Besonderes. Wie angenehm es sein kann, … etwas Schönes zu riechen … Vielleicht fühlst du etwas mit und auf deiner Haut. Und vielleicht … sind auch besondere Menschen bei dir. Und wenn du dich gerade wohl fühlst, … genießt du in Ruhe dieses Gefühl. Wie angenehm … und entspannt … du dich fühlst.

Und wenn du magst, … stellst du dir vor, … wie du von Tag zu Tag stärker wirst. … Wie dein Körper an Kraft und Ausdauer gewinnt. … Und genieße, … wenn du magst, dieses besondere Gefühl der gewonnenen Kraft. Und mit dieser ruhigen Kraft in dir … kannst du nun wieder zurückkommen.«

Rücknahme

»Und so langsam können Sie aus Ihrem Erleben, wo auch immer Sie gerade waren, wieder zurückkommen … Sie können langsam wieder zurückkommen … in all der Zeit, die Sie dazu brauchen … und die Sie sich nehmen können … wie Ihr Unbewusstes all die Entspannung und Ruhe mitnimmt, … die es braucht beim Zurückkommen … und jeder hat so seine Art, wieder zurückzukommen … ausgeruht und erfrischt zurückkommen … der eine hört meine Stimme jetzt wieder deutlicher … der andere nimmt den Raum hier wieder deutlicher wahr … der Nächste spürt das Bett wieder deutlicher … und das Bedürfnis entsteht, sich zu strecken und zu drehen, … und sich frisch und ausgeruht zu fühlen, und dann noch einmal ganz tief Luft holen, die Hände zu Fäusten ballen, einmal feste recken, strecken, gähnen und ganz erfrischt und ausgeruht die Augen öffnen.«

Begrüßungsritual nach Organtransplantation

Der / Die Patient:in wird eingeladen, das für ihn neue Organ zu begrüßen. Er / Sie legt sich beide Hände auf das (*transplantierte Organ*), schließt die Augen und nimmt zunächst Kontakt auf zum Organ. Verbal wird dies (hypnotherapeutisch) wie folgt begleitet.

Tranceinduktion

»Sie haben es sich in Ihrem Bett gemütlich gemacht …, Sie können sich nun ausruhen …, machen Sie es sich dort bequem …, richtig bequem … ruckeln sich ruhig noch ein wenig zurecht …, wenn Sie mögen …, um es sich noch bequemer zu machen … Richten Sie zunächst Ihre Wahrnehmung zum Klang meiner Stimme hin …, wenn ich spreche …, und zum Erleben der inneren Wachsamkeit und Stille … in Ihnen, … wenn ich aufhöre zu sprechen. Nehmen Sie ruhig noch einmal Geräusche wahr …, im Raum …, von draußen, oder wo immer sie auch herkommen mögen …, und experimentieren für einen Moment damit …, sie einmal nur als Geräusche wahrzunehmen …, ohne sie zu benennen …, zu bewerten … und ohne ihre Quelle ausfindig zu machen. Geräusche kommen und gehen … und Sie gehen mehr und mehr … in Ihren inneren Raum. … Und mit geschlossenen Augen richten Sie die Wahrnehmung weiter nach innen … und vielleicht genießen Sie die innere Abgeschlossenheit … als eine angenehme Ruhe. Wahrnehmungen aus anderen Bereichen Ihres Körpers … sind nach wie vor anwesend, … aber Sie geben jetzt einmal ganz bewusst … der Aufmerksamkeit nach innen den Vorrang … Nach innen, auf Ihren Atem … Und während die Augen sich fester und fester schließen …, spüren Sie, wie Ihr Atem seinen Rhythmus findet … in einer inneren Begleitung …, ganz von allein …, einen Rhythmus …, den der Körper von selber findet …, während Sie spüren, … dass Sie loslassen von den Ereignissen des Tages …, Spannungen loslassen … mit einer Haltung der Neugierde …, ausprobieren, was möglich ist …; stellen Sie sich vor, … wie Entspannung und Ruhe … sich allmählich ausbreiten … und von dem Körperteil, … der jetzt schon angenehm entspannt und schwer ist, … hin zu den Körperteilen fließen kann, … die Entspannung brauchen können …, und zu spüren …, wie die angenehme Schwere … sich ausbreitet, … und immer tiefer zu genießen …, sich mehr und mehr … wohl und schwer … und warm fühlen … und der eigenen inneren Aufmerksamkeit vertrauen.«

Hauptteil: Begrüßungsritual

»… und dann mit der eigenen inneren Aufmerksamkeit das (*Organ*) wahrnehmen, … in Ruhe und mit innerem Gleichgewicht Kontakt zum Organ aufnehmen, … und da können angenehme Bilder und Vorstellungen so leicht und wie von selbst kommen, … und hat seine inneren Bilder und Vorstellungen und Erinnerungen, … die er mit dem (*Organ*) verbindet, … in Ruhe und mit Sicherheit Kontakt aufnehmen, … so wie es passt und angenehm ist, … hineinspüren in (*Organ*)… einfach neugierig sein, … welche Vorstellungen Ihr Unbewusstes Ihnen von Ihrem (*Organ*) zukommen lässt, … in aller Ruhe, … und vielleicht kommt Ihnen der Impuls, … Ihrem Herzen zuzuhören, (Ihrer Lunge mal zu lauschen, zu Ihrer Niere und Ihrer Leber mal hinzufühlen) … vielleicht möchte Ihr Organ Ihnen etwas mitteilen, … einfach mal hinhören … mit viel Zeit und Zuversicht dem arbeitenden Organ lauschen, … und vielleicht möchten Sie Ihrem Organ etwas mitteilen, … etwas sagen, etwas mitteilen, einfach mal sich erlauben … wie leicht es sein kann, mit seinem (*Organ*) in Kontakt zu kommen, … in guten Kontakt kommen … sich tragen lassen von der Ruhe und dem Gleichmaß des gesunden Organs … und es annehmen, … die ruhige Arbeit annehmen … die Arbeit des neuen Organs annehmen … in Ruhe und mit Gleichmaß … mit Wohlwollen und mit Ruhe … das (*Organ*) annehmen als mein (*Organ*) … so wie es ist, … wie es jetzt ist, … und vielleicht spüren Sie bei sich den Impuls, … das Herz, die Lunge, die Leber, die Niere zu begrüßen, … hallo sagen, …

Begrüßungsritual nach Organtransplantation

Du bist da, … du bist in mir, ein Teil von mir, … Wir werden zusammenwachsen …, einfach von ganz allein zusammenwachsen …, da muss man nichts machen …, Wachsen geschieht von allein und in einem ganz eigenen Tempo … bis ich eines Tages von allein spüren werde …, jetzt bist du ganz zu mir hingewachsen …, jetzt fühle ich mich vertraut mit dir …, jetzt gehörst du ganz zu mir und du gehörst mir … Ich brauche dich und du brauchst mich … Wir wachsen in aller Freundschaft zusammen und werden ein richtig gutes Team.

Und zu spüren, wie die Zuversicht wächst, … die Zuversicht, dass etwas seine Richtung findet, … dass Vertrauen wachsen kann, wie von selbst, … denn Wachsen geht wie von selbst, … und sich Zeit nehmen, in dieser Ruhe, die Tag für Tag wachsen kann, … was einen angenehmen Abstand zu den Dingen bewirkt, … sich erlauben zu bemerken, wie sich etwas leichter anfühlt, und dass man dies wieder und wieder genießen kann … jedes Mal deutlicher, mehr und leichter …«

Rücknahme

»Und so langsam können Sie aus Ihrem Erleben, wo auch immer Sie gerade waren, wieder zurückkommen … Sie können langsam wieder zurückkommen … in all der Zeit, die Sie dazu brauchen … und die Sie sich nehmen können … wie Ihr Unbewusstes all die Entspannung und Ruhe mitnimmt, … die es braucht beim Zurückkommen … und jede:r hat so seine Art, wieder zurückzukommen … ausgeruht und erfrischt zurückkommen … der eine hört meine Stimme jetzt wieder deutlicher … der andere nimmt den Raum hier wieder deutlicher wahr … der nächste spürt das Bett wieder deutlicher … und das Bedürfnis entsteht, sich zu strecken und zu drehen, … und sich frisch und ausgeruht zu fühlen, und dann noch einmal ganz tief Luft holen, die Hände zu Fäusten ballen, einmal feste recken, strecken, gähnen und ganz erfrischt und ausgeruht die Augen öffnen.«

INFO 19 • P

Gedanken an den / die Spender:in nach Organtransplantation

Liebe Patientin, lieber Patient,

viele Transplantationspatient:innen fragen sich, von wem ihr neues Organ wohl stammt. Falls Sie auch dazugehören, ist es also völlig normal, darüber nachzudenken. Auf diesem Informationsblatt haben wir einige Tipps und Hinweise zu diesem Thema für Sie zusammengestellt.

Das Transplantationsgesetz **verbietet** jegliche Auskunft. Es ist also nicht möglich, weitere Informationen über den Spender oder die Spenderin zu erhalten. Dies hat verschiedene Gründe:

- Zum einen soll die Anonymität des / der Spender:in gewahrt und die Trauer der Angehörigen ungestört bleiben.
- Andererseits wissen wir, dass bereits einige Informationen über die Spendeperson den Wunsch nach weiterführenden Informationen wecken können, während ein Zuviel an Details die emotionale Verarbeitung des Transplantationsprozesses erschwert.

Die Spendeperson bleibt also anonym.

Manchen Menschen hilft es, sich ihre:n Spender:in in ihrer Fantasie vorzustellen. Als einen guten Menschen, der einer Organentnahme zustimmte. Dieser Mensch muss zum einen zu seinen Lebzeiten, als er noch gesund war, über seinen Tod nachgedacht haben und muss dann zu einer helfenden, rein altruistischen Entscheidung gekommen sein, denn sonst hätte er keinen Spenderausweis bei sich gehabt. Organspende ist eine reine Liebesgabe. Ein Geschenk eines Menschen, der zu Lebzeiten höchstwahrscheinlich ausführlich darüber nachgedacht hat. Für die meisten trauernden Angehörigen von Spendepersonen bedeutet es Trost im plötzlichen Todesfall ihres Verstorbenen, dass ein Teil von ihm / ihr weiterleben und im als sinnlos erlebten Tod noch Leben schenken konnte.

Wenn Ihr neues Organ in Ihnen weiterarbeitet, bedeutet das also auch Trost für die Angehörigen des Spenders oder der Spenderin.

Sie haben die Möglichkeit, einen freiwilligen, anonymen Dankesbrief an die Angehörigen zu schreiben, der dann weitergeleitet wird. Die meisten Patient:innen sind erleichtert, ihren Dank einmal ausdrücken zu können. Falls Sie diesen für Sie völlig freiwilligen Schritt gehen möchten, sprechen Sie Ihr Transplantationszentrum an oder informieren Sie sich auf der Webseite der Deutschen Stiftung Organtransplantation: http://www.dankesbriefe-organspende.de

Sie können die Spendeperson und deren Liebesgabe ehren, indem Sie verantwortungsvoll mit dem Geschenk umgehen. Manche möchten darüber hinaus ein eigenes Ritual finden, um der Spendeperson zu gedenken. Einige engagieren sich ehrenamtlich für die Aufklärung zur Organspende. Andere setzen in Zeitungen oder online eine Trauer- und Dankesanzeige für ihren unbekannten Spender. Wiederum andere legen Kränze am Heimatfriedhof für ihren unbekannten Spender nieder. Viele zünden eine Kerze am Jahrestag der Transplantation an, um auch an den Spender zu denken. Die Deutsche Stiftung Organtransplantation (DSO) initiierte den »Park des Dankes, des Erinnerns und des Hoffens« in Halle (Saale), in dem Empfänger:innen zu Ehren ihres Spenders einen Baum pflanzen. Die Möglichkeiten, das Organ als Ihr eigenes anzunehmen und gleichzeitig das Wissen um die Spende in sich zu integrieren und Dankbarkeit und Freude auszudrücken, sind also vielfältig.

Zaubermantel

Anwendungsbereich

Der / Die ohnehin hoch belastete / traumatisierte Patient:in fühlt sich zusätzlich durch negative Äußerungen des Personals (sog. Negativsuggestionen) willentlich oder unwillentlich verletzt und gekränkt. Er / Sie beschäftigt sich viel mit den Äußerungen, fühlte sich zum Zeitpunkt der Kritik hilflos, ausgeliefert und ungeschützt. Oft benutzt der / die Patient:in das Wort »dünnhäutig« in diesem Zusammenhang, verknüpft mit dem Wunsch »man müsste ein dickes Fell haben«, um negative Kritik von sich abprallen zu lassen.

Vorbereitung

Im vorbereitenden Gespräch geht es zunächst darum, Verständnis für die besondere Situation der Kränkung zu zeigen, sich auf die verletzte Seite des / der Patient:in zu stellen und gemeinsam eine echte annehmende Haltung zu finden für den gekränkten Teil der Person. Dazu lässt man den / die Patient:in ausführlich die kränkende Situation in Einzelheiten berichten und geht besonders auf den einen kränkenden Moment ein, arbeitet ihn also heraus. Das kann ein Satz (z. B. »Nun stellen Sie sich nicht so an«) oder ein abschätzender Blick oder auch ein ungeduldiges Seufzen sein. Oft erleben sich die Patient:innen in diesem Moment ausgeliefert, verletzt und schämen sich dafür, auch noch empfindlich zu sein.

Für die Kränkung wird nun das Bild eines Giftpfeils gewählt, der plötzlich und unerwartet angeflogen kommt und einen in der Seele trifft. Manche Pfeile werden bewusst und gemein abgeschossen, manche einfach nur wahllos und unbedacht abgelassen, sie schmerzen in der besonderen Zeit des Krankenhausaufenthaltes alle sehr. In der Regel können die Patient:innen das Bild eines Giftpfeils sehr gut für die erlebte kränkende Situation annehmen.

Ziel der Vorbereitung: Empfindsamkeit würdigen, sich bei ihr bedanken, sie als inneres Alarmsystem wertschätzen, den Giftpfeil als Metapher für die Kränkung setzen. Anschließend dem / der Patient:in den Zaubermantel als Schutz vor solchen Kränkungen (Giftpfeilen) anbieten.

Schneidern des Mantels

»Ein dickes Fell können wir uns alle nicht wachsen lassen und dann würden wir auch unseren empfindsamen, sensiblen Teil einbüßen, der ja auch einen wunderbaren Zweck erfüllt. Ohne unser Fingerspitzengefühl, unsere Feinnervigkeit und Empfindsamkeit wären wir doch eher grob, stumpf oder taub. Vielleicht wäre es schön, spürsam zu bleiben, und sich ab und zu einen Schutzmantel anzulegen.

Sie sind bei mir hier in einer Zauberschneiderei. Hier gibt es wunderbare Zaubermäntel, alle maßgeschneidert, alle individuell und alle mit Materialien ausgestattet, die der Fantasie keine Grenzen setzen. Angenommen, Sie dürften sich einen solchen Mantel maßgeschneidert anfertigen lassen, hätten Sie Lust dazu?

Lassen Sie uns zunächst den Stoff für die Außenseite des Mantels aussuchen: Welche Farbe hätte er? Leuchtend, dass alle anderen gleich alarmiert sind, oder lieber unauffällig? Mit Muster? Lieber einfarbig? Aus welchem Material genau? Ist der Stoff eher schwer oder leicht? Grob oder fein? Fließend oder fest? Welche eingebauten Zauber-Funktionen sind im Stoff für außen? Was macht die Außenhaut mit den Giftpfeilen? Abprallen lassen? Verwandeln (in was denn wohl?) Zurückwerfen (mit gleicher Kraft? Verdoppelter Aggression??) Filtert der Außenstoff vielleicht? Schießt er verstärkt zurück? Braucht die Außenhaut auch Waffen? Welche? Was darf von außen denn noch überhaupt hineinkommen? Was muss auf jeden Fall draußen bleiben? Soll die Außenhaut komplett vor Giftpfeilen abschirmen? Oder vielleicht noch einen Angriff als Schubser wahrnehmen lassen, damit man weiß, dass da wieder etwas Unangenehmes auf einen zukam. Was fehlt noch für die perfekte Außenhaut?«

Zaubermantel

Wichtig

Als Therapeut:in ist es wichtig, sich die drei bis vier Hauptmerkmale der Außenhaut des Stoffes (z. B. rot, leicht, dicht, beschützend) zu merken.

Anschließend wird der Stoff für die Innenhaut des Mantels besprochen:

»Der Stoff für die Innenhaut des Mantels ist nur für Sie selbst, den sieht sonst keiner. Welche Farbe hat er, aus welchem Material besteht er? Wie fühlt er sich auf der Haut an? Gibt es einen besonderen Geruch? Gibt es Zauberwirkungen nach innen? Welche? Welche noch? Wie genau möchte ich mich fühlen, wenn mich selbst die Innenhaut meines Mantels berührt? Wie noch?«

Wichtig

Als Therapeut:in ist es wichtig, sich die drei / vier Hauptmerkmale der Innenhaut des Stoffes (z. B. beige, flauschig, warm, geborgen) zu merken.

»Wunderbar, jetzt haben wir einen ganz besonderen und einzigartigen Stoff, der eine Außenseite hat für die anderen und deren Giftpfeile und eine Innenseite für Sie selbst. Jetzt kommen wir zur Passform des Mantels.

Ist es eher ein Mantel oder ein Cape oder eine Jacke? Wie weit? Wie lang? Mit Ärmeln? Kapuze? Gürtel? Gibt es Stellen, die besonders behandelt werden? Zum Beispiel verstärkt, abgesetzt, eingearbeitet? Taschen? Wo genau und wofür? Wie wird der Mantel verschlossen? Reißverschluss, Knöpfe, Klett oder wie von Zauberhand? Wie wird er dicht gemacht?«

Erste Anprobe

»Wunderbar, jetzt haben wir eine sehr schöne Vorstellung von Ihrem Mantel / Cape. Jetzt lade ich Sie ein, es sich mal kurz ganz bequem zu machen. Sie ruckeln sich bequem im Bett oder auf dem Stuhl zurecht … Wenn Sie mögen, schließen Sie die Augen … und atmen einmal tief durch … Und noch einmal tief einatmen …, kurz anhalten, dann langsam ausatmen … Wie angenehm das ist, … es sich einfach mal kurz bequem zu machen und ruhig zu atmen … Wenn Sie mögen, … schließen Sie Ihre Augen … Und nun lade ich Sie ein, sich Ihren Mantel auf einer Schneiderpuppe vorzustellen … in Ruhe mit dem inneren Auge Ihren Mantel zu betrachten von allen Seiten … Betrachten Sie Ihren ganz besonderen Mantel mit seinen ganz besonderen Qualitäten (*mit genau den Worten [Farbe, Geruch, Form, Gestalt], die der / die Patient:in vorher benannt hat, sowohl für die Außenhaut als auch für die Innenhaut*). Und nun lade ich Sie ein, einfach mal in Ihren Mantel hineinzuschlüpfen. Und in dem Moment, wo die Innenhaut Sie berührt … beginnt sofort die Zauberkraft des Mantels zu wirken. Sie können sich sofort oder etwas später besonders gut fühlen (*hier die Worte einfügen, die mit der Innenhaut benannt waren*). Einfach mal sich wohlfühlen in meinem besonderen Schutzmantel … Und während Sie sich einfach nur wohlfühlen, macht der Mantel etwas von ganz allein. Er verändert sich von allein … und macht sich noch passender für Sie … Einfach mal nichts tun und sich den Mantel von allein verändern lassen, einfach mal neugierig sein, … wie der eigene Zaubermantel passt und sich von selbst und unwillkürlich noch passender macht.«

Zaubermantel

Kurze Rücknahme

»Wunderbar machen Sie und Ihr Mantel das. Und mit diesem wunderbaren Gefühl bitte ich Sie, wieder zurückzukommen. Sie hören jetzt meine Stimme wieder etwas lauter und deutlicher, nehmen den Stuhl / das Bett wahr, recken und strecken sich so gut es geht, atmen einmal tief durch und öffnen die Augen.«

Lassen Sie den / die Patient:in kurz über das Erlebte berichten. Fokussieren Sie hier besonders auf das (oft als sichere und geborgene) Gefühl im Kontakt zur Schutzhaut und fragen Sie nach, ob und wie der Mantel sich verändert hat. Anschließend fragen Sie den / die Patient:in, ob er / sie nun bereit für eine Generalprobe zusammen mit dem Schutzmantel sei für die Konfrontation mit der Kränkung. Wobei für die Kränkung nun wieder das Bild eines Giftpfeils, der plötzlich und unerwartet angeflogen kommt, gewählt wird.

Erneute Anprobe

»Nun lade ich Sie ein, es sich wieder bequem zu machen, das kennen Sie ja schon gut … Einfach mal zurücklehnen, … nichts machen müssen, … nur es sich gemütlich im Bett oder auf dem Stuhl machen … Tief einatmen und ausatmen …, und die Augen schließen sich jetzt oder später wie von selbst … die Augen schließen sich. Und vielleicht freuen Sie sich ja schon darauf, Ihren perfekt sitzenden Zaubermantel anzuziehen, … weil es sich so gut anfühlt. Vielleicht haben Sie das ja schon längst getan … Und wieder spüren Sie dieses besondere Gefühl der (*wieder die Worte des Innenstoffes benutzen, z. B. Wärme, ›Geborgenheit und Schutz‹*) … Und von Mal zu Mal verstärkt sich dieses Gefühl wie von selbst, … weil Ihr Mantel automatisch und wie von selbst seine Zauberkraft nach innen zu Ihnen hin abgibt … Und so gut wie der Mantel nach innen wirkt, wirkt er auch nach außen … Denn da kommt schon der erste Giftpfeil angeflogen (z. B. »Stell dich nicht so an«) und trifft gerade auf die Außenhaut Ihres Mantels … Die Außenhaut funktioniert genauso, wie sie soll … (*hier noch mal aufzählen, was zuvor besprochen wurde, z. B. abprallen, runterfallen, zurückfliegen*), … während Sie sich weiterhin geborgen und sicher und beschützt (*wieder die Qualitäten der Innenhaut aufzählen*) fühlen. Und da kommt auch schon der nächste Pfeil (*z. B. Augenverdrehen, »die schon wieder«*) und wieder wehrt die Außenhaut erfolgreich ab, während Sie bei Ihrem Wohlbefinden bleiben können. Und Sie können darauf vertrauen, dass Ihr Mantel auf seine besondere Weise nach innen und nach außen wirken wird.«

Posthypnotische Suggestion: »Und immer, wenn Sie Ihren Mantel brauchen könnten, haben Sie ihn sofort zur Verfügung, der Mantel zieht sich von allein an.«

Rücknahme

»Und mit dieser ganz besonderen Gewissheit, nun eine Schutzfunktion mehr bei sich zu haben, können Sie wieder mit Ihrer Aufmerksamkeit zurückkommen. Sie kennen auch das schon, dass Sie meine Stimme wieder deutlicher hören, sich ein bisschen recken und strecken, tief Luft holen und erfrischt und wach die Augen öffnen können.«

Kurze Reflexion des Erlebens.

Ressourcenaktivierung: Erarbeiten von Genesungszielen

Ziel: Genesungsziele für das Leben nach dem Krankenhausaufenthalt zu generieren
Methode: Liste erstellen mit positiven Genesungszielen

Der / Die Patient:in wird eingeladen, auf dem **AB 46** »Meine persönlichen Genesungsziele« seine / ihre ganz persönlichen Genesungsziele aufzuschreiben. Folgende ressourcenaktivierende Fragen des / der Therapeut:in helfen bei der Zielfindung:

- Was möchten Sie unbedingt erleben, wenn es Ihnen besser geht?
- Worauf freuen Sie sich am meisten?
- Bei welchem Ziel merken Sie persönlich, dass sich der jetzige Aufenthalt gelohnt hat?
- Was möchten Sie in einem halben Jahr machen und erleben können?
- Welchen Wunsch haben Sie bezogen auf Ihre Zukunft?

Impuls des Therapeuten zu Abschluss

Vielleicht merken Sie, dass Sie sich im Moment die Zukunft wenig vorstellen können. Vielleicht kommen im Laufe der Zeit noch mehr Ziele in Ihren Sinn, was Sie noch alles erleben möchten. Immer wenn Ihnen ein Ziel einfällt, schreiben Sie es sich auf, dafür sind die noch zu füllenden leeren Zeilen. Es gab einmal einen Patienten, der hatte sich die berühmte 100er-Liste zugelegt: 100 Dinge, die ich mit der Genesung erleben möchte. Wie viele Ziele liegen Ihnen wohl am Herzen?«

Expertentipp

Zunächst die Ziele frei assoziieren lassen, später zusammen auf Realitätsgehalt prüfen.

Meine persönlichen Genesungsziele

Nach Beendigung meines Krankenhausaufenthalts möchte ich folgende Ziele erreichen:

(1) ....

(2) ....

(3) ....

(4) ....

(5) ....

(6) ....

(7) ....

(8) ....

(9) ....

(10) ....

(11) ....

(12) ....

Häuptlingsgeschichte

»Es war einmal ein kluger Häuptling vom Stamm der Sioux, der sowohl alt und weise als auch mit Weitsicht gesegnet und offen für Neues war. Dieser Häuptling betrachtete mit einer Mischung aus Sorge und Neugier die neue Erfindung, die Eisenbahn, oder besser: das ›stählerne Ross‹, wie er es nannte. Eines Tages rief er seine Weisen in sein Zelt und sprach: ›Dieses stählerne Ross, das seit Neuestem unser Land durchreitet, erfüllt mich mit Angst und Neugier. *Ich will die Angst nicht siegen lassen, ich will mich ihr stellen.* Ich muss wissen, was es für mich und für euch bedeutet. Deswegen habe ich beschlossen, dass ich der erste Sioux sein werde, der das stählerne Ross reiten wird. Nur so kann ich besser beurteilen, was dieses Ungetüm für uns ausmacht.‹

Seine Brüder und Ältesten sprachen: ›Wie klug und weitsichtig du wieder bist, Häuptling. *Es ist besser, sich auf ein wildes Pferd zu schwingen, als vor ihm davonzulaufen.* Aber warum willst du es selbst tun? Schicken wir doch lieber einen unserer jungen, tapferen Krieger, die lechzen doch nach jeder Möglichkeit, sich selbst und uns allen ihren Mut zu beweisen.‹ Da sprach der Häuptling: ›*Es gibt Dinge, die muss ich selbst tun, die kann keiner für mich erledigen.* Ich werde das stählerne Ross selbst reiten.‹ Der Medizinmann schaltete sich ein und sprach: ›Der Häuptling hat gesprochen, so wird er auch handeln. Wir können ihn unterstützen, indem die eine Hälfte des Stamms sein Aufsteigen des Rosses (also Einsteigen in die Bahn) bezeugt und die andere Hälfte des Stammes vorreitet und ihn beim Absteigen vom Ross (also Aussteigen aus der Bahn) begrüßt.‹ So wurde es gemacht. Alle feierten ein Fest zu Ehren des Mutes des Häuptlings (und wenige sahen, wie verzagt sich der Häuptling wirklich fühlte). Danach ritt die eine Hälfte des Stamms zum Zielbahnhof schon mal vor. Der Häuptling selbst kleidete sich in voller Pracht ein, schritt stolz, wenngleich auch mit wackeligen Knien, zum stählernen Ross, stellte sich mit erhobenem Haupt in den letzten Wagen und sein halbes Volk sah ihm lange nach, wie das Ross schnaubend und prustend mit ihm von dannen zog. Die andere Hälfte des Stammes, schon lange am Zielbahnhof angekommen, sah von Ferne das stählerne Ross stampfend und dampfend näherkommen und hielt nach ihrem Häuptling Ausschau. Da stand er, in voller Pracht, mit erhobenem Haupt. Der Zug hielt an, der Häuptling stieg aus und legte sich sofort flach auf die Erde, faltete die Hände auf dem Bauch und schloss die Augen. Sein Volk näherte sich langsam. ›Häuptling? Alles in Ordnung mit dir?‹ Der Häuptling lag weiterhin mit geschlossenen Augen flach auf der Erde. Sie fragten noch einmal: ›Häuptling? Alles in Ordnung mit dir?‹ Der Häuptling gab immer noch keine Antwort, sondern lag still auf dem Boden und lächelte ein wenig. Nun fragte der Medizinmann: ›Häuptling, was machst du da?‹ Da sagte der Häuptling: ›*Ich warte, bis meine Seele nachkommt.*‹«

Urlaub für den Kopf

Liebe Patientin, lieber Patient,

das Anschauen von Fotos von vergangenen Ausflügen, Urlauben oder besonderen Erlebnissen kann Ihnen helfen, die Krankenhaussituation um sich herum für einen kurzen Augenblick zu vergessen. Schauen Sie einmal durch Ihre Fotos vergangener Erlebnisse auf Ihrem Handy oder, noch besser: Wenn möglich, lassen Sie sich Fotos von Ihren Angehörigen oder Freund:innen mitbringen. Suchen Sie sich ein Lieblingsfoto aus und beantworten Sie dazu folgende Fragen:

Welche Gedanken und Gefühle verbinden Sie mit dem Ort, an dem Sie dort sind?

Welche Körperempfindungen spüren Sie, wenn Sie sich das Foto ansehen und in das dortige Erlebnis eintauchen?

Was macht diesen Ort bzw. dieses Erlebnis zu etwas ganz Besonderem?

Urlaub für den Kopf

Welche Wünsche verbinden Sie mit Blick auf Ihr Foto?

....

....

....

....

....

Welche Möglichkeiten sehen Sie, sich ein kleines Stück dieses Ortes zu sich ins Krankenhaus zu holen? Gibt es Erinnerungsstücke, die Sie zu Hause haben?

....

....

....

....

....

Tipp

Lassen Sie sich das Foto von Ihren Angehörigen ausdrucken und mitbringen, sodass Sie es in Ihrem Zimmer aufhängen können. So können Sie jederzeit in das angenehme Gefühl, das Sie mit dem dortigen Ort verbinden, eintauchen.

Brief an meinen Körper

Liebe Patientin, lieber Patient,

eine körperliche Erkrankung kann ein wahres Gefühlschaos in uns auslösen: von der Sorge vor dem, was noch bevorsteht, über Frust und Ärger über den gegenwärtigen Zustand hin zu Dankbarkeit und Demut für das, was der Körper bereits geleistet und bewältigt hat. Viele Patient:innen verlieren zeitweise das Vertrauen in ihren Körper oder werden sehr aufmerksam gegenüber körperlichen Veränderungen. Um den verschiedenen inneren Gefühlszuständen Raum zu geben und diese besser einordnen zu können, kann es hilfreich sein, einen Brief an Ihren Körper zu formulieren. Falls es Ihnen körperlich nicht möglich ist, Ihre Worte aufzuschreiben, können Sie auch eine Audioaufnahme auf Ihrem Handy erstellen. Ein liebevoller, nicht wertender Blick auf den eigenen Körper ist dabei ebenso bedeutsam wie das bewusste Zulassen aller vorhandenen Gefühle. Dieser Brief ist vordergründig nur für Sie selbst gedacht, manchmal möchten Patient:innen ihre Gedanken im Anschluss jedoch auch noch mit jemandem teilen – dies ist ganz Ihnen überlassen. Sie können Ihren Brief frei formulieren oder folgende Leitfragen nutzen, die Sie in Ihren persönlichen Brief an Ihren Körper einfließen lassen können:

- ▶ Wie hat sich der Blick auf meinen Körper verändert?
- ▶ Kämpfe ich innerlich gegen meinen Zustand an oder schaffe ich es manchmal, diesen auch zu akzeptieren?
- ▶ Welche noch bevorstehenden Behandlungsschritte lösen Ängste in mir aus? Habe ich Ängste vor bestimmten körperlichen Beschwerden oder dem Fortschreiten meiner Erkrankung?
- ▶ In welchen Situationen fühle ich mich lebendig, trotz körperlicher Einschränkungen?
- ▶ Was hat mein Körper bis hierhin schon geschafft?
- ▶ Wobei hilft mir mein Körper aktuell?
- ▶ Woran erkenne ich, dass mein Körper der Erkrankung trotzt?
- ▶ Gelingt es mir, meinem Körper auch mal Momente von Ruhe zuzugestehen? Wie sehen diese aus?
- ▶ Fällt es mir schwer, geduldig mit meinem Körper zu sein? Falls ja, was macht es so schwierig, die innere Ruhe zu bewahren?

Brief an meinen Körper

Lieber Körper ...

....

....

....

....

....

....

....

....

....

....

....

....

....

....

....

....

....

....

....

....

....

Mein Stärke-Tier

Die Visualisierung eines Stärke-Tieres kann genutzt werden, um körperlich geschwächten oder psychisch belasteten Patient:innen neuen Mut bzw. weitere Motivation zum Durchhalten mitzugeben. Ein Bild (Foto aufhängen, Bildschirmhintergrund des Handys) des Stärke-Tieres kann als zusätzlicher Anker genutzt werden. Die Übung erfolgt im Dialog mit dem / der Patient:in, daher erfolgt keine lange Tranceinduktion.

Induktion

»Atmen Sie einmal tief ein … und wieder aus. Noch einmal … Langsam … spüren Sie, wie Sie mit jedem Ausatmen mehr und mehr loslassen. Alles, was Sie jetzt nicht brauchen, darf gehen … Gedanken, Spannungen, Erwartungen … einfach davonziehen lassen. Mit jedem Atemzug gleiten Sie tiefer in einen Zustand innerer Ruhe … in Ihrem Tempo. Sanft, sicher, getragen.«

Hauptteil

»Erlauben Sie sich für einen Moment, dieses Gefühl (*des Kontrollverlusts / der Erschöpfung / der Hilflosigkeit / …*) zu fokussieren, es größer werden zu lassen. Beschreiben Sie, wie sich Ihr Körper jetzt in diesem Moment innerlich anfühlt. Was können Sie dort spüren?

(*Patient:in antwortet, Therapeut:in wiederholt das Gesagte.*)

Bleiben Sie noch für einen Moment in diesem Gefühl. Wir werden nun etwas Ungewöhnliches tun, dabei können Sie nichts richtig oder falsch machen. Erlauben Sie es sich einmal, sich vorzustellen, dieses innere Gefühl entspricht einem Tier oder Wesen, dem es ganz genauso wie Ihnen in diesem Moment geht. Es fühlt genauso wie Sie, ist genauso erschöpft / hilflos / … und kennt das innere Erleben, welches Sie genauso gerade spüren. Welches Tier sehen Sie dann?

(*Patient:in antwortet, Therapeut:in exploriert das Tier mit dem / der Patient:in mit allen Sinnen.*)

Wie sieht das Tier aus? Wie schaut es? Wie fühlt es sich? Wie fühlt sich das Tier an, wenn Sie es anfassen? Wie riecht das Tier? Wie klingt es? Wie lebt das Tier? Wo ist es? Wie sieht die Umgebung aus? Was bräuchte dieses Wesen / Tier jetzt gerade in diesem Moment?

(*Patient:in antwortet, Therapeut:in verstärkt das Gesagte durch Wiederholung.*)

Und so, wie Sie verstehen, dass das Wesen / Tier gerade … braucht, so erlauben Sie es sich einmal, vor Ihrem inneren Auge ein Wesen / Tier zu sehen, welches diesen Kontrollverlust / diese Erschöpfung / diese Hilflosigkeit … so gar nicht kennt und welches ein komplett gegenteiliges Gefühl hat. Welches Tier würde diesem Gefühl entsprechen?

(*Patient:in antwortet, Therapeut:in exploriert das Tier mit dem / der Patient:in mit allen Sinnen.*)

Wie sieht das Tier aus? Wie schaut es? Wie fühlt es sich? Welche Haltung hat das Tier? Wie fühlt sich das Tier an, wenn Sie es anfassen? Wie riecht es? Wie klingt es? Wie lebt das Tier? Wo ist es? Wie sieht die Umgebung aus?

Mein Stärke-Tier

Wie wäre es nun, wenn das … (*2. Wesen / Tier*) dem … (*1. Wesen / Tier*) mal einen Besuch abstattet und es für die nächste Zeit begleitet? Dann stellen Sie sich dies jetzt einmal vor Ihrem inneren Auge vor.

(*Therapeut:in exploriert mit Patient:in das Zusammentreffen.*)

Was passiert, wenn die beiden aufeinandertreffen? Wie fühlt sich dies an? Verändern die Wesen ihre Haltung und / oder ihren Ausdruck? In welcher Umgebung sind sie jetzt? Was wünscht sich das erste Wesen / Tier vom zweiten Wesen / Tier?

Die beiden werden von nun an den weiteren Weg gemeinsam beschreiten und Sie werden sich zukünftig immer daran erinnern.«

Rücknahme

»Und wenn Sie so weit sind, dürfen Sie sich langsam wieder an den Raum erinnern, in dem Sie sich befinden … Vielleicht möchten Sie sich strecken … oder ein wenig bewegen … Sie kehren mit einem Gefühl von Stärke und innerer Verbindung zurück – erfüllt, ruhig und gestärkt.«

Reflexionsfragen nach der Übung

- Wie hat sich die Begegnung mit den beiden Wesen / Tieren angefühlt?
- Welche Gefühle, Gedanken und Verhaltensimpulse haben die einzelnen Begegnungen in Ihnen ausgelöst?
- Was braucht das erste Wesen vom zweitenWesen? Was hat es sich gewünscht? Was tut an der Begegnung gut?
- Gibt es etwas, was das zweite Wesen / Tier dem ersten Wesen / Tier auf den Weg geben wollte (z. B. eine Geste, einen guten Rat oder Trost …)?
- Wie können Sie die wohlwollende Begegnung der beiden Wesen / Tiere in Ihren Alltag holen?
- Gibt es einen stellvertretenden Spruch, den Sie aufschreiben und aufhängen können? Vielleicht möchten Sie den Bildschirmhintergrund Ihres Handys verändern mit einem Bild der beiden Wesen, das Sie an diese stärkende Begegnung erinnert? Oder Sie malen ein Bild zu der Begegnung?
- Gibt es etwas, was Sie sich nach dieser Begegnung vornehmen möchten?

Meine Ressourcengarderobe für den Krankenhausalltag

Patient:innen benötigen im Umgang mit ihren Erkrankungen vielerlei Stärken und Fähigkeiten, die sie in sich tragen, die jedoch oft nicht direkt spürbar sind. Um ihre individuellen Ressourcen, die sie für den Tag brauchen, zu entdecken und zu aktivieren, können folgende Karten mit verschiedenen Kleidungsstücken genutzt werden. Jedes Kleidungsstück repräsentiert eine Fähigkeit, die es Patient:innen erleichtern kann, die Zeit im Krankenhaus zu überstehen. Die Übung kann mittels einer bilateralen Stimulation begleitet werden (s. auch **INFO 4** »EMDR-Basiswissen: Bilaterale Stimulation zur Ressourcenaktivierung«).

Patient:innen können entweder gezielt ein Kleidungsstück auswählen oder verdeckt eine Karte ziehen, die sie als Tagesimpuls nutzen und symbolisch durch den Tag »tragen«.

Anschließend kann folgende Verankerungstechnik genutzt werden:

»Ziehen Sie mal das Kleidungsstück über und tauchen Sie in das Gefühl ein, das es übermittelt. Welches Gefühl entsteht, wenn Sie sich ganz auf diese Stärke einlassen? Wie fühlt sich das an? Wo spüren Sie das im Körper? Bleiben Sie ganz bei diesem inneren Bild und dem Gefühl. Sind Sie damit in Kontakt? Dann folgen Sie nun mit Ihren Augen meinen Fingern.

(Durchführung von langsamer bilateraler Stimulation [ein Set von 7–10 langsamen Augenbewegungen von 0,8–1,2 Hz])

Was ist jetzt da?

(Wenn sich das Gefühl oder die Körperempfindung noch weiter verstärkt hat, fügen Sie ein weiteres Set langsamer bilateraler Stimulation hinzu.)

Lassen Sie dieses innere Gefühl wie eine Farbe oder Energie durch Ihren ganzen Körper strömen. Wo spüren Sie die Empfindung am stärksten? Dort, wo es am stärksten ist, darf es ganz präsent sein. Und während dieses Gefühl in Ihnen wirken darf, beenden wir die Übung langsam. Das Bild des Kleidungsstücks und des damit verbundenen Gefühls dürfen Sie mitnehmen. Wenn Sie dieses Gefühl brauchen, wird es gemeinsam mit dem ausgewählten Kleidungsstück ganz von selbst wieder da sein.«

Meine Ressourcengarderobe für den Krankenhausalltag

Pause-Pyjama

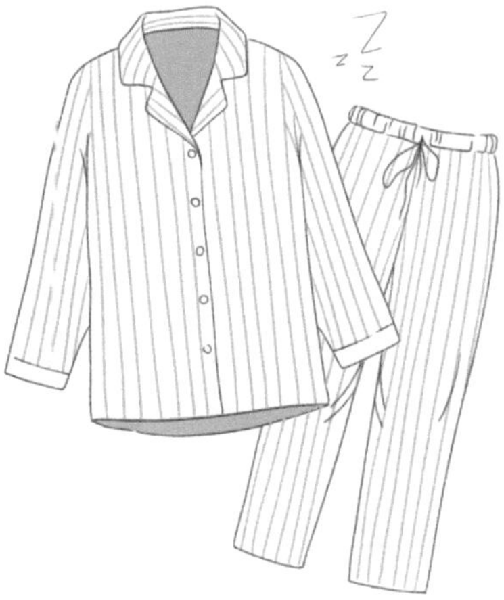

Kontaktfreuden-Krawatte

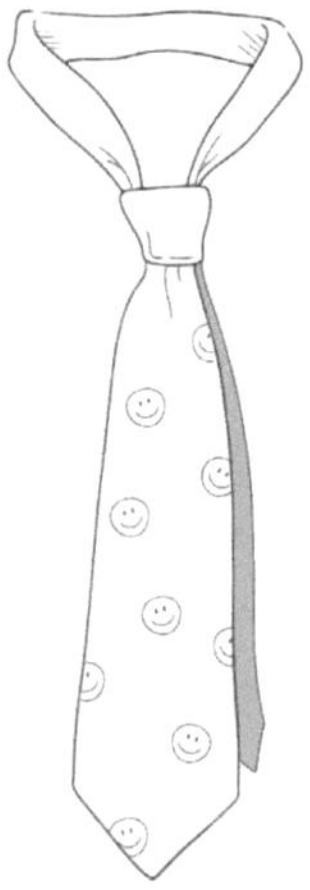

Gelassenheits-Gummistiefel

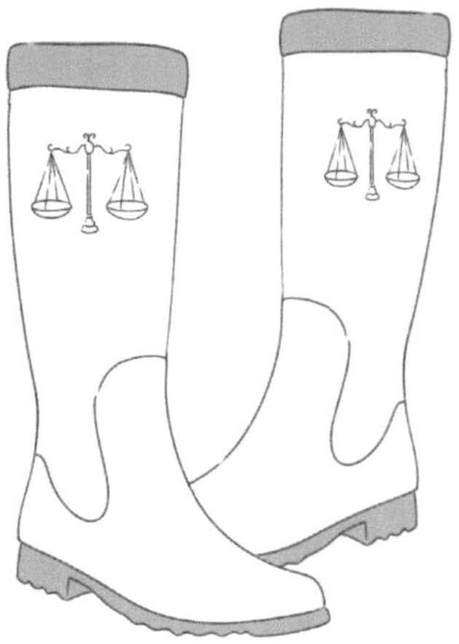

Ruhe-Regenschirm

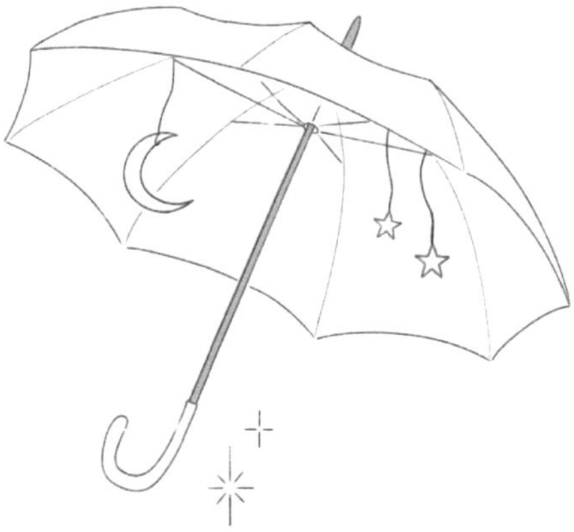

Zuversichts-Zylinder

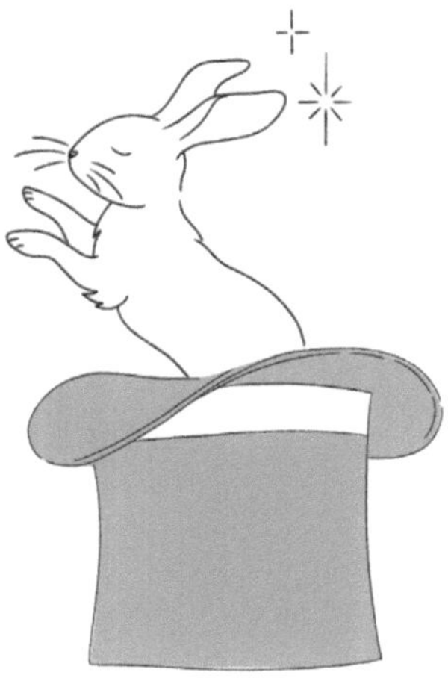

Optimismus-Overall

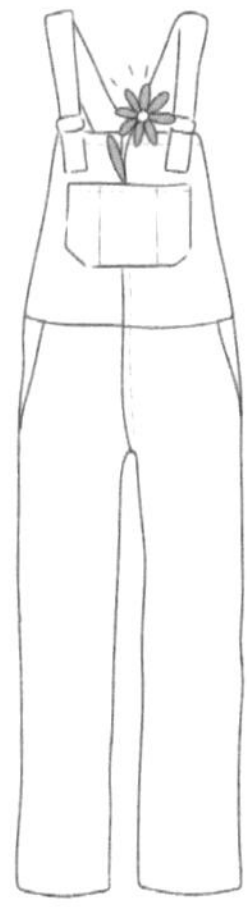

Meine Ressourcengarderobe für den Krankenhausalltag

Power-Pulli

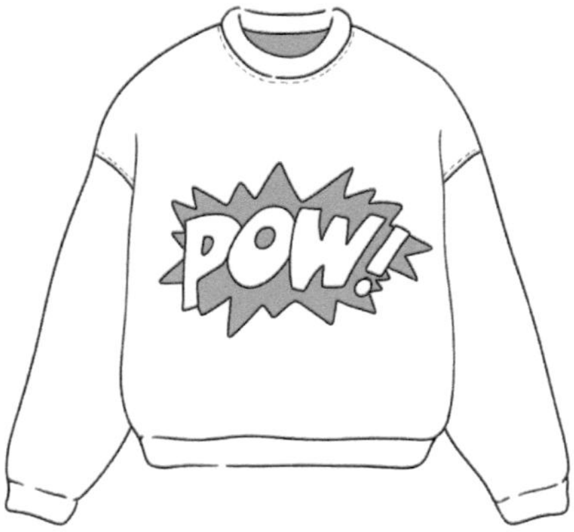

Mitgefühls-Mütze

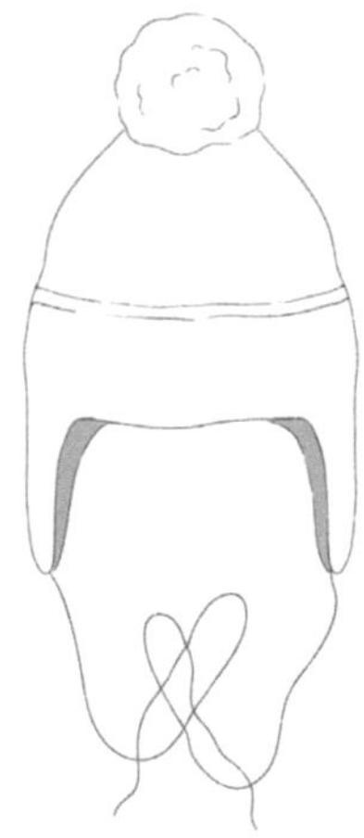

Belastbarkeits-Bademantel

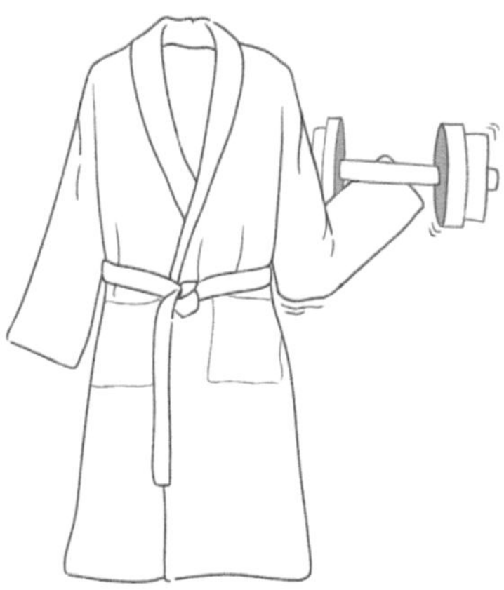

Genuss-Gewand

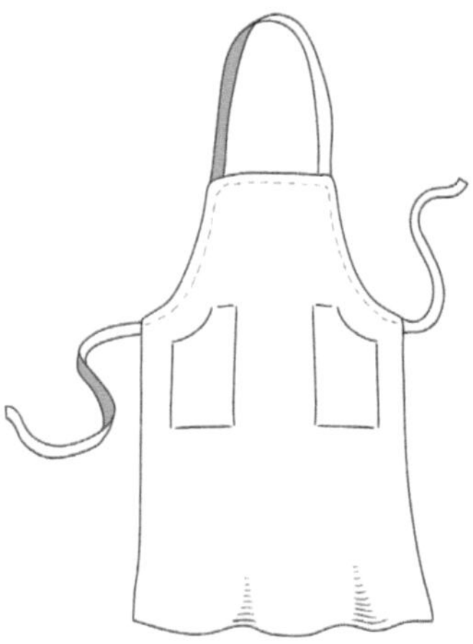

Schutz-Socken

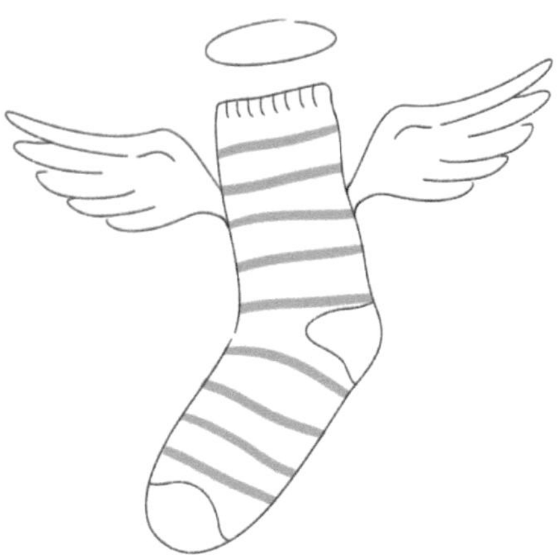

Humor-Hut

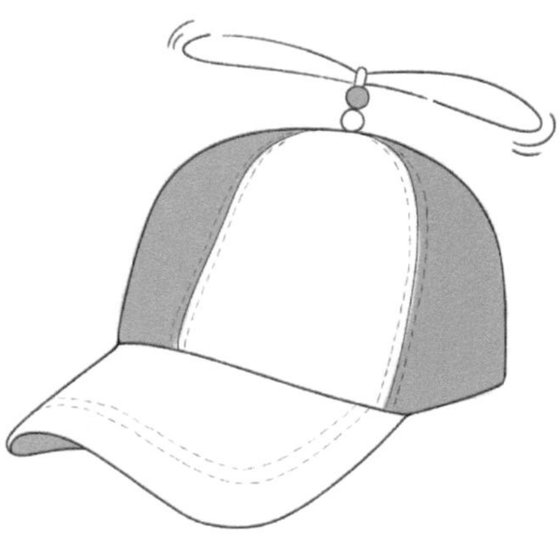

Meine Ressourcengarderobe für den Krankenhausalltag

Vertrauens-Visier

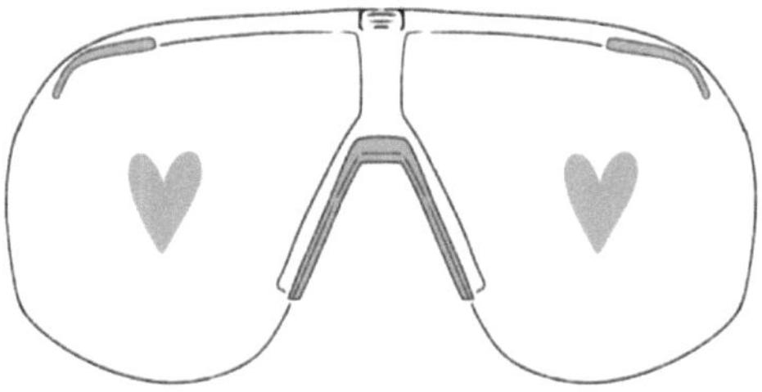

Trost-T-Shirt

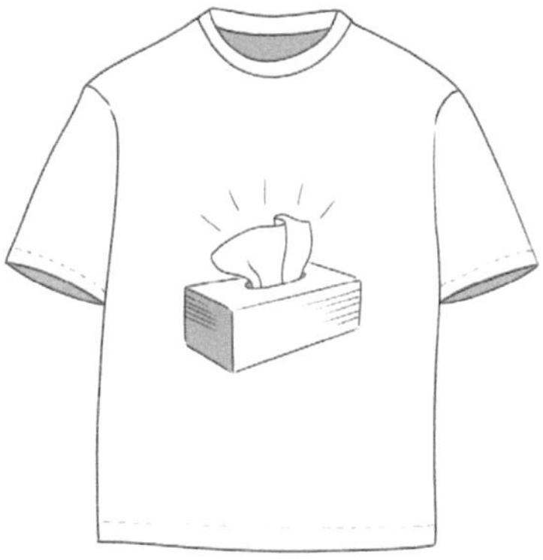

Mut-Mantel

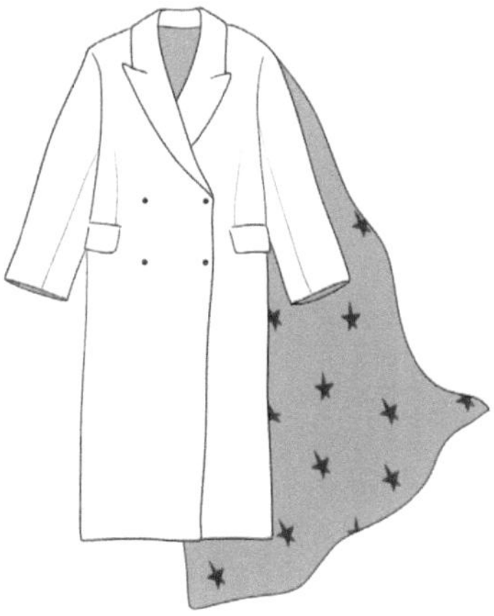

Klarheits-Kappe

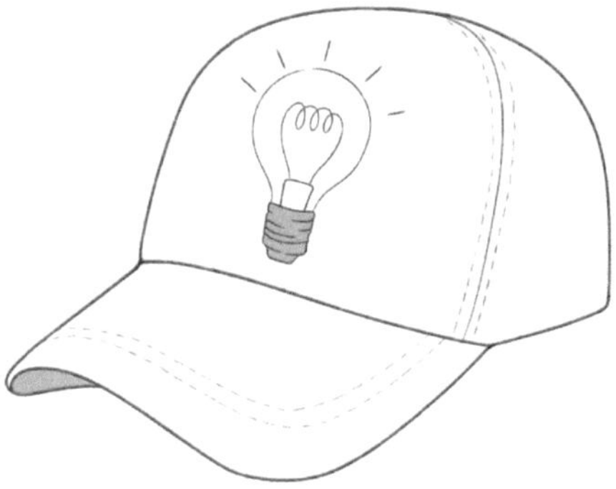

Feier-Fliege

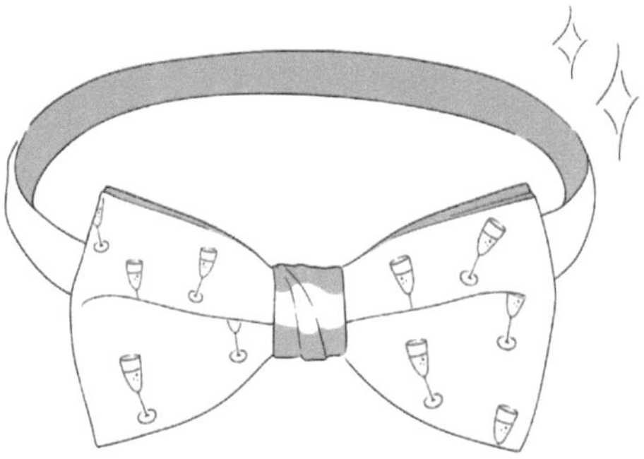

Tatkraft-Turnschuhe

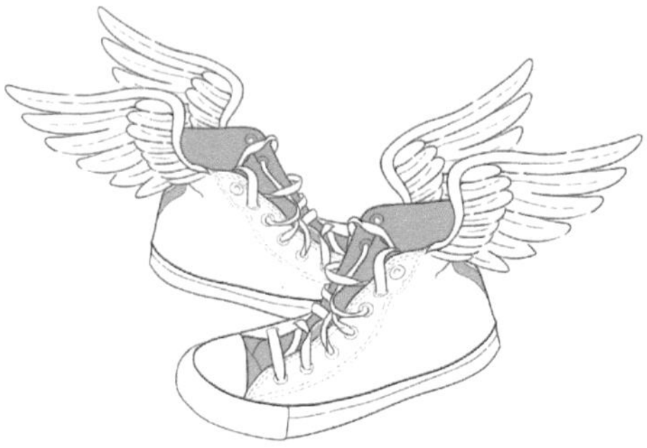

Meine Ressourcengarderobe für den Krankenhausalltag

Hoffnungs-Hose

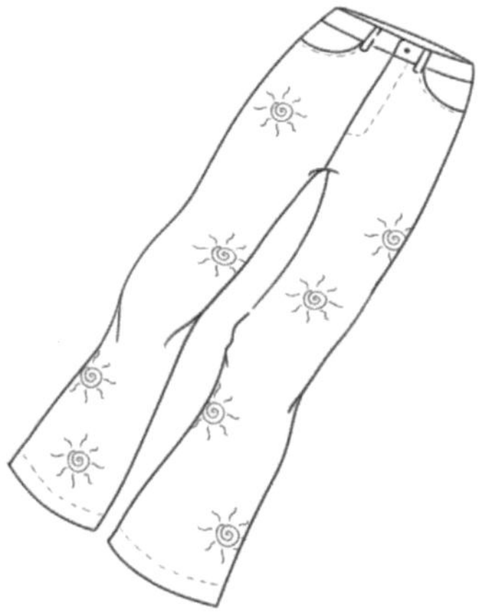

Willenskraft-Wollpullover

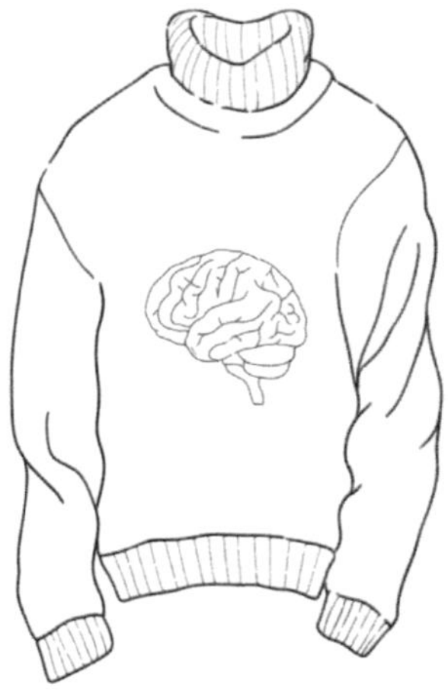

Selbstfürsorge-Schal

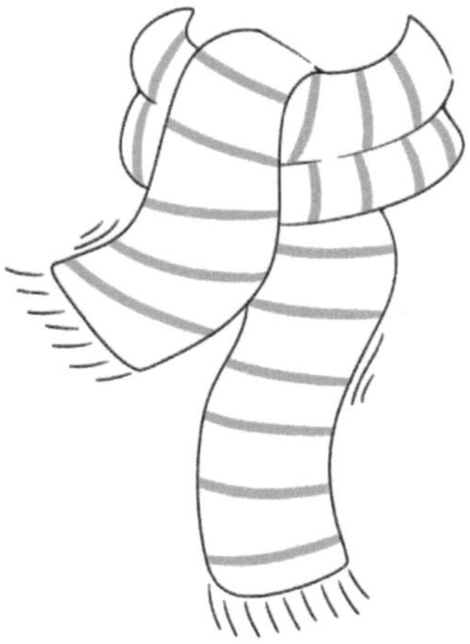

Akzeptanz-Armstulpen

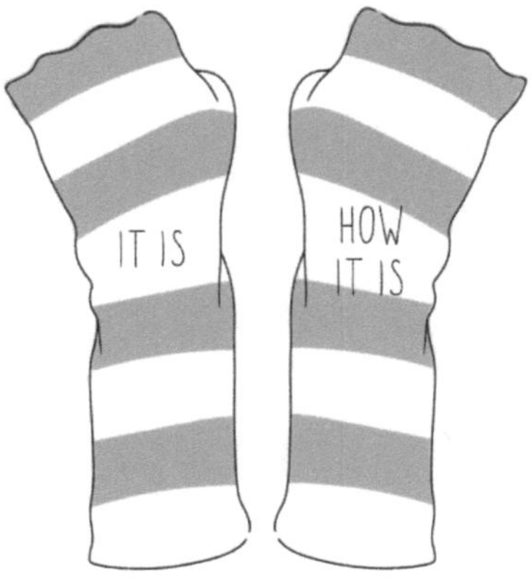

Dankbarkeits-Daunenjacke

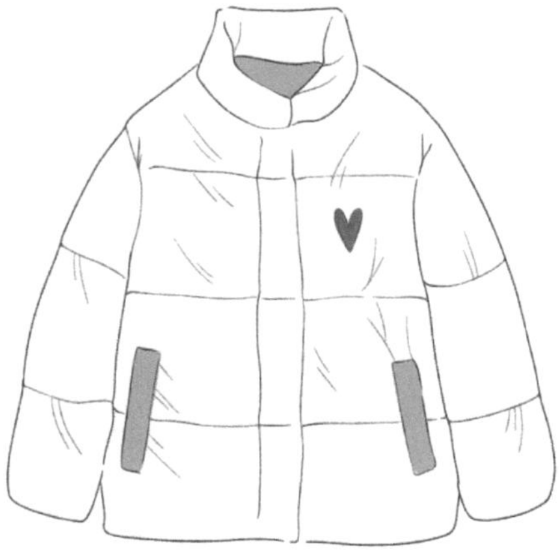

Mistgeschichte

»Es war einmal ein kleines Mädchen, das lebte auf einem großen Bauernhof zusammen mit ihrer Familie. Dieser Bauernhof bedeutete seit vielen Generationen das Zuhause für viele Menschen. Und so kam es, dass zeitgleich manchmal bis zu 20 Menschen dort lebten. Das Mädchen war glücklich auf dem Hof, hatte Geschwister zum Spielen, eine Oma zum Vorlesen, viele Tiere zum Kuscheln und immer einen schlauen Menschen, der ihre vielen Fragen beantwortete.

Mittags kam die Großfamilie zusammen an einen Tisch. Vor dem Essen hatte zunächst nur der Bauer das Rederecht, denn er wollte sich über die verschiedenen Arbeitsschritte und Aufgaben informieren. Danach hob er kurz die Hand als Zeichen dafür, dass nun alle schwatzen dürfen und das gemeinsame Essen beginnen kann.

Einmal passte das kleine Mädchen genau diesen Moment ab und sprang direkt nach dem Handheben auf und rief: ›Bevor wir anfangen zu essen, habe ich einen Antrag zu machen.‹

Die ganze Runde feixte und kommentierte: ›Habt ihr das gehört? Die Kleinste hat eine große Klappe und will schon einen richtigen Antrag stellen.‹ Der besonnene Bauer aber sagte: ›Lasst sie ausreden, jeder darf sich hier einbringen.‹ Dadurch ermutigt, legte die Kleine los: ›Bei uns ist es wunderschön. Wir haben so viele schöne Blumen und so tolle Tiere und überall kann man spielen und immer ist jemand da. Ich finde, dass wir den schönsten Bauernhof im ganzen Dorf haben. Was aber gar nicht geht, ist der stinkige Misthaufen direkt in der Einfahrt. Der ist furchtbar hässlich. Niemand will den gleich am Anfang sehen oder riechen, wenn er zu unserem schönen Bauernhof kommen will. Deswegen beantrage ich, dass der stinkige Misthaufen versetzt wird nach ganz hinten auf die große Wiese vor dem Wald.‹

Diese kleine Ansprache erntete erst einmal ein großes Gelächter. Und dann schaltete sich der kluge Großvater ein und sagte nur: ›Habt ihr es alle gehört? Wir haben eine neue Mini-Mist-Ministerin. Meine Kleine, ich komme auf dich zu, warte nur ein bisschen.‹

Und ein paar Tage später kam er tatsächlich auf sie zu mit lauter schönen Sachen für den Posten der Mini-Mist-Ministerin. Sie bekam von ihm eine kleine Schubkarre, eine Kindermistgabel und zu ihrer größten Freude pinkfarbene Gummistiefel. Und von da an ging sie jeden Tag nach dem Kindergarten zwei Stunden mit ihrem Großvater misten. Sie misteten zusammen den Schweinestall aus, den Rinderstall, den Hühnerstall, den Gänsestall, den Schafstall und den Pferdestall. Dadurch besuchte sie auf eine besondere Weise alle Tiere und durfte so nah auch an die ganz großen Tiere heran, wie sie es sonst allein nicht durfte. Und nebenher lernte sie ganz viel über den Mist. Sie wusste bald, welcher Mist direkt auf das Erdbeerfeld kam, welcher am schlimmsten stank und welcher mit welchem vermischt werden konnte. Nach einiger Zeit verlor sie die Lust am Misten und sagte zum Großvater: ›Opa, jetzt weiß ich alles über Mist, jetzt will ich lieber spielen.‹ Und der kluge Großvater sagte nur: ›Oh, nein, meine Kleine, du weißt noch lange nicht alles über Mist, jetzt lernst du noch etwas über dessen tiefe Geheimnisse.‹ Für Geheimnisse sind kleine Mädchen gerne zu haben, deswegen beschloss sie, noch ein bisschen mehr zusammen mit dem Großvater zu misten. Und der Großvater erzählte dem Mädchen wie nebenher etwas vom Kreislauf der Natur und vom Kreislauf des Lebens, vom Wachsen und Vergehen, und dass es im Leben nicht immer nur um hübsche Blümchen und süße Tierchen geht, sondern der Mist einfach auch mit dazugehört. Außerdem lernte sie wie nebenher etwas über den Stolz eines Bauern, denn je größer der Misthaufen ist, desto mehr Tiere stehen im Stall und desto fleißiger und erfolgreicher ist der Bauer.

Und so verbrachten das kleine Mädchen und ihr Großvater wundervolle Stunden miteinander und beide genossen die gemeinsame Zeit sehr.

Mistgeschichte

Eines Tages schien die Sonne besonders schön, die Vögel zwitscherten ganz besonders fröhlich und das kleine Mädchen wurde selbst ganz fröhlich und übermütig. Es hüpfte und sprang mit der kleinen Schubkarre über ein schmales Brett hoch oben auf dem Misthaufen und tanzte einen gerade neu erfundenen Misthaufentanz. Dabei rutschte sie aus und fiel kopfüber in die Güllegrube direkt hinter dem Misthaufen. Das war gefährlich, denn Gülle enthält giftige Dämpfe und sie wurde schon ganz benebelt. Glücklicherweise hat der Opa den Sturz gesehen und kam sofort zur Rettung herbeigerannt. Er fischte das kleine Mädchen schnell aus der Gülle heraus und lief mit ihr zum Haus. Oma steckte sie als Erstes in eine Badewanne und zur Sicherheit anschließend ins Bett. Da lag das kleine Mädchen dann, wieder quicklebendig, aber sehr kleinlaut. Ihr Opa kam herein und meinte nur: ›Eines Tages wirst du gelernt haben, wofür es gut war, einmal im Leben kopfüber in der Stinkegülle gelandet zu sein. Aber nicht jetzt, jetzt sind wir alle einfach nur froh, dass du das gut überstanden hast.‹ ›Bin ich jetzt etwa keine Mini-Mist-Ministerin mehr?‹, fragte die Kleine ganz ängstlich. ›Ich bin das doch so gerne und besonders gerne mit dir.‹ ›Aber natürlich bist du noch Mini-Mist-Ministerin‹, rief der Opa, ›jetzt bist du sogar eine mit einer ganz besonderen Erfahrung.‹ Und so kam es, dass das kleine Mädchen in den nächsten Tagen zusammen mit dem Großvater auf dem Trecker gesessen hat, um den Mist auszufahren auf die Felder. Und so lernte sie, dass und wie wohldosierter Mist als Düngemittel funktioniert, wenn er zum richtigen Moment in der richtigen Dosierung zum Einsatz kommt. Und sie dachte sich selbst, dass sie auf einem Misthaufen besser nicht mehr tanzen sollte, aber dass das Tanzen an sich etwas Wunderschönes ist. Sie tanzte seither lieber auf der Wiese, manchmal ist Vorsicht doch besser. Und sie ahnte schon, dass auch ihre ganz eigene Misterfahrung eines Tages auch zu einer wohldosierten Lebenserfahrung werden kann, ein ganz besonders würziger Dünger für sich selbst, damit sie wachsen und gedeihen kann im Einklang mit dem Kreislauf der Natur und ihrem ganz persönlichen Leben.

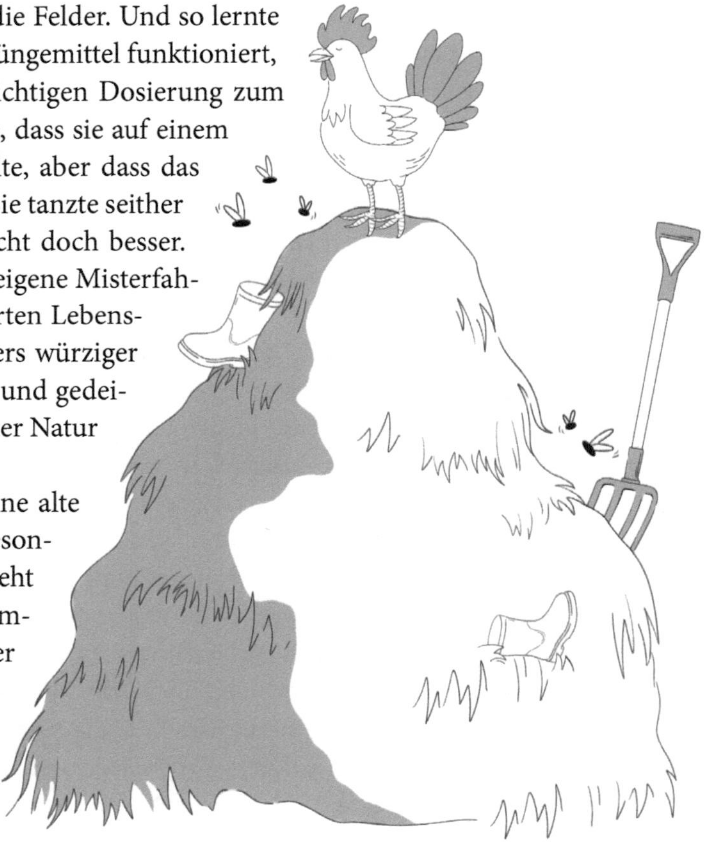

Heute ist das kleine Mädchen längst eine alte Frau geworden. Als Erinnerung an ihren besonderen Posten der Mini-Mist-Ministerin steht immer noch ein kleiner pinkfarbener Gummistiefel auf ihrem Fensterbrett. Und der große Misthaufen steht immer noch an genau derselben Stelle des Bauernhofs wie schon zu ihrer Kindheit. Mist gehört eben einfach dazu und erfüllt seine geheimnisvolle Aufgabe.«

Omas Hausapotheke

Imaginationseinleitung

»Nehmen Sie sich einen Moment Zeit, um ganz bei sich anzukommen. Schließen Sie Ihre Augen und richten Sie Ihre Aufmerksamkeit sanft auf Ihren Atem. Dabei lassen Sie alle Gedanken los, die Sie beschäftigen. Diese dürfen später wieder da sein. Erlauben Sie Ihrem Geist, sich wie eine leere Leinwand auszubreiten, bereit, von Ihrer Vorstellungskraft bemalt zu werden. Atmen Sie einige Male tief ein und aus, durch die Nase ein und durch den Mund wieder aus, so als würden Sie an einer gut duftenden Blume riechen. Mit jedem Atemzug breitet sich eine innere Ruhe und Gelassenheit aus. Schritt für Schritt erreicht die Entspannung Ihren ganzen Körper, so als ob Sie innerlich einen Topf Farbe mit der Farbe Ihrer Wahl umwerfen würden. Diese Farbe fließt durch Ihren ganzen Körper von Kopf bis Fuß und hinterlässt eine angenehme Ruhe. Richten Sie nun Ihre Aufmerksamkeit nach innen zu Ihrer inneren Welt, Ihrer Vorstellungskraft.«

Hauptteil

»Erlauben Sie sich, vor Ihrem inneren Auge vorzustellen, wie Sie einen friedlichen, ruhigen Weg entlanggehen. Um Sie herum sind weite Wiesen und Gräser, die im Wind hin und her wiegen. Sie spüren die angenehmen, wärmenden Sonnenstrahlen in Ihrem Gesicht. Um sich herum hören Sie die Geräusche der Natur: Vogelgezwitscher, eine leichte Brise, die an Ihnen vorbeiweht, und das sanfte Rascheln der Gräser. Sie fühlen sich sicher, geborgen und ganz und gar wohl.

Mit jedem Schritt nähern Sie sich einem ganz besonderen Ort, einem Ort der Zuwendung, Geborgenheit und Stärkung. Sie stehen vor einem kleinen Häuschen, einer Art Tante-Emma-Laden. Durch das Fenster können Sie einen Tresen sowie große Regale mit allerlei Apothekerfläschchen, verschiedenen Kräutern und alten Büchern entdecken. Vielleicht kennen Sie diesen Ort aus Ihrer Kindheit oder es ist ein anderer Ort, der Ihnen Erholung und Geborgenheit schenkt. Sie betreten das Haus und es fühlt sich an, als ob Sie eine ganz besondere Zeitreise machen. Es ist ein Ort, der sich ganz und gar warm und einladend anfühlt, Sie stehen in Omas Hausapotheke. Es riecht angenehm nach verschiedenen Kräutern und beruhigenden Düften. An den Wänden sind riesige Holzregale bis unter die Decke, in denen verschieden gefüllte braune Apothekerfläschchen, Tiegel und andere Gefäße aufgereiht sind. Jedes Gefäß hat seinen ganz eigenen Zweck, einige der Flüssigkeiten und Pulver können zu besonderen, ja nahezu magischen Eigenschaften verhelfen. Die Mittel können von innen heraus stärken, Energiereserven auffüllen, das Durchhaltevermögen kräftigen, beleben oder für Wärme und Regeneration sorgen.

Sie nehmen eines der Gläser in die Hand: Es fühlt sich angenehm und vertraut an. Möglicherweise ist es ein Tiegel mit einer heilsamen Salbe oder ein Fläschchen mit beruhigendem Duft. Sie können die wohlige Kraft des Inhalts spüren, die direkt zu Ihnen fließt. Sie spüren ein inneres Gefühl von Wärme und Geborgenheit, das sich in Ihrem ganzen Körper ausbreitet. Jede Zelle in Ihrem Körper nimmt dieses Gefühl der Erholung und Stärkung in sich auf, und zwar genau da, wo es am meisten gebraucht wird. Möglicherweise stellen Sie sich vor, wie Oma oder eine andere fürsorgliche Person Ihnen damals gezeigt hat, wie Sie solche Heilmittel anwenden können. Sie spüren Liebe und Fürsorge, die in jedes der Mittel geflossen ist.

Omas Hausapotheke

Die Mittel in den ausgewählten Gefäßen versorgen Sie mit genau dem, was Sie gerade brauchen. Stellen Sie sich vor, dass diese Kräfte, die in den Mitteln aus der Hausapotheke enthalten sind, von Ihrem Körper aufgenommen werden. Eventuell können Sie spüren, wie sie in die Stellen des Körpers strömen, die besondere Aufmerksamkeit brauchen. Die wohlige Energie nimmt die Schwere und den Schmerz auf und lindert diese. Durch jeden Tropfen werden Ihre Zellen mehr und mehr gestärkt. Ihr Körper ist im Einklang mit sich, Sie fühlen sich sicher und umsorgt. Alles, was Sie brauchen, ist bereits in Ihnen und wirkt auch noch weiter, immer bereit, Ihnen zu helfen, genauso wie Omas Hausapotheke.«

Rücknahme
»Bereiten Sie sich nun langsam darauf vor, wieder in den Moment zurückzukehren, mit dem Wissen, dass Sie jederzeit wieder an diesen Ort der Vorstellung zurückkehren können. Das innere Bild verschwimmt etwas vor Ihrem inneren Auge, dabei dürfen Sie sich bei Ihrer Vorstellungskraft für diese Erfahrung bedanken, wenn Sie dies möchten. Beginnen Sie, Ihre Aufmerksamkeit langsam auf Ihren Körper zu richten. Vielleicht spüren Sie die Unterlage, auf der Sie sitzen / liegen, oder wie Ihre Finger und Zehen leicht zucken. Mit jedem Atemzug kehren Sie mehr und mehr in den gegenwärtigen Moment zurück. Atmen Sie tief ein – beim Ausatmen spüren Sie, wie die Verbindung zwischen innerer Welt und äußerer Realität immer stärker wird. Vielleicht nehmen Sie auch ein paar Geräusche innerhalb oder außerhalb des Raumes wahr. Öffnen Sie schließlich Ihre Augen, ganz in Ihrem eigenen Tempo. Strecken Sie sich etwas und kommen Sie so wieder im Hier und Jetzt an.«

Expertentipp

Um die Erinnerung an die Hausapotheke weiter zu stärken, können die Patient:innen, falls dies körperlich möglich ist, eine Zeichnung ihres Ladens anfertigen. Anderenfalls können Sie als Therapeut:in ein Foto eines entsprechenden Ortes beim nächsten Kontakt mitbringen und in der Nähe des Patient:innenbettes aufhängen.

Wunschgeschichte

»Es war einmal eine weise alte Bauernhof-Oma, die von der Schar ihrer Enkelkinder sehr geliebt wurde. Und weil sie so geliebt wurde, vertrauen alle Enkel ihr ihre Wünsche an. ›Oma, wenn Mama nicht weiß, was ich zum Geburtstag möchte, dann sag ihr bitte …‹, ›Oma, wenn Papa fragt, was ich zu Weihnachten wünsche, dann sag ihm bitte …‹, ›Oma, wenn meine Patentante mal wieder ratlos ist, weil sie nicht weiß, was ich mir wünsche, dann sag ihr bitte …‹.

Der Oma schwirrten also alle Wünsche aller Enkel um die Ohren und bald schwirrte ihr der Kopf von allen Wünschen aller.

Diese Oma war aber auch sehr beliebt beim Bauern des Hofes, denn ihr konnte er die Kinderschar auf dem Feld anvertrauen. Und so kam es, dass die Oma die Kinder mit im Schlepptau hatte, wenn sie auf den Rübenacker ging zum Unkrauthacken. Die Kinder bekamen kleine Hacken in die Hände und lernten von der Oma, was Unkraut ist und was mal eine Rübe werden möchte und stehen bleiben darf. Und weil Rübenhacken auf Dauer ziemlich langweilig ist, wurde zusammen gesungen und Geschichten erzählt und natürlich wieder die Wunschlitanei angesprochen.

Einmal wurde es der Oma zu bunt mit all den Wünschen. Sie rief die Kinder zusammen, stellte sie in einen Kreis auf den Rübenacker auf und begann, eine Wunschgeschichte zu erzählen: ›Wisst ihr eigentlich, dass da oben auf den Wolken lauter kleine Wunscherfüller sitzen? Auf jeder Wolke sitzt mindestens ein Wunscherfüller, auf den größeren Wolken sogar mehrere, die sind schließlich auch für die großen Wünsche zuständig. Und alle Wunscherfüller sind arbeitslos, die brauchen dringend etwas zu tun. Und wir werden sie jetzt zusammen einmal ordentlich beschäftigen. Und das geht so: Jedes Kind sagt laut und deutlich seinen Wunsch und dann machen wir alle zusammen eine Aufwärtsbewegung mit den Armen und schicken diesen Wunsch mit einem lauten -*schwuuuupp* – auf zu den Wunscherfüllern in den Wolken.‹ ›Oma, das ist doch Blödsinn, das gibt es doch gar nicht, du erzählst Märchen‹, kritisierten die größeren Cousins. Die Oma schaute sie durchdringend an – so ein Blick, unter dem sich jeder automatisch duckt – und sagte nur: ›Wenn du es dir leisten kannst, nicht mitzumachen, dann hast du wohl keine Wünsche.‹ Ruckzuck wollten auch die großen Jungs mitmachen, denn ihre Wünsche – auf welchem Wege auch immer – sollten schon erfüllt werden.

Und so kam es, dass ein jedes Kind auf dem Rübenacker nacheinander laut und deutlich einen eigenen Wunsch ausgesprochen hat und alle Kinder gemeinsam mit der Oma diesen Wunsch mit einem lauten *Schwuuuupp* und kräftiger Armaufwärtsbewegung zu den Wunscherfüllern geschickt haben. ›Ich wünsche mir eine Puppe mit Locken‹, ›Ich wünsche mir ein cooles Rennrad‹, ›Ich wünsche mir ein kleines Geschwisterchen‹ usw. Nachher war allen Kindern ein bisschen feierlich ums Herz, sie fühlten sich wie Geheimnisträger, weil sie doch nun so viele Herzenswünsche gehört hatten. Selbst die großen Jungs fingen an, ein kleines bisschen mehr auf die Erfüllung ihrer Wünsche zu hoffen.«

Wunschgeschichte

Und was haben die Kinder aus dieser Geschichte gelernt?

(1) Oma ist schlau, die kann sich die Wünsche besser merken, wenn jedes Kind seinen Wunsch nacheinander laut und deutlich ausspricht.

(2) Manche Wünsche waren sehr berührend und Oma konnte sich gleich kümmern (»Ich wünsche mir, dass Papa und Mama nicht so viel streiten« führte dazu, dass sie mit den entsprechenden Eltern ins Gespräch kam. Oder »Ich wünsche mir endlich mal eine Drei in Mathe« führte dazu, dass sie einen der großen Cousins als Nachhilfe engagierte.)

(3) Alle haben gelernt: Wenn du einen Wunsch hast, sprich ihn in einer Gemeinschaft laut und deutlich aus. Wünsche zu teilen macht feierlich ums Herz.

(4) Alle haben gelernt: Wenn ich einen Wunsch gefunden, formuliert und ausgesprochen habe, muss ich ihn loslassen – manchmal mit einem lauten *Schwuuuupp* und einer kräftigen Armbewegung.

(5) Alle haben gelernt, dass es Wünsche gibt, für die ich etwas tun kann (zum Beispiel eine Drei in Mathe), und es gibt Wünsche, deren Erfüllung nicht in meiner Hand liegt. Aber es ist völlig in Ordnung und auch richtig wichtig, diese Wünsche zu haben, sie auszusprechen, sie loszulassen und dann zu hoffen.

Wenn Sie nach Hause gehen: Anregungen für einen liebevollen Abschied

Liebe Angehörige, lieber Angehöriger,

ein ganz lieber Mensch liegt im Krankenhaus und Sie müssen sich nach Ihrem Besuch nun wieder von ihm oder ihr verabschieden bis zum Wiedersehen.

Das fällt Ihnen natürlich schwer.

Dazu schlagen wir Ihnen folgende Übung vor:

Reichen Sie Ihrem liebevollen Menschen die Hand und schließen Sie beide dabei die Augen. Konzentrieren Sie sich auf das Gefühl der Hand in Ihrer Hand. Jeder konzentriert sich intensiv auf die Berührung der Hände. Die Hände, die still und ruhig ineinanderliegen. Wie fühlt sich die Hand Ihres lieben Menschen an? Kühl oder warm? Weich oder hart? Etwas rau oder ganz glatt? Einfach mal die Augen schließen, nicht reden, nicht hören, sondern sich nur auf die eigene Hand und die des lieben Menschen konzentrieren. Und darauf, wie sie ineinanderliegen und sich berühren. Vielleicht mit etwas Druck? Vielleicht ganz lose? Vielleicht ganz vertraut, vielleicht irgendwie neu?

Und achten Sie darauf, dass Sie, wenn Sie Ihre Hände irgendwann wieder auseinandernehmen, das Gefühl der Hand in Ihrer behalten. Ihre Hand erinnert sich wie von selbst an das vertraute Gefühl der anderen Hand.

Nun vereinbaren Sie miteinander eine Zeit am Tag, in der Sie intensiv aneinander denken, unabhängig von Telefonaten oder Besuchen. Beispielsweise denken Sie jeden Tag um 18 Uhr für fünf Minuten intensiv aneinander. Sie schließen dabei jede:r die Augen, die Hände erinnern sich von ganz allein an den Kontakt und das Gefühl der anderen Hand in sich. Und über dieses besondere Liebesband Ihrer sich haltenden Hände schicken Sie einander innerlich liebevolle Gedanken und zärtliche Gefühle. Sie denken intensiv aneinander, wohl wissend, dass der andere das ebenso tut. Sie öffnen sozusagen einen Liebeskanal, ein Liebesband zwischen sich, in dem Sie Ihre Zärtlichkeit und Ihre Liebe füreinander auf die Reise zueinander schicken.

6 Tod und Abschied nehmen

Tod und Sterben gehören zum Leben dazu. Im Akutkrankenhaus sind wir als Psychotherapeut:innen häufig und sehr unmittelbar mit diesem Thema konfrontiert. Patient:innen, die man gestern noch besucht hat, können am Folgetag oder nach dem Urlaub unerwartet verstorben sein. Wir sind im Kontakt mit Angehörigen und begleiten z. T. den Sterbeprozess. Patient:innen im Übergang in eine palliative Versorgung oder im Vorfeld einer lebensbedrohlichen Situation haben viele Fragen, Bedürfnisse und Gedanken, die sich mit diesem Thema beschäftigen. In diesem Kapitel geben wir einige exemplarische Anregungen für Gespräche mit Patient:innen, Informationen für Angehörige oder aber zur eigenen Reflexion im Umgang mit dem Thema. Auch Todeswünsche der Patient:innen werden an uns herangetragen und bedürfen einer sensiblen Reaktion. Seit dem im Februar 2020 beschlossenen Urteil des Bundesverfassungsgerichts zum Thema assistierter Suizid äußern Patient:innen vermehrt Informationsbedarf.

Arbeits- und Informationsmaterialien

INFO 20 Palliativversorgung
Der Übergang in eine palliative Situation ist ein sensibler Moment. Angefangen mit der Vermittlung einer palliativen Diagnose bestehen für die Patient:innen, Angehörige, aber auch das Behandlungsteam viele Herausforderungen. Das Informationsblatt fasst zunächst wichtige Hinweise im Hinblick auf Versorgungsstrukturen, Beratung und Vernetzung zusammen.

INFO 21 Sterbe- und Todeswünsche
Bei der Behandlung von Menschen im somatischen Akutkrankenhaus kann es vorkommen, dass diese Todes- oder Sterbewünsche äußern. Dieses Informationsblatt soll Wissen zu verschiedenen Formen von Sterbe- und Todeswünschen vermitteln. Dadurch soll eine angemessene Reaktion auf entsprechende Äußerungen erleichtert werden. Auch kann die Auseinandersetzung mit den verschiedenen Aspekten allein oder im Team zur Entwicklung einer reflektierten Haltung zu Sterbe- und Todeswünschen beitragen.

AB 56 Reflexion: Umgang mit Tod und Sterben
Unsere eigenen Erfahrungen im Umgang mit dem Tod prägen nicht nur unsere eigene Haltung, sondern auch den Umgang mit Patient:innen, ihren Angehörigen sowie unseren Kolleg:innen. Dieses Arbeitsblatt kann dazu genutzt werden, eigene Erfahrungen bewusster in die psychotherapeutische Arbeit integrieren zu können. Das Arbeitsblatt kann auch Impulse für die Inter- und Supervision oder den Austausch im Team geben.

AB 57 Reflexion: Haltung zu und Umgang mit Anfragen nach assistiertem Suizid
Assistierter Suizid ist ein ethisch komplexes und gesellschaftlich kontrovers diskutiertes Thema. Entsprechend herausfordernd kann auch der Umgang mit diesem Thema als psychotherapeutisches Gegenüber sein. Dieses Reflexionsblatt kann dazu genutzt werden, sich bewusster über die eigene Haltung zu diesem Thema zu werden und entsprechende Konsequenzen für die eigene Arbeit abzuleiten. Es kann auch Impulse für die Inter- und Supervision oder den Austausch im Team geben.
Dieses Arbeitsblatt wurde von Dr. Pola Hahlweg erstellt.

AB 58 Psychotherapeutische Gespräche über den Sinn des Lebens und den Tod
Gespräche über den Sinn des Lebens und den Tod folgen einer eigenen Logik. Das Arbeitsblatt gibt Anregungen, um mit Patient:innen ins Gespräch zu kommen.

AB 59 Imagination: Das ungelebte Leben als Fotoalbum

Diese Imaginationsreise richtet sich insbesondere an junge Patient:innen mit einer terminalen Diagnose, die viele lebensübliche Meilensteine noch nicht erlebt haben. Sie kann dazu beitragen, die Akzeptanz des nahenden Todes zu fördern.

AB 60 Das Geheimnis des Todes

Gerade bei schweren körperlichen Erkrankungen unklarer Prognose oder in palliativen Situationen setzen Patient:innen sich häufig mit Fragen zum Tod und dem, was danach kommen könnte, auseinander. Das Arbeitsblatt enthält Impulse und Anregungen aus verschiedenen religiösen, kulturellen und philosophischen Perspektiven sowie offene Fragen zu diesem Thema, die den Patient:innen in einem vertiefenden Gespräch angeboten werden können. Dabei behalten die Patient:innen jederzeit die Kontrolle über Inhalt und Tiefe des Austauschs.

AB 61 Mein Lebenslied

Musik und Lyrik bewegen viele Menschen und ermöglichen, Unaussprechliches erlebbar zu machen. Das Arbeitsblatt kann Patient:innen dazu anregen, Musik oder Gedichte zu wählen, die die eigene Lebensgeschichte geprägt haben.

AB 62 Entscheidungshilfe: Wo und wie möchte ich meine letzten Tage verbringen?

Viele Patient:innen versterben im Krankenhaus, obwohl sie sich ursprünglich einen anderen Ort dafür gewünscht hätten. Die Entscheidung, wann man eine Behandlung abbricht und nach Hause entlassen wird, ist sehr schwer zu treffen, manchmal wird der Zeitpunkt dafür verpasst. Das Arbeitsblatt für Patient:innen soll eine bewusste Auseinandersetzung mit diesem sensiblen Thema erleichtern.

AB 63 Was möchte ich hinterlassen?

Das Arbeitsblatt enthält Anregungen für Patient:innen in palliativen Situationen, die sich mit der Frage beschäftigen, was und in welcher Form sie für ihre Angehörigen hinterlassen möchten. Das Arbeitsblatt kann mit in ein Gespräch genommen werden oder Patient:innen nach vorherigem Gespräch zur weiteren Auseinandersetzung mitgegeben werden.

AB 64 Sterbebegleitung im direkten Sterbeprozess für die Angehörigen

Im direkten Sterbeprozess im Krankenhaus, vor allem auf den Intensivstationen, zeigt sich oft, dass Angehörige und Begleitpersonen eher auf den Monitor fixiert sind, als ihre Aufmerksamkeit zum Sterbenden hinzulenken. Diese Intervention hilft den Angehörigen, den Sterbeprozess zu begleiten und sich auf den Sterbenden zu fokussieren.

AB 65 Sterbebegleitung für abwesende Kinder ermöglichen

Eine besondere Situation entsteht, wenn Patient:innen im Krankenhaus versterben und nahestehende Angehörige beim Sterbeprozess nicht dabei sein können (v.a. jüngere Kinder). Abschiednehmen ist für Angehörige wichtig und sollte seinen Platz haben. Oft hängt ein verpasster Abschied vom Elternteil oder einem anderen nahestehenden Angehörigen noch lange nach. Im Arbeitsblatt ist ein Sterbebegleitungsritual beschrieben, welches bewusst den / die abwesenden Angehörigen einbezieht.

AB 66 Von einer mutigen Raupe, die einen Schmetterling sah

Die tröstende Geschichte kann Patient:innen oder Angehörigen vorgelesen oder ausgehändigt werden. Diese und ähnliche Geschichten können Trost spenden, weil der Tod als Transformation in etwas Neues, Unbekanntes, Geheimnisvolles gesehen wird und Raum für positive Assoziationen zum Leben nach dem Tod öffnet.

INFO 22 Trauern und Abschied nehmen

Das Informationsblatt kann trauernden Angehörigen mitgegeben werden. Es enthält einige Informationen, Buchtipps und hilfreiche Adressen zum Thema Trauern. Es trägt zur Einordnung und Entlastung individueller Trauerreaktionen bei.

INFO 20 • T

Palliativversorgung

Wenn Patient:innen in einer palliativen Behandlungssituation sind und das Versterben in absehbarer Zeit erfolgen wird, gibt es spezifische Unterstützung und Versorgungsstrukturen, auf die Patient:innen zurückgreifen können. Auch wenn wir als Psychotherapeut:innen nicht in der Rolle sind, z. B. Versorgungsleistungen für Patient:innen zu beantragen, können wir im Rahmen des Krankenhausaufenthalts ggf. Prozesse anstoßen oder Kolleg:innen hinzuziehen, die die Patient:innen direkt unterstützen können.

Unterstützung und Strukturen innerhalb des Krankenhauses

- **Palliativstation:** Palliativstationen sind spezialisierte Stationen im Krankenhaus, auf die Patient:innen mit begrenzter Lebenserwartung verlegt werden können. Das Stationsteam verfügt über eine spezialisierte Ausbildung und kann Patient:innen und Angehörige medizinisch und psychosozial besser begleiten und auffangen als Behandler:innen auf einer Normalstation.
- **Palliativkonsil:** Auch wenn eine Verlegung auf die Palliativstation (noch) nicht möglich oder nicht gewünscht ist, gibt es in vielen Kliniken die Möglichkeit, über ein sogenanntes Palliativkonsil Beratung und Begleitung von Kolleg:innen der Palliativstation zu erhalten.
- **Ethik-Konsil:** Die Entscheidung, ab wann eine kurative Behandlung nicht mehr fortgeführt wird, ist in vielen Fällen eine schwierige Entscheidung. Angehörige, Patient:innen und auch das Behandlungsteam können unterschiedliche Perspektiven darauf haben. Wenn daraus Konflikte im Team oder auch mit den Angehörigen oder dem / der Patient:in entstehen, kann für solche Fälle eine ethische Fallberatung oder ein Ethik-Konsil sehr hilfreich sein.
- **Seelsorge:** Gerade bei Entscheidungen und Behandlungen zum Lebensende ist für viele Menschen eine seelsorgerische Begleitung wichtig. Kliniken verfügen in der Regel über Seelsorger:innen.
- **Sozialdienst:** Der Kontakt zum Sozialdienst kann dann besonders wertvoll sein, wenn Patient:innen und Angehörige planen, dass der / die Patient:in nicht im Krankenhaus versterben soll und weitere Hilfen organisiert und beantragt werden müssen. Der Sozialdienst kann Patient:innen auch hinsichtlich einer Patient:innenverfügung oder Vorsorgevollmacht beraten, falls diese nicht vorliegen.

Unterstützung und Strukturen außerhalb des Akutkrankenhauses

- **Hospiz:** Viele Menschen entscheiden sich dafür, in einem Hospiz zu versterben. Hospize sind darauf spezialisiert, den Sterbeprozess zu begleiten. Medizinische und pflegerische Versorgung ist gewährleistet, gleichzeitig wird darauf geachtet, dass keine »Krankenhausatmosphäre« besteht und die Wünsche der Sterbenden im Vordergrund stehen.
- **Spezielle Ambulante Palliativversorgung (SAPV):** Seit 2007 gibt es in Deutschland für gesetzlich Versicherte einen Anspruch auf die sogenannte spezielle ambulante Palliativversorgung. Sie muss ärztlich verordnet werden und ist gedacht für schwerstkranke Menschen mit besonderem Pflegebedarf, die in ihrem eigenen Zuhause oder einer spezialisierten Pflegeeinrichtung versterben möchten.

Weitere Informationen:

- Deutsche Gesellschaft für Palliativmedizin e. V. (DGP). (2020) Erweiterte S 3-Leitlinie Palliativmedizin für Patient:innen mit einer nicht heilbaren Krebserkrankung (Langversion 2.2, September 2020, AWMF-Registernummer: 128/001OL). https://register.awmf.org/assets/guidelines/128-001OLl_S3_Palliativmedizin_2025-03-abgelaufen.pdf
- https://www.koordinierung-hospiz-palliativ.de/
- https://www.bundesgesundheitsministerium.de/themen/pflege/online-ratgeber-pflege/leistungen-der-pflegeversicherung/schwerstkranke-und-sterbende

Sterbe- und Todeswünsche

Im somatischen Akutkrankenhaus äußern Patient:innen mitunter Todes- und Sterbewünsche, deren Bedeutung individuell sehr unterschiedlich sein kann und die gleichzeitige Lebenswünsche nicht ausschließen (vgl. »mögliche erwünschte Konsequenzen« weiter unten). Solche Äußerungen sollten sensibel wahrgenommen und als Anlass für ein offenes Gesprächsangebot genutzt werden. Fachliches Wissen und eine reflektierte eigene Haltung zu Sterbe- und Todeswünschen unterstützen dabei, diese Wünsche differenziert zu erkennen, zu explorieren und angemessen darauf einzugehen.

»Todes- und Sterbewünsche« ist ein vielseitiger Sammelbegriff für verschiedene Wünsche, die gemein haben, dass eine Person ihr Leben, so wie es gerade ist, nicht weiterleben möchte. In der S 3-Leitlinie Palliativmedizin werden Todeswünsche definiert als »komplexes Phänomen mit individuell unterschiedlichen Ursachen, Ausprägungen und Konsequenzen« (1, S. 414). Menschen unterscheiden sich also darin, warum, wie sehr und wie sich der Sterbe- oder Todeswunsch äußert (Deutsche Gesellschaft für Palliativmedizin e. V., 2020).

Im Folgenden werden Beispiele für mögliche Formulierungen, Ursachen, Ausprägungen und erwünschte Konsequenzen von Sterbe- und Todeswünschen gegeben. Diese Auflistungen erheben keinen Anspruch darauf, vollständig zu sein, sondern sollen dazu dienen, die Breite der Thematik kennenzulernen und bei Gesprächen mit Patient:innen über Sterbe- und Todeswünsche im Hinterkopf zu behalten.

Auswahl möglicher *Formulierungen* von Sterbe- und Todeswünschen:
- konkrete Anfragen (z. B. »Können Sie mir helfen zu sterben?«)
- vage Andeutungen (»Ich will nicht mehr.«)

Auswahl möglicher *Ursachen* für Sterbe- und Todeswünsche:
- körperliche Symptome
- psychische Symptome
- soziale und Beziehungsprobleme (z. B. soziale Isolation, Ängste vor Ablehnung und / oder Abhängigkeit, nicht zur Last fallen wollen)
- Persönlichkeit (z. B. Wunsch nach Kontrolle und Autonomie, Identitätsverlust)
- existenzielles Leiden, spirituelle Sorgen (z. B. Glaubensverlust) und lebensanschauliche Aspekte

Auswahl möglicher *Ausprägungen* von Sterbe- und Todeswünschen:
- Akzeptanz des Sterbens im Sinne von Lebenssattheit oder Loslassen
- Wunsch, den Tod nicht weiter aufzuhalten
- Hoffen auf das Ende
- hypothetischer Wunsch, das Sterben zu beschleunigen
- konkreter aktueller Wunsch zu sterben

Sterbe- und Todeswünsche

Auswahl möglicherweise *erwünschter Konsequenzen* aus Sterbe- und Todeswünschen (s. auch zusätzliche Begriffsdefinitionen in der Tabelle):

- in der eigenen Not wahrgenommen und unterstützt werden
- Linderung belastender Symptome anstoßen
- Therapieziele reevaluieren
- Maßnahmen, die das Sterben aufhalten, beenden oder begrenzen
- palliative Sedierung am Lebensende
- freiwilliger Verzicht auf Essen und Trinken
- assistierter Suizid (in Deutschland unter bestimmten Voraussetzungen erlaubt, u.a. Freiverantwortlichkeit)
- konventioneller Suizid
- Tötung auf Verlangen (in Deutschland verboten)

Wichtige Begriffe im Kontext von Sterbe- und Todeswünschen

Begriff	Erläuterung
Symptombehandlung am Lebensende	Palliative Versorgung am Lebensende mit dem Ziel der Linderung belastender Symptome wie Schmerzen, Luftnot, Angst oder Unruhe. Diese kann auch unter Inkaufnahme einer möglichen Lebensverkürzung als Nebenwirkung einer palliativmedizinisch indizierten Maßnahme stattfinden, jedoch ist die Lebensverkürzung nicht Ziel der Maßnahme. Die Maßnahme ist medizinisch geboten und wird nach ständiger Rechtsprechung auch rechtlich als zulässig bewertet, weil die Beschleunigung des Todeseintritts lediglich eine unbeabsichtigte und unvermeidbare Nebenfolge der gebotenen, das Leid lindernden Maßnahme darstellt.
Sterben zulassen / Behandlungsbegrenzung / Behandlungsabbruch	Verzicht auf lebenserhaltende oder -verlängernde Maßnahmen oder Abbruch bereits laufender lebenserhaltender oder -verlängernder Maßnahmen, wenn therapeutische Maßnahmen medizinisch nicht (mehr) indiziert sind bzw. dem Willen der Patient:innen nicht (mehr) entsprechen. Zum Beispiel: Verzicht auf Beginn oder Fortsetzung von Maßnahmen wie künstlicher Ernährung, Flüssigkeitszufuhr, Medikamentengabe (z. B. antibiotische Therapie), künstliche Beatmung, Dialyse und / oder Reanimation.
Suizid	Akt der vorsätzlichen, selbst vollzogenen Beendigung des eigenen Lebens

Sterbe- und Todeswünsche

Begriff	Erläuterung
Assistierter Suizid	Ein freiverantwortlicher Suizid, welcher mithilfe einer weiteren Person umgesetzt wird. Die Freiverantwortlichkeit ist dabei zwingende Voraussetzung und muss entsprechend sichergestellt sein. Den entscheidenden Akt des Suizids muss die sterbewillige Person selbst vollziehen, indem sie z. B. das Getränk mit der tödlich wirkenden Substanz austrinkt oder die entsprechende Infusion selbst öffnet. Suizidassistenz / (Bei-)Hilfe zum Suizid ist die Hilfe bei Vorbereitung und / oder Durchführung eines freiverantwortlichen assistierten Suizids. Diese Hilfe kann vielfältige Formen haben (z. B. Medikamente zu besorgen, einen Becher mit einer tödlichen Substanz zuzubereiten und hinzustellen).
Tötung auf Verlangen	Tötung auf Verlangen liegt laut dem deutschen Strafgesetzbuch (StGB) § 216 vor, wenn jemand durch das »ausdrückliche und ernstliche Verlangen des Getöteten zur Tötung bestimmt« wurde und den Tod vorsätzlich herbeiführt. Tötung auf Verlangen ist in Deutschland verboten.
Indirekte / Passive / Aktive Sterbehilfe	Früher verwendete Begriffe, die teilweise Überschneidungen zu den oben genannten Begrifflichkeiten aufweisen. Aufgrund der Uneindeutigkeit und Gefahr von Missverständnissen bei der Verwendung dieser Begriffe sollten sie nicht mehr verwendet werden.

Weitere Informationen

Deutsche Gesellschaft für Palliativmedizin e. V. (DGP) (2020) Erweiterte S 3-Leitlinie Palliativmedizin für Patienten mit einer nicht heilbaren Krebserkrankung (Langversion 2.2, September 2020, AWMF-Registernummer: 128/001OL). https://register.awmf.org/assets/guidelines/128-001OLl_S3_Palliativmedizin_2025-03-abgelaufen.pdf.

Anmerkung: Dieses Informationsblatt wurde von Dr. Pola Hahlweg erstellt, die Begriffsdefinitionen entstanden in Zusammenarbeit mit u. a. Jil Schneider, Katharina Woellert und Aneta Schieferdecker.

Reflexion: Umgang mit Tod und Sterben

Der Tod ist ein unausweichlicher Teil unseres Lebens – und doch bleibt er oft unausgesprochen und abstrakt. Die Auseinandersetzung mit der Endlichkeit des Lebens fordert uns auch als Therapeut:innen. So prägen Erfahrungen im Umgang mit Tod nicht nur die eigene Haltung, sondern auch den Umgang mit Patient:innen, ihren Angehörigen sowie den eigenen Kolleg:innen. Erfahrungen aus der Vergangenheit, sowohl beruflich als auch privat, können unsere Arbeit stärken, uns Orientierung geben, uns aber auch belasten. Die folgenden Fragen laden dazu ein, zu erfassen, welche Spuren die eigenen bisherigen Erfahrungen hinterlassen haben und wie diese in die aktuelle klinische Arbeit integriert werden können. Ziel ist es, persönliche Ressourcen sichtbar zu machen, hilfreiche Strategien weiterzuentwickeln und Belastungen zu erkennen, um mit ihnen konstruktiv umzugehen. Berufliche und private Ebene beeinflussen sich dabei gegenseitig. Persönliche Werte, Einstellungen und Erfahrungen wirken sich wechselseitig auf den beruflichen Alltag mit institutionellen Vorgaben und der professionellen Haltung aus. Die Fragen und Antworten können auch als Impuls in Intervisions- und Supervisionsgruppen sowie zum Austausch im Team genutzt werden.

Fragen zu persönlichen Lebenserfahrungen:
Welche Erfahrungen habe ich bereits mit Tod und Sterben gemacht? Wie bin ich damit umgegangen? Wie haben sie mich geprägt? Habe ich z. B. bereits einen nahestehenden Angehörigen im Sterbeprozess begleitet? Mit welchen Gedanken und Gefühlen war ich dabei konfrontiert?

....

....

....

....

....

Was kommt nach dem Tod?

....

....

....

Was möchte ich einmal hinterlassen?

....

....

....

Reflexion: Umgang mit Tod und Sterben

Welche Vorkehrungen habe ich für mich selbst und meine Angehörigen im Falle einer eigenen schweren Erkrankung oder eines Sterbefalls getroffen? Was ist mir dabei wichtig?

....

....

....

Was bedeutet »Abschiednehmen« für mich persönlich? Was hilft mir dabei?

....

....

....

Welche Wünsche habe ich für mein eigenes Lebensende?

....

....

....

Mit wem bespreche ich meine persönlichen Vorstellungen und eventuell auch Ängste vor dem Tod und Sterben?

....

....

....

Reflexion: Umgang mit Tod und Sterben

Fragen zum beruflichen Kontext:
Welche meiner persönlichen Erfahrungen könnten einen Einfluss auf meine aktuelle berufliche Tätigkeit haben? Welche Herausforderungen oder vielleicht auch Ressourcen können daraus für meine therapeutische Arbeit entstehen und wie möchte ich diesen begegnen?

....

....

....

....

....

Wie möchte ich auf Trauerfälle in meinem beruflichen Umfeld reagieren? Was empfinde ich als angemessen?

....

....

....

Welche Routinen oder Rituale gibt es in meinem Team (oder könnte ich etablieren), um mit Todesfällen umzugehen?

....

....

....

Wie kann ich mich in meinem beruflichen Kontext schützen, wenn eine mir nahestehende Person verstirbt oder schwer erkrankt?

....

....

....

Reflexion: Haltung zu und Umgang mit Anfragen nach assistiertem Suizid

Assistierter Suizid bedeutet, dass eine Person sich freiverantwortlich entscheidet, ihr Leben zu beenden, und dabei Unterstützung von einer anderen Person erhält. Als Psychotherapeut:innen ist zwar nicht unsere Rolle, beispielsweise ein entsprechendes Medikament zu verschreiben oder einen entsprechenden Zugang zu legen, dennoch kann es sein, dass Patient:innen uns gegenüber den Wunsch nach einem assistierten Suizid äußern und wir vor der Aufgabe stehen, darauf zu reagieren.

Übergeordnet ist zu betonen, dass das Bundesverfassungsgericht festgelegt hat, dass niemand dazu verpflichtet werden kann, sich an Suizidassistenz zu beteiligen. Es ist also möglich, sich aus Gewissensgründen gegen eine Beteiligung zu entscheiden. Dies gilt auch für eine Beteiligung im weiteren Sinne, also als Gesprächspartner:in. Gleichzeitig sollte man sich in diesem Fall überlegen, an wen man das Anliegen weitergeben kann, sodass die / der Patient:in damit nicht allein bleibt.

Unabhängig davon, wie wir persönlich zu assistiertem Suizid stehen und was unsere ersten innerlichen Reaktionen sind, kann es hilfreich sein, sich mit einigen Fragen auseinanderzusetzen und sich so von einer intuitiven zu einer reflektierten Haltung zu diesem Thema zu entwickeln. Sie können alle Fragen durch schriftliche Notizen beantworten oder auch nur darüber nachdenken bzw. sich auch einzelne Fragen aussuchen, die Sie besonders ansprechen. Diese Reflexion kann sowohl allein als auch im Team, z. B. in der Intervision oder Supervision, erfolgen.

Fallbeispiel • Fiktive Fallvignette

Stellen Sie sich vor, Sie sind Psychotherapeut:in in einem Akutkrankenhaus. Sie betreuen aktuell Frau M., eine 65-jährige Bürokauffrau, verheiratet, zwei Kinder und ein Enkelkind. Frau M. wirkt insgesamt zufrieden mit ihrem Leben, hat ein gutes Verhältnis zu ihrer Familie und mochte ihren Beruf. Frau M. ist bei Ihnen auf Station, da sie eine weit fortgeschrittene terminale Erkrankung hat. Sie leidet zunehmend unter den körperlichen Symptomen. In ihrem heutigen Gespräch sagt Frau M. Folgendes: »Wissen Sie, ich habe heute in der Zeitung gelesen, dass diese berühmten Zwillinge durch assistierten Suizid sterben konnten. Könnten Sie mich dabei unterstützen, damit ich das auch tun kann?«

Reaktionen auf die Fallvignette

Was ist meine erste innere Reaktion, wenn ich mir vorstelle, dass mich Frau M. fragt, ob ich sie mit dem Wunsch nach assistiertem Suizid unterstützen würde?

....

....

....

Reflexion: Haltung zu und Umgang mit Anfragen nach assistiertem Suizid

Wie gut weiß ich über das Thema assistierter Suizid Bescheid? Wie sicher fühle ich mich, wenn ich darauf angesprochen werde?

....

....

....

Welche Nachfragen würde ich Frau M. stellen wollen? Worüber würde ich mit ihr sprechen?

....

....

....

Wie würde ich Frau M. möglichst wertoffen und akzeptierend gegenübertreten, ohne sie zum assistierten Suizid zu ermutigen?

....

....

....

Welche Art der Beteiligung an Frau M.s Anliegen könnte ich mir vorstellen?

....

....

....

Wen würde ich in diesem Fall informieren und hinzuziehen? Falls ich mir selbst nicht vorstellen kann, mit Frau M. vertieft über ihr Anliegen nach assistiertem Suizid zu sprechen, an wen könnte ich verweisen?

....

....

....

Reflexion: Haltung zu und Umgang mit Anfragen nach assistiertem Suizid

Welche Regelungen und Vorgaben meines Arbeitgebers oder des Gesetzgebers kenne ich, die meine mögliche Beteiligung beeinflussen?

....

....

....

Könnte ich mir vorstellen, die Freiverantwortlichkeit von Frau M. einzuschätzen? Wie würde ich dabei vorgehen? Wie würde ich sicherstellen, dass es sich nicht um akute Suizidalität handelt?

....

....

....

Übergeordnete Fragen zur eigenen Haltung zu assistiertem Suizid

Wie ist meine persönliche Einstellung zu assistiertem Suizid? Sollte assistierter Suizid – wenn es nach mir ginge – erlaubt sein? Was sind die Gründe für meine Einstellung?

....

....

....

....

....

Wer sollte aus meiner Sicht assistierten Suizid begehen dürfen? Wer nicht? Wie passt das zu den aktuellen gesetzlichen Vorgaben in Deutschland und den Vorgaben meines Arbeitgebers?

....

....

....

....

....

Reflexion: Haltung zu und Umgang mit Anfragen nach assistiertem Suizid

Kann ich mir generell vorstellen, als Psychotherapeut:in Gespräche zu assistiertem Suizid zu führen? Warum sehe ich das als meine psychotherapeutische Aufgabe und was hat mich darauf vorbereitet? Was macht mir dies schwer bzw. führt dazu, dass ich damit nichts zu tun haben möchte?

....

....

....

....

....

Wie viel Einfluss sollte meine persönliche Einstellung auf mein professionelles Verhalten bei diesem Thema haben? Wie kann ich beides im von mir gewünschten Maße trennen bzw. angemessen einbringen?

....

....

....

....

....

Welche fachlichen und persönlichen Voraussetzungen brauche ich, um Gespräche zum assistierten Suizid sicher führen zu können? Wie kann ich diese erwerben?

....

....

....

....

....

Anmerkung: Dieses Informationsblatt wurde von Dr. Pola Hahlweg erstellt.

AB 58 • T

Psychotherapeutische Gespräche über den Sinn des Lebens und den Tod

Viele Patient:innen sind am Ende ihres Lebens mit verschiedenen Fragen über den Lebenssinn sowie den Tod konfrontiert. Ein häufiges Bedürfnis von Patient:innen ist, ihr Leben in ein kohärentes Narrativ zu bringen. Diese Themen können sehr aufwühlend sein und werden aus Sorge vor Belastung oder Scham und Schuldgefühlen oft nicht mit Angehörigen geteilt. Um Patient:innen einen Gesprächsraum zu eröffnen, können folgende Fragen zur gemeinsamen Reflexion genutzt werden. Sie dienen als mögliche Impulse, um überhaupt ins Gespräch zu kommen, und müssen nicht wie in einem strukturierten Interview nacheinander gestellt werden.

- Welche Momente haben Ihnen das größte Glück in Ihrem Leben beschert?
- Welche Werte und Prinzipien haben Sie in Ihrem Leben stets verfolgt? Wie haben Sie dies umgesetzt?
- Welche Erfahrungen und Errungenschaften Ihres Lebens machen Sie besonders stolz?
- Welche Menschen und Beziehungen haben eine besondere Rolle für Sie im Leben gespielt?
- Was möchten Sie konkret noch tun oder erleben, auch wenn Ihre Zeit begrenzt ist?
- Was bedeutet das Lebensende für Sie?
- Mit welchen Sorgen, Ängsten und Befürchtungen sind Sie in Bezug auf Ihr Versterben konfrontiert?
- Wie stellen Sie sich Sterben und das, was danach kommt, vor? Was würden Sie sich wünschen?
- Welche Weisheiten, Erinnerungen, persönliche kleine Schätze, Worte oder Anregungen möchten Sie hinterlassen?
- Welche Spuren möchten Sie hinterlassen? In welchem Licht möchten Sie auch nach Ihrem Tod von Ihren Liebsten gesehen werden?
- Gibt es etwas aus Ihrem bisherigen Leben, das Sie bereuen? Wie können Sie sich vergeben und zu innerem Frieden finden?
- Was kann Ihnen in Ihrer letzten Lebensphase zu Trost und Akzeptanz verhelfen?
- Wenn Sie es sich wünschen dürften: Wen würden Sie gerne in Ihren letzten Stunden an Ihrer Seite haben?

Imagination: Das ungelebte Leben als Fotoalbum

Diese Imaginationsreise richtet sich insbesondere an junge Patient:innen mit einer terminalen Diagnose, die viele lebensübliche Meilensteine noch nicht erlebt haben. Sie kann dazu beitragen, die Akzeptanz des nahenden Todes zu fördern. Wichtig ist, vorab hinzuzufügen, dass alle Vorschläge lediglich mögliche Impulse sind. Die Patient:innen können natürlich auch eigene Vorstellungen einbringen. Je nach Alter und Lebenslage der Patient:innen können die Vorschläge der Therapeut:innen auch angepasst werden. Im Anschluss können Patient:innen die Bilder, die sie während der Übung vor ihrem inneren Auge gesehen haben, malen und in einem Fotoalbum gestalten, das sie ihren Angehörigen hinterlassen können. Alternativ können sie das Imaginierte bzw. Erlebte verschriftlichen und in einem Fotoalbum beschreiben.

Einleitung

»Machen Sie es sich ganz und gar bequem. Atmen Sie tief ein … und wieder aus. Ganz allmählich. Und Sie spüren, wie sich dabei Ihre Bauchdecke hebt und wieder senkt, ganz langsam. Mit jedem Atemzug stellt sich mehr und mehr ein Gefühl von Ruhe und Gelassenheit ein. Es ist so angenehm, einfach mal alle Gedanken ziehen zu lassen und nur bei sich und dem eigenen Atem zu bleiben.

Erlauben Sie sich, vor Ihrem inneren Auge vorzustellen, wie Sie ein ganz besonderes Fotoalbum in Ihren Händen halten. Dieses Fotoalbum zeigt die bedeutenden Momente Ihres bisherigen Lebens: Ihre Kindheit, Jugend und die letzten Jahre. Wir blättern gleich zusammen ganz allmählich durch Ihr Fotoalbum und Sie spüren die Geschichten, die darin stecken. Weiter hinten sind noch viele Seiten leer, die darauf warten, gefüllt zu werden. Lassen Sie uns gemeinsam durch Ihr Lebens-Fotoalbum reisen.«

Kindheit

»Auf den ersten Seiten entdecken Sie die Bilder Ihrer Kindheit: Vielleicht ist da ein Foto Ihrer ersten Geburtstagsfeier, des ersten Schultags, eines gemeinsamen Tags auf dem Spielplatz oder wie Sie mit Ihrem Lieblingsspielzeug spielen. Möglicherweise ist da aber auch ein Bild, das Ihre Familie zeigt, wie Sie alle zusammen lachen oder sich umarmen. Vielleicht ist da aber auch ein Foto von dem Moment, in dem Sie das erste Mal Fahrrad fahren, im Schnee toben, schwimmen gehen oder mit Freunden zusammenspielen. Welche Ihrer Kindheitsmomente berühren Sie besonders? Tauchen Sie für einen Moment ein in das Gefühl der Wärme, Freude oder Ausgelassenheit.«

Jugend

»Nun blättern Sie weiter und finden einige Fotos Ihrer Jugend: Da sind die vielen Momente mit Freund:innen, die Ihnen viel bedeuten oder bedeutet haben – gemeinsam lernen, lachen oder auch einfach nur Quatsch machen. Vielleicht finden Sie auf diesen Seiten aber auch das Bild des ersten Konzertbesuchs, einer Aufführung oder einer Sportveranstaltung, die Sie besucht haben oder bei der Sie sogar tätig waren. Eventuell ist da ein Bild von Ihrem Schulabschluss oder Ihrem ersten Tag an einer neuen Schule. Vielleicht waren aber auch ganz andere Ereignisse wichtig, die im Album bildlich festgehalten sind: das erste Mal eine Party besuchen, die erste Partnerschaft oder ein besonderer Familienurlaub. Was ist von Ihrer Jugend fotografisch festgehalten?«

Imagination: Das ungelebte Leben als Fotoalbum

Junges Erwachsenenalter

»Die nächsten Seiten des Albums zeigen verschiedene Bilder der letzten Jahre, Ihres jungen Erwachsenenlebens: Da sind sicherlich Bilder von Momenten mit ganz besonderen Menschen, die über die Jahre sehr wichtig geworden sind: Freund:innen, Familie, Partnerschaften. Vielleicht ist da aber auch ein Foto von Ihrem ersten Arbeitstag, wie Sie Ihr Praktikum gestartet haben oder die ersten Momente der Ausbildung / des Studiums. Möglicherweise sind da auch Bilder von besonderen Urlauben oder Ausflügen. Vielleicht ist da aber auch ein Foto von einem lebensverändernden Moment, in welchem Sie eine mutige Entscheidung getroffen haben.«

Die leeren Seiten

»Wenn Sie nun weiterblättern, sind die nächsten Seiten leer. Diese freien Seiten warten darauf, von Ihnen mit Leben befüllt zu werden. Sie können sich dafür all die Bilder, Schnappschüsse und Momente vorstellen, die Sie sich für Ihr Leben wünschen.

Vielleicht beginnen Sie mit einem wichtigen Abschluss: Wie sieht der Moment aus, in welchem Sie die Schule / die Ausbildung / das Studium beenden? Welche besonderen Menschen teilen mit Ihnen diesen Moment? Vielleicht stellen Sie sich aber auch den Moment vor, in dem Sie das erste Mal Ihren Führerschein in den Händen halten oder sich Ihr erstes Auto kaufen. Oder stellen Sie sich vor, wie Sie den Schlüssel zu Ihrem ersten eigenen Zuhause in der Hand halten, ein Foto vor der Eingangstür oder im eigenen WG-Zimmer, genauso eingerichtet, wie Sie es sich immer gewünscht haben, mit genau den richtigen Möbeln. Vielleicht gehen Sie aber auch auf große Reise und erfüllen sich den Traum, zu einem Ort zu reisen, den Sie schon immer besuchen wollten. Wer ist da noch mit Ihnen unterwegs? Oder machen Sie sich auf ein alleiniges Abenteuer?

Da sind natürlich auch die vielen Alltagsmomente: Herausforderungen, die Sie gemeistert haben, sowohl kleine als auch große. Das Foto von der mit Freund:innen gemeinsam verbrachten Zeit, in der Sie zusammensitzen, lachen, durch Dick und Dünn gehen und gemeinsam wachsen. Vielleicht ist da aber auch das Foto, das Sie bei der Arbeit zeigt, die Sie ganz und gar erfüllt und stolz macht. Oder es gibt einen Schnappschuss davon, was Sie sich von Ihrem ersten richtigen Gehalt gönnen.

In Ihrem Album dürfen auch die Bilder, die tiefe Verbundenheit und Liebe zeigen, nicht fehlen: Da ist vielleicht das Bild von einer innigen Umarmung oder einem Augenblick voller Vertrauen zu einer wichtigen Person. Oder ein Foto von Ihnen mit einem Ihrer Liebsten, wie Sie zusammenstehen und in die Kamera lächeln. Auch ein Moment mit Ihrem Haustier, in dem Sie Nähe und Zuneigung spüren, passt perfekt in diese Sammlung.

Ebenso gehören die Erinnerungen an das Kennenlernen und Verlieben zu den kostbarsten Momenten: die ersten Dates, gemeinsame Feierlichkeiten, zärtliche Augenblicke voller tiefer Zuneigung, der aufregende Antrag und schließlich die Vorfreude auf die eigene Hochzeit. All diese Etappen spiegeln die Entwicklung Ihrer Liebe wider und verdienen einen Platz in Ihrem Album.

Da sind gewiss auch die Bilder der großen Feste im Leben: Familienfeste zu besonderen Anlässen wie Geburtstagen oder Jubiläen. Die eigene Hochzeit mit genau den Menschen, die dabei sein sollen. Oder andere feierliche Momente, die von besonderer Bedeutung sind. Vielleicht ist da auch das Foto von der Geburt des eigenen Kindes oder eines anderen neuen Familienmitglieds – ganz genau so, wie Sie sich das für die Zukunft Ihres Lebens vorstellen.

Imagination: Das ungelebte Leben als Fotoalbum

Da sind vielleicht auch Momente des persönlichen Wachstums bildlich festgehalten, wie z. B. das Bild, das Sie bei einem neu aufgenommenen Hobby zeigt. Vielleicht zeigt das Bild, wie Sie ein Musikinstrument spielen, leidenschaftlich Schach spielen oder sich künstlerisch betätigen. Vielleicht ist da aber auch ein Moment des Helfens oder der Dankbarkeit festgehalten. Auch kleine Glücksmomente zählen.

Im Laufe des Lebens werden möglicherweise auch weitere Lebensmomente fotografisch festgehalten: die berufliche Beförderung, das Familienfoto im Urlaub, der Umzug in eine andere Stadt oder ein anderes Zuhause oder andere Träume, die Sie sich erfüllen konnten. Eventuell sind im Album auch herausfordernde Momente festgehalten, die Sie erfolgreich gemeistert haben.

Und vielleicht gibt es ein Bild von Ihrem Zukunfts-Ich, das in Frieden und Gelassenheit lebt, wie Sie alt und weise geworden sind, mit einem Lächeln im Schaukelstuhl, umgeben von Familienangehörigen verschiedener Generationen oder lieben Freunden. Oder ein gemütlicher Spaziergang durch die Natur, ganz gemütlich und im eigenen Tempo.

Nehmen Sie sich Zeit, all diese Bilder in Ihrem Inneren entstehen zu lassen. Auf manches finden Sie eine Antwort, anderes bleibt vorerst verborgen. Lassen Sie einfach die Bilder kommen, die in Ihnen auftauchen. Das Album füllt sich Schritt für Schritt.«

Abschluss

»Werfen Sie noch einmal überblicksartig einen Blick in Ihr gefülltes Fotoalbum und tauchen Sie für einen Moment in die Erlebnisse ein. Diese Bilder gehören nun zu Ihnen und Ihrem Leben. Erlauben Sie sich, immer wieder in Ihr inneres Album zu schauen, um Ihre Geschichten weiterzuschreiben, wenn Sie es brauchen. Legen Sie Ihr Fotoalbum nun behutsam zur Seite mit dem Wissen, dass Sie alle Bilder bei sich tragen, als ein Schatz, der immer weiter in Ihnen wächst.

Atmen Sie tief ein und aus, fokussieren Sie Ihre Atmung. Mit jedem Ausatmen kommen Sie mit Ihrer Aufmerksamkeit ein Stück mehr in den Raum im Hier und Jetzt zurück. Nehmen Sie das Bett / den Stuhl wahr, auf dem Sie liegen / sitzen. Wenn Sie bereit sind, öffnen Sie ganz langsam Ihre Augen.«

Das Geheimnis des Todes

Der folgende Leitfaden richtet sich an Patient:innen mit schwerer körperlicher Diagnose oder in palliativen Situationen, die sich möglicherweise mit Fragen zum Tod und dem, was danach kommen könnte, auseinandersetzen. Es soll lediglich ein Gesprächsangebot darstellen, niemand sollte gezwungen werden, über das Thema Tod zu sprechen. Patient:innen behalten jederzeit die Kontrolle darüber, ob, wann und wie sie über ihre Vorstellungen sprechen möchten. Der Leitfaden beinhaltet verschiedene Impulse aus unterschiedlichen Perspektiven sowie offene Fragen, die auch nur vereinzelt in ein Gespräch eingestreut werden können, ganz individuell angepasst an die Bedürfnisse der Patient:innen.

Einleitung

»Viele Menschen, die sich in einer ähnlichen Situation befinden wie Sie, beschäftigen sich mit der Frage, was nach dem Tod kommt. Darf ich Sie fragen, ob das auch etwas ist, worüber Sie gern sprechen würden?«

(Bei Zustimmung fortfahren)

»Manchmal hilft es, sich den Tod wie eine Garderobe vorzustellen, an der man alles ablegt, was man im Leben getragen hat – die Sorgen, die Alltagslasten, die Zukunftspläne und vielleicht auch den Körper. Danach geht man durch eine Tür, hinter der etwas Neues oder vielleicht auch ganz anderes auf einen wartet. Was stellen Sie sich vor, was hinter dieser Tür passiert?«

Äußern Patient:innen keine oder nur wenige Gedanken zum Thema, kann es sinnvoll sein, behutsam vorzuschlagen, gemeinsam einige Anregungen zu betrachten. Folgende Impulse können dafür genutzt werden.

Impulse zu kulturellen und religiösen Vorstellungen

»Über den Tod haben sich schon viele Kulturen und Glaubensgemeinschaften Gedanken gemacht:

- Im Christentum wird das ewige Leben nach dem Tod erwartet.
- Im Buddhismus glaubt man an einen endlosen Kreislauf von Wiedergeburten, bis man das Nirwana bzw. einen Zustand vollständiger Befreiung und Frieden erreicht.
- Im Islam besteht die Vorstellung, dass das irdische Leben nicht endet, sondern in einer jenseitigen Existenz fortgeführt wird, in der jeder Mensch für sein Tun Verantwortung trägt.
- Viele indigene Kulturen sehen den Tod als Übergang zu den Ahnen.
- Und manche Menschen denken, dass mit dem Tod einfach alles endet, während andere von einer Energie oder Essenz sprechen, die weiterlebt.

Diese Vielfalt zeigt, wie geheimnisvoll und offen das Thema Tod ist.«

Das Geheimnis des Todes

Philosophische Anregungen

»Auch große Denker:innen und Philosoph:innen haben sich mit dem Tod beschäftigt:

- Sokrates sah den Tod als eine Trennung von Körper und Seele an, die einen Übergang in eine andere Welt schafft, in der die Seele weiterlebt, um Weisheit zu erlangen.
- Der Schriftsteller Hermann Hesse sprach davon, dass der Tod nicht das Ende, sondern ein Teil des großen Lebenszyklus ist.
- Schopenhauer argumentierte, dass das individuelle Bewusstsein mit dem Tod verschwindet, der Kern des Wesens jedoch bestehen bleibt.
- Für Platon ist die Seele nach dem Tod unsterblich. Der Tod ist für ihn die Befreiung der Seele, die zum Erlangen wahren Wissens führt.

All diese Perspektiven können uns helfen, eigene Gedanken und Gefühle zum Tod zu finden.«

Offene Fragen zum Gespräch

- Welche Gedanken oder Gefühle haben Sie, wenn Sie an die Tür denken, die Sie irgendwann durchschreiten werden?
- Gibt es für Sie eine Form des Weiterlebens oder Zurücklassens von etwas, oder endet das Leben für Sie mit dem Tod?
- Fühlen Sie sich offen, über solche Fragen zu sprechen, oder möchten Sie lieber nur zuhören?
- Gibt es etwas, das Sie besonders beruhigt oder tröstet, wenn Sie an das »Danach« denken?
- Wie stellen Sie sich vor, dass ein Teil von Ihnen – sei es Seele, Essenz, Energie oder Erinnerung – weiter existiert?
- Gibt es Geschichten, Glaubenssätze oder Erfahrungen aus Ihrem Leben, die Ihnen dabei Halt geben?
- Wie möchten Sie, dass man an Sie erinnert, wenn Sie nicht mehr da sind?
- Was bedeutet für Sie persönlich »Geheimnis« im Zusammenhang mit dem Tod?
- Welche Hoffnungen verbinden Sie mit dem Tod?
- Was bereitet Ihnen am Gedanken an den Tod Unbehagen? Welche Ängste ruft der Gedanke an den Tod bei Ihnen hervor?

AB 61 • T

Mein Lebenslied

Liebe Patientin, lieber Patient,

wir alle wissen, dass Musik, Klänge, bestimmte Texte, Lyrik oder Geschichten uns inspirieren und unsere Stimmung beeinflussen können. Gibt es ein Musikstück, Lied oder einen Text, der Sie schon lange begleitet oder besonders bewegt? Möglicherweise gibt es ein Musikstück oder einen Text, die Ihren Lebensweg beschreiben und Sie als Erinnerung Ihren Angehörigen hinterlassen können. Vielleicht fällt Ihnen direkt etwas ein oder Sie möchten etwas darüber nachdenken, um das Geeignete zu finden. Vielleicht haben Sie aber auch Lust, selbst tätig zu werden, ein Musikstück aufzunehmen, selbst etwas zu komponieren oder einen Text / ein Gedicht zu schreiben, das Sie und Ihren Lebensweg besonders gut beschreibt.

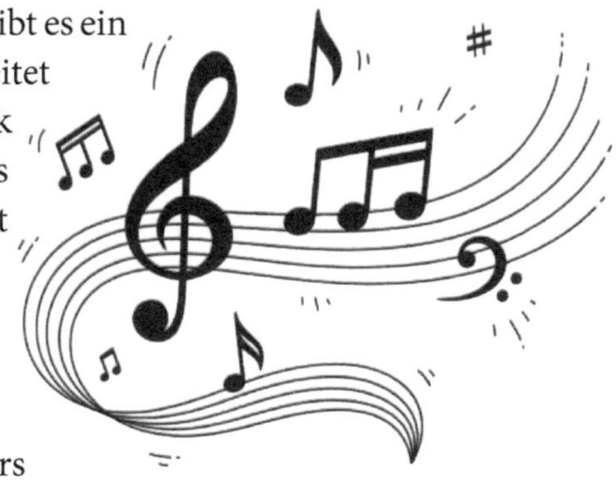

Mein Lebenslied:

AB 62 • P A

Entscheidungshilfe: Wo und wie möchte ich meine letzten Tage verbringen?

Liebe Patientin, lieber Patient, liebe Angehörige,

viele Menschen beschäftigt die Frage, wo und wie sie versterben werden. Einige haben ganz konkrete Wünsche und können diese auch mit ihren Angehörigen besprechen. In anderen Familien vermeiden vielleicht Patient:innen oder Angehörige auch die Auseinandersetzung damit, weil der Gedanke an den eigenen Tod oder den Tod eines Angehörigen zu schmerzhaft ist. Das ist zwar sehr verständlich, kann aber dazu führen, dass der Zeitpunkt verpasst wird, an dem Sie miteinander hätten sprechen können. Gerade den hinterbliebenen Angehörigen kann es lange nachgehen, wenn der Sterbeprozess nicht so verlaufen ist, wie ein geliebter Mensch sich dies vielleicht gewünscht hätte.

Wir möchten Ihnen hier ein paar Anregungen mitgeben, um in dieser schweren Zeit miteinander im Austausch zu bleiben.

- Erstellen Sie eine Patient:innenverfügung und eine Vorsorgevollmacht und sprechen Sie möglichst ausführlich darüber. Dies gibt Ihnen als Angehörige mehr Sicherheit bei Entscheidungen, dass Sie die Entscheidung im Sinne Ihres / Ihrer Angehörigen getroffen haben.
- Sprechen Sie auch darüber, wo und wie Ihr Angehöriger versterben möchte und ob diese Wünsche aus medizinischer und organisatorischer Sicht (noch) erfüllbar sind. Sollte z. B. eine Rückverlegung aus dem Krankenhaus nach Hause oder in ein Hospiz nicht mehr möglich sein, überlegen Sie sich gemeinsam, ggf. auch mit dem Stationsteam, wie Sie Ihren Abschied gestalten wollen.
- Teilen Sie Informationen und bleiben Sie im Gespräch, sowohl mit dem Behandlungsteam als auch innerhalb der Familie.
- Schildern Sie offen, wie es Ihnen geht, teilen Sie auch Ihre Sorgen und Bedenken.
- Hören Sie auf die Wünsche und Bedürfnisse Ihres sterbenden Angehörigen. Versuchen Sie, zu trennen zwischen Ihrer Angst, einen geliebten Menschen zu verlieren, und der realistischen Überlebensprognose. Vorschnelles Aufgeben eines Menschen kann ebenso qualvoll sein wie ein Festhalten am Leben, wenn der / die Sterbende nur noch leidet und es keine Perspektiven mehr gibt.
- Holen Sie sich Hilfe! Innerhalb des Krankenhauses gibt es oft Palliativkonsile, Seelsorge und auch einen psychologischen Dienst.

Was möchte ich hinterlassen?

Liebe Patientin, lieber Patient,

am Ende des Lebens stellen sich viele Menschen die Frage, was von ihnen bleibt und was sie, jenseits von materiellen Fragen, ihren Lieben hinterlassen möchten: Gedanken, Erinnerungen, Erfahrungen oder Worte, die ihnen wichtig sind.

Sie finden hier einige Anregungen, die wir im Rahmen unserer klinischen Arbeit kennengelernt haben. Vielleicht spricht Sie etwas davon an oder Sie denken: »Das würde meinen Angehörigen gefallen«. Es geht nicht darum, alles umzusetzen oder etwas »richtig« zu machen. Vielmehr können die folgenden Ideen Ihnen Raum geben, über das nachzudenken und festzuhalten, was für Sie von Bedeutung ist. Vielleicht entstehen daraus persönliche Briefe, kleine Nachrichten, Gedanken für die Zukunft Ihrer Liebsten oder einfach eine Form, sich auszudrücken. Nicht für jeden Menschen ist diese Frage gleich bedeutsam, manche Menschen möchten nicht unbedingt etwas hinterlassen. Wir möchten Sie mit diesen Anregungen dabei unterstützen, den für Sie richtigen Umgang mit dieser Frage zu finden.

- **Persönliche Briefe oder Notizen:** In einem Brief oder schriftlichen Notizen können Sie zum Ausdruck bringen, was Sie mit der einzelnen Person in Verbindung bringen und was Sie im Hinblick auf die gemeinsame Beziehung immer in Erinnerung behalten werden. Sie können Ihren Dank, Ihre Wertschätzung und Liebe ausdrücken oder Wünsche für die Zukunft Ihrer Hinterbliebenen formulieren.
- **Tagebuch:** Ein täglich geführtes Tagebuch können Sie mit Erlebnissen, Erfahrungen, Gefühlen und Gedanken Ihres letzten Lebensabschnitts füllen. Das Tagebuch kann nicht nur Ihnen helfen, sondern ggf. auch Angehörigen im Nachhinein Trost spenden. Machen Sie Ihren Angehörigen gegenüber deutlich, dass das Tagebuch gelesen werden darf.
- **Erinnerungsbox:** Eine solche Box können Sie mit allerlei persönlichen Gegenständen füllen. Dies können Fotos, Schmuckstücke, Erinnerungsstücke an gemeinsam verbrachte Zeiten, Briefe oder ein USB-Stick, gefüllt mit Fotos, Videoaufnahmen o. Ä., sein. Für die Box können Sie ebenfalls ein ganz besonderes Behältnis aussuchen.
- **Videobotschaften:** Persönliche Videoaufnahmen können Geschichten und Erinnerungen aus dem gemeinsamen Leben, einen Mitschnitt der letzten gemeinsamen Momente, einen Abschiedsgruß oder andere persönliche Botschaften enthalten.
- **Familienhörbuch:** In Form einer Audioaufnahme können Sie Ihre eigene Stimme durch Erzählen von Anekdoten, besonderer Geschichten oder der eigenen Familiengeschichte für Ihre Familie und insbesondere Ihre Kinder und Enkelkinder festhalten. Erwähnenswert ist hier auch die gemeinnützige »Familienhörbuch gGmbH«, die es Müttern und Vätern mit palliativer Diagnose ermöglicht, eine professionelle Audioaufnahme der eigenen Lebensgeschichte zu erstellen: https://familienhoerbuch.de
- **Fotobücher, Scrapbooks oder digitale Alben:** In Form eines Albums können Sie die schönsten Erlebnisse, Erfahrungen, Zitate oder Reisen als bleibende Erinnerung hinterlassen.
- **Musik-Playlist:** Sie können eine individuelle Playlist zusammenstellen und beispielsweise auf einem USB-Stick als Erinnerung an Sie bzw. gemeinsame Zeiten hinterlassen. Falls Sie ein eigenes Instrument spielen, könnten Sie eine Aufnahme eines Liedes oder eines gesungenen Musikstücks als Andenken hinterlassen.

Was möchte ich hinterlassen?

- **Lebensreise-Karte:** Besondere Stationen und Erlebnisse Ihres Lebens können Sie als Land-, Weltkarte oder als Zeitstrahl als Erinnerung aufzeichnen. Dabei sind der Kreativität keine Grenzen gesetzt – auch Bilder, Texte, Zitate oder Zeichnungen können dort Platz finden, um bestimmte Meilensteine und Wendepunkte Ihres Lebens zu unterstreichen.
- **Lebensbaum:** Ein gepflanzter Baum, an den Sie eigene Erinnerungen in bildlicher oder schriftlicher Form hängen, kann eine gute Möglichkeit sein, ein Andenken für die Familie zu hinterlassen.
- **Rezepte:** Lieblingsgerichte und Familienrezepte können Platz in einem dafür vorgesehenen Buch finden. Eine handgeschriebene Sammlung kann eine zusätzliche persönliche Note verleihen.
- **Wohlfühlpaket für Angehörige:** Eine Sammlung verschiedener Gegenstände – Lieblingsschokolade, Badesalz, Duftkerze oder andere Genussgegenstände – kann Ihren Angehörigen gegenüber Freude und Dankbarkeit ausdrücken.
- **Handarbeiten und andere Schmuckstücke:** Handarbeiten oder andere selbstgemachte Schmuckstücke für Ihre Angehörigen können eine bleibende Erinnerung an Sie darstellen.
- **Erbstücke weitergeben:** Für Sie besondere Erbstücke, nicht nur von materiellem, sondern auch ideellem Wert, können an Ihre Angehörigen weitergegeben oder eine Liste erstellt werden. Zusätzlich können Sie zu den einzelnen Erbstücken die Geschichte hinter dem Gegenstand aufschreiben.
- **Spenden im Namen der Familie:** Finanzielle oder materielle Spenden an eine Organisation oder Stiftung, die eine Verbindung zu Ihrer eigenen Lebensgeschichte aufweist oder der Familie in schweren Zeiten geholfen hat, können eine Möglichkeit sein, nachhaltige Spuren zu hinterlassen.
- **Erinnerungen an für Sie wichtige Rituale:** Sprechen Sie mit Ihren Angehörigen über Rituale und Bräuche, die Ihnen in Ihrem Leben besonders wichtig sind, damit sie diese dementsprechend fortsetzen können.
- **Offene Gespräche für inneren Frieden:** Eventuell haben Sie das Bedürfnis, ungelöste Konflikte aus dem Weg zu räumen oder um Vergebung zu bitten, um das Lebensende mit einem Gefühl der Versöhnung zu verknüpfen.
- **Trauerfeier:** Auch die Beerdigung oder Trauerfeier ist ein Ort des Gedenkens für Ihre Angehörigen. Besprechen Sie mit Ihren Angehörigen Vorgaben und persönliche Wünsche im Hinblick auf Ihre Trauerfeier, z. B. bestimmte Zeremonien oder Rituale, individuelle Musikwünsche oder eine besondere Kleiderordnung. Dies erleichtert auch Ihren Angehörigen, einen klaren Rahmen bei der Verarbeitung ihrer eigenen Trauer zu finden.

AB 64 • T

Sterbebegleitung im direkten Sterbeprozess für die Angehörigen

Vorbereitung

Es empfiehlt sich, eine Sammlung von symbolischen Herzen aus verschiedenen Materialien vorrätig anzulegen, die die Größe eines Handschmeichlers haben. Diese Herzen können z. B. aus Holz, Keramik, Stein, Ton, genäht oder gestrickt sein. Sie sollten alle in eine hochwertige Schachtel gelegt werden.

Durchführung

Wenn sich die Angehörigen am Bett des Sterbenden versammelt haben, wird eine Person eingeladen, ein Herz aus der Schachtel herauszunehmen, das sich vielleicht der Sterbende ausgesucht hätte oder das für passend gehalten wird. Anschließend werden die Angehörigen eingeladen, folgende Intervention mit dem Herzen in der Hand durchzuführen.

Der- oder diejenige, die anfangen möchte, nimmt das Herz in die Hand und konzentriert sich noch einmal mit seiner gesamten Aufmerksamkeit auf den / die Sterbende:n. Er / Sie hat nun die Gelegenheit, sich zu bedanken, ihm / ihr etwas Gutes zu wünschen für den letzten Weg und Wichtiges noch zu formulieren. Anschließend reicht er / sie das Herz weiter an den / die nächste:n Angehörige:n, der / die nun wiederum die gleiche Gelegenheit hat, Wünsche, Liebe und Dankbarkeit zu formulieren.

Einige Angehörige sind nicht in der Lage, bei dieser Übung zu sprechen. Sie können dann ebenso gut schweigend eine Verbindung zum / zur Sterbenden herstellen und ihre Wünsche, Liebe und Dankbarkeit in Gedanken formulieren. Die Intervention kann also sprechend oder schweigend durchgeführt werden, so, wie es sich für die Angehörigen richtig anfühlt.

Anleitend können wir Psychotherapeut:innen folgende Impulse geben:

- Wofür möchte ich dir besonders danken?
- Was hat unserer beider Beziehung so besonders und einzigartig gemacht?
- Was wünsche ich dir auf deinem letzten Weg ins Ungewisse?
- Woran werde ich mich besonders gerne erinnern?
- Was möchte ich dir noch unbedingt sagen (laut oder in Gedanken)?
- Was möchte ich dir versprechen?
- Was möchte ich dir noch mitgeben?

Zum Schluss wird das Herz, quasi aufgeladen mit den guten Wünschen der Begleitenden, dem Sterbenden in die Hand gelegt. Wenn eine Pflegeperson bei dieser Übung dabei ist, kann von ihr abschließend die Versicherung gegeben werden (aber nur, wenn es wirklich gewährleistet werden kann), dass dafür gesorgt wird, dass der / die Sterbende auch dann, wenn er / sie verstorben ist, das Herz mit den guten Wünschen der Angehörigen in der Hand behält.

Wichtig

Dieser Prozess kann sehr emotional sein, in der Form, dass Angehörige stark weinen müssen und nicht sprechen können. Hier ist es wichtig, darauf hinzuweisen, dass nichts laut gesagt werden muss, sondern alles auch gut gedacht und gefühlt werden kann. Es ist wichtig, dass sich kein:e Angehörige:r gehetzt oder genötigt fühlt.

Gleichzeitig ist es wichtig, die Aufmerksamkeit immer wieder auf den / die Sterbenden (und damit noch Lebenden!) zu richten und nicht in diesem Moment die vorauseilende Trauer des »Ich ohne dich« zu antizipieren. Diese Trauer kommt nach dem Versterben. Wenn der Sterbende das Herz zum Schluss in die Hand gelegt bekommt, kommt in der Regel etwas Ruhe auf.

AB 65 • T

Sterbebegleitung für abwesende Kinder ermöglichen

Vorbereitung
Eine Sammlung von kleinen, verschiedenen Gummitieren

Durchführung
Die Gummitiere werden am Bett des / der Sterbenden auf einem kleinen Tablett oder auf dem Nachttisch ausgebreitet. Wenn der / die Sterbende noch selbst dazu in der Lage sein sollte (eher selten), sucht er / sie für jedes künftig trauernde Kind ein symbolisches Tier aus. Falls der / die Sterbende dazu nicht in der Lage sein sollte, suchen die Angehörigen, die die Kinder am besten kennen, ein Tier für jedes Kind aus. Nun wird dem Sterbenden jedes Tier nacheinander einzeln in die Hand gelegt, damit er / sie noch mit *warmer Hand* einen Gruß an das jeweilige Kind geben kann. Dabei benennen Angehörige die besondere Beziehung zwischen Sterbendem und dem jeweiligen Kind.

Anleitend können wir Psychotherapeut:innen folgende Impulse geben:
- Was lieben die beiden besonders aneinander?
- Was hat das Kind besonders gerne mit ihm / ihr gemacht?
- Welches Spiel haben die beiden gerne zusammengespielt?
- Welches Buch zusammen gelesen oder angeschaut?
- Welche Werte sind dem Sterbenden wichtig, die diesem Kind mit auf den Weg gegeben werden sollten?
- Was wünscht der Sterbende diesem Kind besonders?
- Welche Geschichten von sich selbst wünscht er / sie sich, dass sie diesem Kind erzählt werden?

Anschließend wird das Tier den Angehörigen überreicht. Sie erhalten den Auftrag, das Tier zu Hause weiterzureichen, mit dem Hinweis, dass dieses kleine Tier ein letzter Gruß vom Verstorbenen ist und er / sie sich stellvertretend verabschiedet hat.

Wichtig

Oft wird deutlich, dass nur einige Angehörige laut aussprechen können, welche Beziehungsqualitäten und Wünsche aneinander zwischen dem Versterbenden und dem Kind vorhanden sind. Viele sind eher überwältigt von ihren eigenen Emotionen und schweigen. Deswegen ist der Hinweis wichtig, dass solche Wünsche auch in Gedanken übertragen werden können und nicht laut ausgesprochen werden müssen. *Unbedingt Zeit geben und lassen.*

Von einer mutigen Raupe, die einen Schmetterling sah

Auf einer Lichtung eines dichten, schönen Waldes lebte eine Gemeinschaft von Raupen. Auf ihrer Lichtung ging es ihnen sehr gut – es gab genug zu essen, die Umgebung war sehr schön und alle genossen die Gemeinschaft, die sie gebildet hatten. Jede Raupe hatte ihren Platz in der Mitte der Gemeinschaft und wurde geliebt und geschätzt. Dennoch kam es immer wieder vor, dass einzelne Raupen verschwanden. Die Raupen wunderten sich und sorgten sich um den Verbleib. »Was mag geschehen sein?«, »Geht es ihm / ihr gut?«, fragten sie sich untereinander. Niemals gab es eine Antwort auf diese Fragen. Trauer und Verzweiflung erfassten vor allem die Nahestehenden.

Eines Tages nahm sich eine mutige Raupe vor, dass sie das Geheimnis der verschwindenden Raupen lüften wollte. Sie beobachtete ihre Freundin dabei, wie sie ein Netz um sich herum spann. »Hey, was machst du da?«, fragte sie noch, doch die andere Raupe bemerkte sie gar nicht mehr. Am Ende war ihre Freundin hinter einem dicken und festen Vorhang verschwunden. Nicht sichtbar und nicht ansprechbar. Die mutige Raupe war verzweifelt, versuchte, ihre Freundin zu erreichen, rief, klopfte und kratzte am Kokon. Irgendwann ließ sie erschöpft ab.

Als sie sich wieder erholt hatte, kam sie zu der Stelle zurück: Der Kokon war unverändert. Das war es nun? Unsere Freundinnen und Freunde spinnen sich ein und sprechen mit niemandem mehr? Sie konnte nicht glauben, dass das des Rätsels Lösung war. Einige Tage später kam sie wieder an die Stelle und war überrascht: Dort, wo zuletzt noch der Kokon gewesen war – hart und undurchdringlich – war nur eine leere Hülle zurückgeblieben. War ihre Freundin wieder zurück? Sie sah sich um und rief ihre Freundin, aber konnte sie nicht finden. Was war geschehen?

Aus dem Augenwinkel sah sie in der Nähe des Kokons einen wunderschönen Schmetterling, der die Flügel ausbreitete und sich in die Lüfte emporschwang. Hatte er sie angesehen? Irgendwie schien ihr dieser Schmetterling vertraut zu sein und gleichzeitig so fremd und unbegreiflich.

»Du schöner Schmetterling!«, rief sie. »Von nun an wirst du mich an meine Freundin erinnern.«

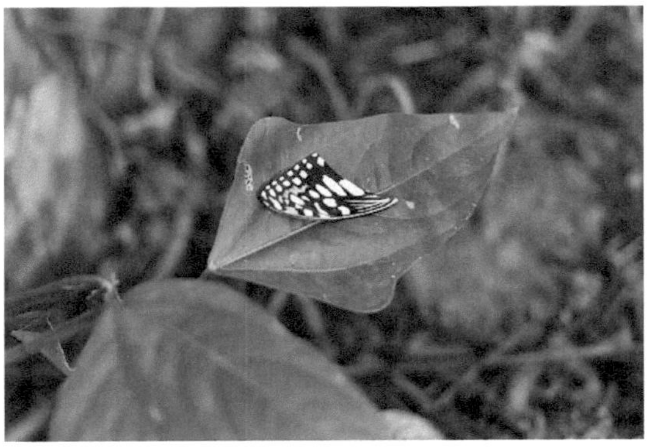

Trauern und Abschied nehmen

Liebe Angehörige,

Sie haben einen geliebten und wichtigen Menschen verloren. Sie und die Menschen in Ihrem Umfeld erleben und spüren diesen Verlust und reagieren darauf. Um Ihnen eine Hilfestellung bei der Trauerbewältigung zu bieten, möchten wir Ihnen zu dem Thema Trauern ein paar Informationen an die Hand geben. Trauer wird als natürliche Reaktion auf den Verlust eines geliebten Menschen verstanden. Sie zeigt sich z. B. durch Sehnsucht, Trennungsschmerz, tiefe Traurigkeit oder sozialen Rückzug. Es ist wichtig zu verstehen, dass der persönliche Ausdruck der Trauer unterschiedlich ausgelebt werden kann und jede:r auf seine / ihre Art und Weise trauert.

Es gibt kein »falsches« Trauern.

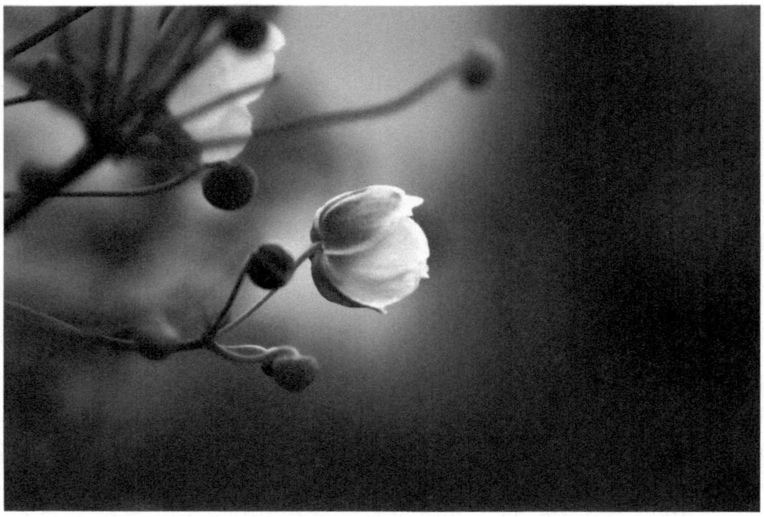

Abschied nehmen

Wenn wir einen geliebten Menschen verlieren, gerät das ganze Leben in eine Ausnahmesituation. Nichts ist mehr, wie es war. Hilflosigkeit, Sehnsucht und Trauer bestimmen den Alltag. Manche Menschen beschreiben auch eine Abwesenheit von Gefühlen, sie fühlen sich vor allem leer und ausgelaugt. Viele Menschen erleben Trauer als kräfteraubend und zehrend. Der Körper fühlt sich durch die Anstrengung schwach und ausgelaugt und man glaubt vielleicht zunächst, den Alltag ohne den geliebten Menschen nicht bewältigen zu können. Der Versuch, Abschied zu nehmen und loszulassen, fällt schwer.

Zum Prozess des Abschiednehmens gehört, dass Trauernde schmerzhaft lernen zu akzeptieren, dass die verstorbene Person mit allen Sinnen nicht mehr physisch greifbar, spürbar und erlebbar ist. Nach und nach kann eine neue Qualität der inneren Beziehung zur verstorbenen Person aufgebaut werden. Die neue Beziehung beruht mehr auf den gemeinsamen und vielfältigen Erinnerungen oder dem Gefühl einer Dankbarkeit für die gemeinsame Zeit. Manchmal wird der Verstorbene wie ein innerer Ratgeber in sich integriert.

Dieser Prozess der Trauer braucht seine Zeit.

Trauern und Abschied nehmen

Bewältigung von Trauer

Vielleicht sind einige der folgenden Hinweise hilfreich für Sie. Sie dienen nur als Anregung. Seien Sie vor allem achtsam mit sich selbst und schauen Sie, was Ihnen nun guttut und dabei hilft, ein Leben ohne Ihre:n verstorbene:n Angehörige:n akzeptieren zu lernen.

- alle Emotionen der Trauer zulassen und akzeptieren
- über Gefühle und Schmerz sprechen
- sich Lachen und Entspannung erlauben, das entwürdigt nicht die Trauer
- sich manchmal ablenken durch z. B. Spazieren, Hobbys
- Hilfe in Anspruch nehmen, mit anderen Trauernden austauschen
- die eigene Trauer anderen Menschen zumuten und sich nicht zurückziehen
- zu Ehren des Verstorbenen etwas Lebendiges pflanzen, z. B. einen Lebensbaum
- Erinnerungsstücke erstellen
- Rezepte der verstorbenen Person nachkochen
- Geschichten der verstorbenen Person weitererzählen
- besondere, ehemals gemeinsame Orte noch mal besuchen

Hilfreiche Adressen

- Trauercafés: www.trauergruppe.de
- Selbsthilfegruppe für Trauernde, z. B. www.malteser.de, www.johanniter.de
- Telefonseelsorge Deutschland: 0800–1110111, 0800–1110222
- Ehrenamtliche Trauerbegleitung: https://bv-trauerbegleitung.de
- Wenn die Trauer als unerträglich empfunden wird oder massiv das Alltagsgeschehen beeinträchtigt, kann eine Psychotherapie helfen: www.bptk.de
- Bundesverband Verwaiste Eltern und trauernde Geschwister in Deutschland e. V. www.veid.de

Buchempfehlungen zum Thema Trauer

Für Erwachsene:

- Roland Kachler: Was bei Trauer gut tut: Hilfen für schwere Stunden
- Jorge Bucay: Das Buch der Trauer: Wege aus Schmerz und Verlust
- Ulrich Peters: Das Märchen vom Bernstein

Für Kinder:

- Julia Weißflog, Steffen Ortmüller, Daniel Wende: Opas Stern
- Wolf Erlbruch: Ente, Tod und Tulpe

7 Entlassvorbereitung

Der Entlassung sehen viele Patient:innen mit Hoffnung und Freude entgegen: kein Krankenhausessen mehr, kein fremdbestimmter Alltag, keine Untersuchungen und Visiten, keine schnarchenden Mitpatient:innen und nächtlichen Pflegerundgänge, die einem den Schlaf rauben. In vertrauter und selbstbestimmter Umgebung kann der Genesungsprozess weitergehen. In vielen Fällen mag dies so sein. Gerade im Kontext chronischer Erkrankungen jedoch ist »gesund werden« kein realistisches Ziel, zur Hoffnung und Freude mischen sich auch Sorgen, Ängste oder auch Verzweiflung und Trauer. Komplexe Medikamentenpläne müssen mit der ambulanten Versorgung abgestimmt und zu Hause durchgeführt werden. Vielleicht muss ein Rollstuhl, ein Pflegebett, ein Treppenlift oder etwas anderes organisiert werden. Oder es stehen größere Veränderungen an (Übergang in Tagespflege, Umzug, Umbau). Andere Patient:innen, die alleinstehend sind, benötigen eventuell Hilfe oder sind in anderen sozialen Problemlagen (kein Wohnsitz oder unzureichende Wohnsituation, fehlende Unterstützung in Alltagsaktivitäten). Vielleicht ist es auch die Auseinandersetzung mit Versicherungen und Überlegungen zur Erwerbsfähigkeit oder der Vorsatz, sich von nun an einen gesünderen Lebensstil anzugewöhnen, die Patient:innen beschäftigen. Patient:innen mit Angehörigen müssen vielleicht in ihre gewohnten Rollen zurückfinden und es entstehen Spannungen in der Familie.

In jedem Fall ist es wertvoll, den Abschied aus dem Krankenhaus gut vorzubereiten, sowohl organisatorisch als auch innerlich. Dieses Kapitel fasst einige Anregungen und Informationen zusammen, damit dies gelingen kann. Die Arbeitsblätter in diesem Kapitel bieten unterschiedliche Möglichkeiten, mit Patient:innen um die Entlassung herum ins Gespräch zu kommen oder Denkanstöße für zu Hause mitzugeben.

Arbeits- und Informationsmaterialien

INFO 23 Abschlussgespräch und Entlassbericht
Das Informationsblatt fasst wesentliche Aspekte zusammen, die im Rahmen der Entlassung wichtig sein können, und kann im Vorfeld an ein Abschlussgespräch mit Patient:innen nützlich sein.

AB 67 Frageleitfaden für das Abschlussgespräch
Ergänzend zu **INFO 23** »Abschlussgespräch und Entlassbericht« enthält das Arbeitsblatt Vorschläge für wichtige Themenbereiche und Fragen für das psychotherapeutische Abschlussgespräch.

AB 68 Mein Befundbericht
Patient:innen können mit dem persönlichen Befundbericht zusammenfassen, welche Informationen sie an Weiterbehandler:innen weitergeben möchten. Das Arbeitsblatt kann zur Nachbearbeitung eines Abschlussgesprächs oder separat verwendet werden.

AB 69 Koffer packen und Müll entsorgen
Die Intervention dient der strukturierten Nachbereitung des Krankenhausaufenthaltes und richtet sich v. a. an Patient:innen, die nach längeren Krankenhausaufenthalten nach Hause entlassen werden. Es unterstützt dabei, persönliche Ressourcen, gewonnene Erkenntnisse und als bedeutsam erlebte Entwicklungen aus der belastenden Zeit bewusst festzuhalten. Die Darstellung des Mülleimers ermöglicht es, belastende Erfahrungen, Gedanken, Schmerzen o. Ä. auf der Zeichnung zu notieren und diese anschließend symbolisch durch das tatsächliche Wegwerfen des Blattes aktiv zu entsorgen.

AB 70 Meine Reise vom Krankenhaus nach Hause
Dieses Arbeitsblatt für Patient:innen kann hilfreich sein, um gemeinsam zu sortieren, was für die Heimkehr und eine mögliche Weiterbehandlung zu bedenken und zu planen ist.

INFO 24 Digitale Unterstützungsangebote
Die Information klärt über mögliche digitale Gesundheitsanwendungen auf, die Patient:innen nutzen können, um ihr Gesundheitsverhalten zu verbessern oder um mit psychischen Belastungen umzugehen.

AB 71 Wieder ins Leben zurück
Ein Arbeitsblatt für Patient:innen, das bei der Aufrechterhaltung der langfristigen Verhaltensänderung, auch nach dem stationären Aufenthalt, unterstützen soll.

AB 72 Paarbeziehungen nach dem Krankenhausaufenthalt
Nach einem Krankenhausaufenthalt müssen Paare oft wieder zueinanderfinden. Viele Wünsche und Erwartungen aneinander oder an die kommende Zeit werden nicht ausgesprochen. Mit dem Arbeitsblatt können Paare dazu ermuntert werden, im Austausch miteinander wieder zueinanderzufinden.

AB 73 Miteinander tanzen: Loslassen und Verantwortung teilen
Viele Patient:innen schildern Schwierigkeiten dabei, ihre alten und gewohnten Rollen im Leben wieder einzunehmen. Von einer passiven Rolle als Patient:in müssen sie sich wieder trauen, in gewohnte Rollen zurückzukehren. Aber auch die (oft sehr besorgten) Angehörigen müssen lernen, Verantwortung und Kontrolle wieder abzugeben. Das Arbeitsblatt soll diesen Prozess verdeutlichen und bewusst machen.

Abschlussgespräch und Entlassbericht

Zum Abschluss eines stationären Krankenhausaufenthaltes können verschiedene Gefühle bei unseren Patient:innen präsent sein. Je nachdem, wie lange die Patient:innen insgesamt im Krankenhaus lagen und wie intensiv auch die gemeinsame psychotherapeutische Arbeit war, ist auch für uns selbst als Behandelnde ein bewusster Abschied der Patient:innen in ihren gewohnten Lebensalltag wichtig. Gemeinsame Erfolge dürfen gefeiert und wertgeschätzt werden, schwierige Situationen, komplexe Eingriffe und deren Folgen oder Komplikationen sollten gewürdigt werden und einen Abschluss finden. Im Folgenden sind aus unserer Sicht wichtige Themen und mögliche Fragen dargestellt.

Das Abschlussgespräch

- **Körperlicher Zustand:** Was hat sich während des Krankenhausaufenthaltes verändert? Wie gehen Patient:innen nach Hause? Was wird benötigt, um mit den zurückbleibenden Beschwerden umgehen zu können?
  Wichtig: Hier eher auf die Sorgen der Patient:innen fokussieren, medizinische und organisatorische Aspekte werden von anderen ärztlichen Fachabteilungen und Kolleg:innen organisiert. Wir können bspw. die ärztlichen Kolleg:innen auf einen Gesprächs- oder Regelungsbedarf hinweisen.
- **Psychisches Befinden:** Wie stabil ist der / die Patient:in aktuell? Was hat sich in Bezug auf die psychische Stabilität verändert? Muss eine Weiterbehandlung organisiert werden? Möchte der / die Patient:in, dass es einen psychischen Befund oder eine Übergabe zu ambulanten Therapeut:innen gibt? Ist der psychische Zustand ein Risikofaktor für zukünftige mangelnde Adhärenz?
  Wichtig: Wenn ein Austausch mit ambulanten Weiterbehandler:innen gewünscht ist, Schweigepflichtsentbindung einholen oder mitgeben, zumindest Visitenkarte oder Flyer.
- **Soziale Aspekte:** Steht ein Rentenantrag an? Sind andere soziale Aspekte zu klären (z. B. Veränderung der Wohnsituation, Beantragung von Behinderungsgraden)?
  Wichtig: Auch hier keine Sozialberatung anbieten, denn das ist nicht unsere Expertise. Ein Termin mit dem Sozialdienst kann aber sehr hilfreich sein. Ebenso kann Kontakt zur Selbsthilfe oder Peerberatung hergestellt werden.
- **Ambulantes Versorgungsnetzwerk:** Gerade bei chronischen Erkrankungen müssen oft mehrere ambulante Versorgungsleistungen geregelt und koordiniert werden. Dies kann anfänglich ein Gefühl der Überforderung auslösen.

Der Entlassbericht

Mit dem Entlassbrief aus dem Krankenhaus werden ambulante Versorger:innen oder eine nachfolgende behandelnde Klinik über den Zustand des / der Patient:in informiert. Sie sollten also alle hierfür wichtigen Informationen hinsichtlich der aktuellen Situation des / der Patient:in und der stationären Behandlung enthalten. Dies betrifft in erster Linie die somatische Behandlung, kann aber auch die psychotherapeutische Arbeit mit dem / der Patient:in einschließen. Einige wichtige Aspekte zusammengefasst:

- **Dokumentations- versus Schweigepflicht:** Oft kann in krankenhausinternen Dokumentationssystemen unterschieden werden, welche Informationen automatisch in den Entlassbrief übernommen werden und welche nicht. Dies kann und sollte einmal vorab und allgemein geklärt werden. Nur so kann die Entscheidung darüber, welche Informationen weitergegeben werden und welche nicht, bewusst getroffen und Patient:innen gegenüber auch transparent gemacht werden.

Abschlussgespräch und Entlassbericht

- **Textbausteine:** Die Dokumentationssoftware in Kliniken beinhaltet oft Textbausteine. Dies kann die Arbeit deutlich erleichtern, sollte aber in jedem Fall dann noch einmal individuell überprüft werden.
- **Neutrale und stigmafreie Sprache:** Generell ist darauf zu achten, dass Befundberichte in neutraler und stigmafreier (Fach-)Sprache verfasst sind (s. auch **INFO 1** »Besonderheiten in der Arbeit auf somatischen Stationen«), gerade wenn psychotherapeutische Inhalte im allgemeinen Entlassbrief enthalten sind. In festen Teams darf auch der ärztliche Teil des Entlassberichts dahin gehend überprüft werden, ob sich stigmatisierende oder leichtfertige Darstellungen bzgl. der mentalen Gesundheit oder der Adhärenz im Entlassbrief befinden. Hier dürfen wir proaktiv sein und z. B. auch Teamfortbildungen anbieten. Oft ist eher Unwissen oder Zeitmangel die Ursache für unsachgemäß verfasste und potenziell stigmatisierende Dokumentation, und Kolleg:innen freuen sich über unseren fachkundigen Hinweis!
- **Empfehlungen zur Weiterbehandlung:** Sollte neben der somatischen Weiterbehandlung auch eine Empfehlung zur psychotherapeutischen Weiterbehandlung in den Arztbrief übernommen werden, ist es wichtig, auch die Indikation und ggf. eine Verdachtsdiagnose zu nennen.

Frageleitfaden für das Abschlussgespräch

Die Fragen dienen als Anregung für das Abschlussgespräch zwischen Psychotherapeut:in und Patient:in und müssen nicht alle der Reihenfolge nach gestellt werden. Im Anschluss an das Gespräch kann dem / der Patient:in das **AB 68** »Mein Befundbericht« ausgehändigt werden, damit sie die wichtigsten Ergebnisse der Behandlung und auch des Abschlussgesprächs an mögliche Weiterbehandler:innen weitergeben können.

Aktuelles psychisches Befinden

- Wie schätzen Sie Ihre aktuelle psychische Verfassung ein?
- Haben Sie aktuell psychische Belastungen (z. B. Schlafstörungen, Ängste, Niedergestimmtheit, Grübelgedanken, Überforderungstendenzen, Todeswünsche, Suizidgedanken)?
- Gibt es bestimmte emotionale Belastungen oder Themen, die Sie über den Krankenhausaufenthalt hinaus beschäftigen werden?

Rückblick auf den stationären Aufenthalt

- Wie haben Sie die Zeit im Krankenhaus erlebt?
- Was war in den letzten Tagen / Wochen / Monaten des Krankenhausaufenthalts besonders herausfordernd?
- Was war besonders hilfreich?
- Gab es besondere Ereignisse oder Wendepunkte in dieser Zeit?

Krankheitsverarbeitung

- Wie sind Sie rückblickend mit Ihrer Erkrankung umgegangen?
- Was hat Ihnen geholfen, mit dem Krankenhausaufenthalt besser umzugehen?
- Haben sich Ihre Sichtweisen auf Ihre Erkrankung oder Ihr Leben während bzw. durch den Krankenhausaufenthalt verändert? Falls ja, auf welche Weise?

Ressourcen und Bewältigung

- Was hat Ihnen geholfen, in schwierigen Momenten stabil zu bleiben?
- Welche Strategien möchten Sie nach dem Aufenthalt weiter nutzen?
- Wer oder was gibt Ihnen Kraft im Alltag (soziales Netz, Hobbys, innere Stärken)?

Partnerschaft, Familie und Umfeld

- Wie hat Ihre Familie / Ihr soziales Umfeld auf Ihre Erkrankung reagiert?
- Gibt es Beziehungen, die sich durch den Aufenthalt verändert haben?
- Was wünschen Sie sich im Hinblick auf Kommunikation und Unterstützung nach der Entlassung?

Frageleitfaden für das Abschlussgespräch

Entlassungsperspektive und Zukunft

- Was nehmen Sie aus dem stationären Aufenthalt für sich mit?
- Was möchten Sie sich für die Zeit nach der Entlassung vornehmen? Worauf möchten Sie zu Hause achten?
- Haben Sie bestimmte Sorgen in Bezug auf die Zeit nach Ihrer Entlassung? Wo sehen Sie Schwierigkeiten?
- Welche Unterstützung wünschen Sie sich nach der Entlassung (z. B. ambulante Psychotherapie, Sozialberatung, Selbsthilfegruppe)?
- Gibt es bereits Pläne zur weiteren medizinischen oder psychologischen Versorgung?

Abschluss und Ausblick

- Wie zufrieden sind Sie im Allgemeinen mit der Behandlung und Betreuung während Ihres Aufenthalts?
- Was möchten Sie sich selbst für die nächste Zeit sagen oder mitgeben?
- Gibt es noch offene Fragen oder Themen, über die Sie heute sprechen möchten?

Mein Befundbericht

Liebe Patientin, lieber Patient,

Sie werden bald aus dem Krankenhaus entlassen und planen Ihre Weiterbehandlung. Neben der medizinischen Weiterbehandlung haben Sie vielleicht auch darüber nachgedacht, psychotherapeutische Unterstützung in Anspruch zu nehmen. Ergänzend zu Ihrem medizinischen Entlassbrief können Sie auf diesem Arbeitsblatt Angaben zu Ihrer seelischen Situation machen, die Sie für Ihre Weiterbehandlung wichtig finden. Die Informationen sind nicht Teil Ihres offiziellen Entlassbriefes. Sie können selbst entscheiden, wer von Ihren Weiterbehandler:innen diese Information erhalten soll.

Einige Informationen vorab:

Datum: ....

Dauer meines aktuellen Krankenhausaufenthaltes: ....

Grund meines Krankenhausaufenthaltes: ....

Körperliche Erkrankungen: ....

Mein aktuelles seelisches Befinden gegen Ende des stationären Aufenthalts:
Wie belastet habe ich mich in der letzten Woche gefühlt?

	☐	☐	☐	☐	☐	☐	☐	☐	☐	☐	
Sehr belastet	1	2	3	4	5	6	7	8	9	10	gar nicht belastet

Welche Probleme waren für mich während des stationären Aufenthalts bedeutsam?
(Zutreffendes bitte ankreuzen)

☐ Ängste	☐ Panikattacken	☐ Sorgen	☐ Luftnot
☐ Einschlafprobleme	☐ Durchschlafprobleme	☐ Grübeln	☐ Traurigkeit
☐ Hilflosigkeit	☐ Verzweiflung	☐ Einsamkeit	☐ Fehlende Unterstützung

☐ Schwierigkeiten, den abgesprochenen Behandlungsplan zu verstehen oder umzusetzen

☐ Schwierigkeiten, die aktuelle Situation und die (körperliche) Erkrankung zu akzeptieren

Mein Befundbericht

Rückblick: Welche Erlebnisse haben mich während meines Aufenthalts beschäftigt?
Was war herausfordernd?

....

....

....

Was waren gute Erfahrungen?

....

....

....

Was hat sich verändert?

....

....

....

Ich und meine Erkrankung
Wie ist es mir gelungen, meine Erkrankung und meine Behandlungen zu akzeptieren? Was hat mir dabei geholfen?

....

....

....

Stärken und Ressourcen
Was war für mich hilfreich?

....

....

....

Mein Befundbericht

Partnerschaft, Familie und Umfeld

Wie hat mein Umfeld reagiert? Hat sich etwas verändert?

....

....

....

Welche Wünsche habe ich an mein Umfeld?

....

....

....

Zukunft und Ausblick

Was nehme ich mir für die nächste Zeit vor?

....

....

....

Was muss noch organisiert werden?

....

....

....

Welche Sorgen oder Ängste habe ich in Bezug auf die kommende Zeit?

....

....

....

Mein Befundbericht

Welche Ziele habe ich?

....

....

....

Welche Anliegen habe ich an meine psychotherapeutische Weiterbehandlung?

....

....

....

....

Ich bin einverstanden, dass meine Weiterbehandler:in mit folgendem / folgender Psychotherapeut:in zur Planung meiner Weiterbehandlung Kontakt aufnimmt:

Name Psychotherapeut:in: .... Telefon / E-Mail: ....

Datum: .... Unterschrift: ....

Koffer packen und Müll entsorgen

Diese Intervention ist für Patient:innen entwickelt worden, die sich längere Zeit im Krankenhaus aufgehalten haben und nicht nur positive Erlebnisse zu berichten haben. Dafür werden Sie eingeladen, sich das Arbeitsblatt mit dem Koffer zu nehmen und stichwortartig alle Erlebnisse hineinzuschreiben, die Sie gerne mit nach Hause nehmen möchten. Gleichzeitig werden Sie eingeladen, die Erlebnisse, die Sie auf keinen Fall mit nach Hause nehmen wollen, die Sie gerne vergessen würden, auf das Arbeitsblatt Mülleimer zu schreiben.

Mögliche helfende Fragen zunächst für den Mülleimer können sein:
- Was war besonders schrecklich?
- Was möchte ich an Erlebnissen am liebsten hierlassen?
- Was möchte ich nie wieder erleben?
- Worunter habe ich am meisten gelitten?
- Was will ich unbedingt hierlassen?

Mögliche helfende Fragen für den Koffer können sein:
- Was hat mir besonders Kraft gegeben, den jetzigen Aufenthalt zu überstehen?
- Wer war besonders hilfreich an meiner Seite?
- Welche meiner Fähigkeiten kann ich ganz besonders gut im Krankenhaus gebrauchen?
- Was habe ich hier gelernt?
- Von welcher inneren Kraft bin ich selbst überrascht?
- Wer vom Behandlungsteam hat sich als Verbündete:r herausgestellt?
- Wer aus meiner Familie und meinem Freundeskreis war mir besonders wichtig?
- Was hat mir Motivation gegeben?
- Welche Genesungsziele waren mir besonders bedeutsam?
- Worauf freue ich mich besonders?

Am Ende der Intervention wird der / die Patient:in dazu angeregt, das ausgefüllte Arbeitsblatt mit dem nun gefüllten Koffer mitzunehmen. Das Arbeitsblatt mit dem Mülleimer wird nun von dem / der Patient:in zerrissen und in einen echten Mülleimer geworfen.

Koffer packen und Müll entsorgen

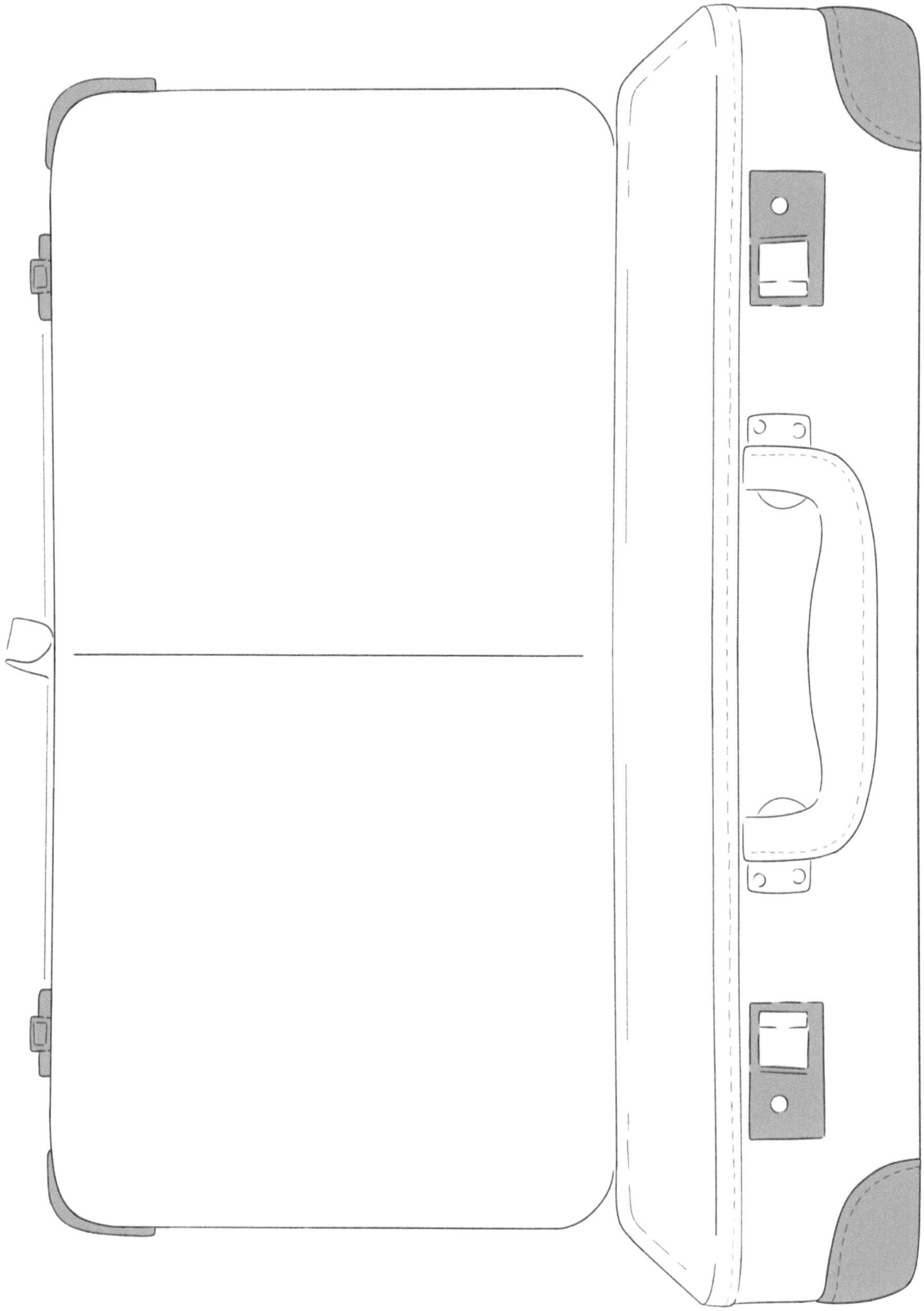

Koffer packen und Müll entsorgen

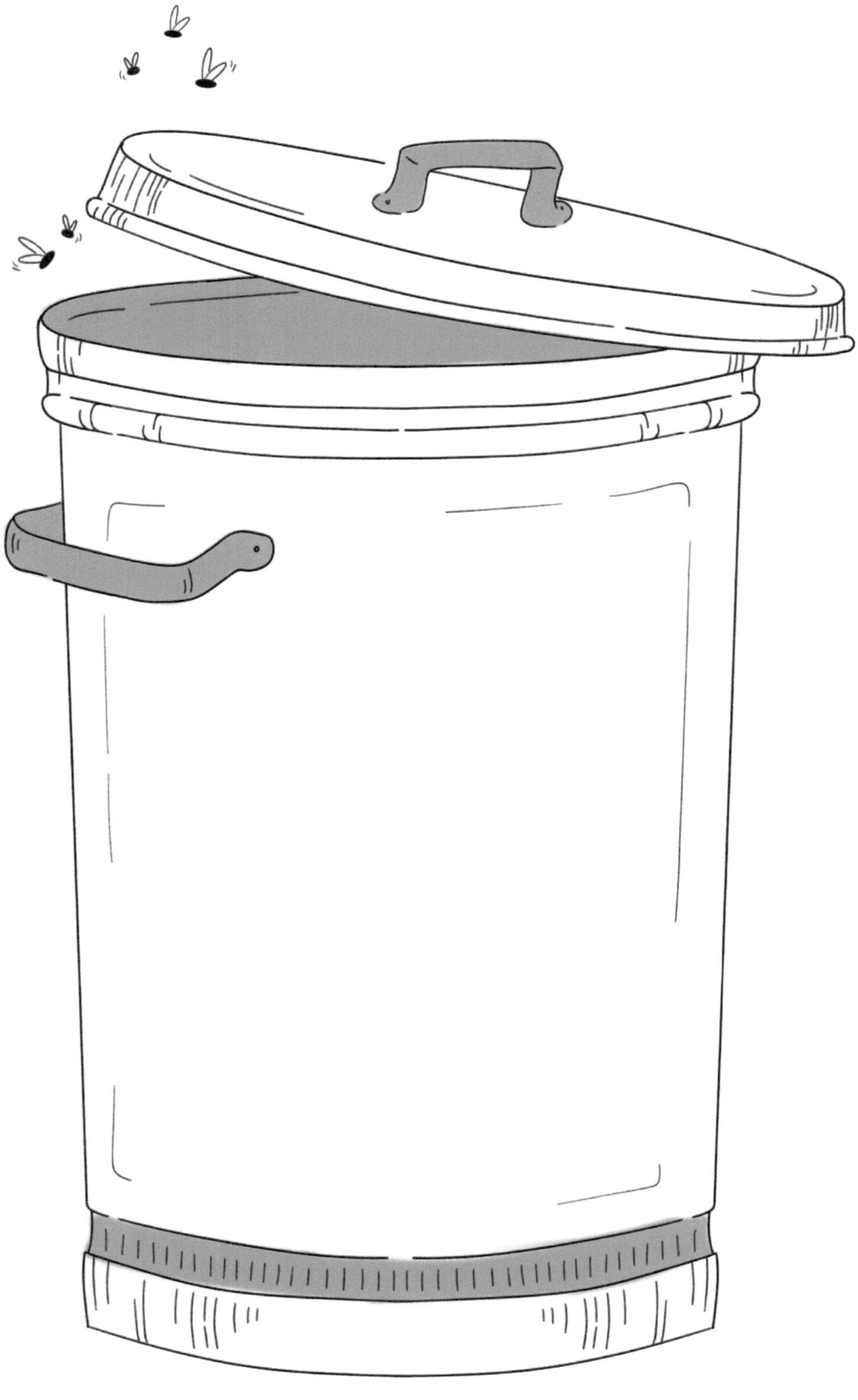

Meine Reise vom Krankenhaus nach Hause

Liebe Patientin, lieber Patient,

ein Krankenhausaufenthalt wirft viele Menschen aus ihrem gewohnten Leben. Mit der Entlassung beginnt die Rückkehr in den Alltag – oft von Freude, aber auch Unsicherheit geprägt. Dieses Arbeitsblatt soll Ihnen helfen, Ihre Erfahrungen zu sortieren, Ihre Stärken bewusst zu nutzen und die nächsten Schritte gut vorbereitet zu gehen.

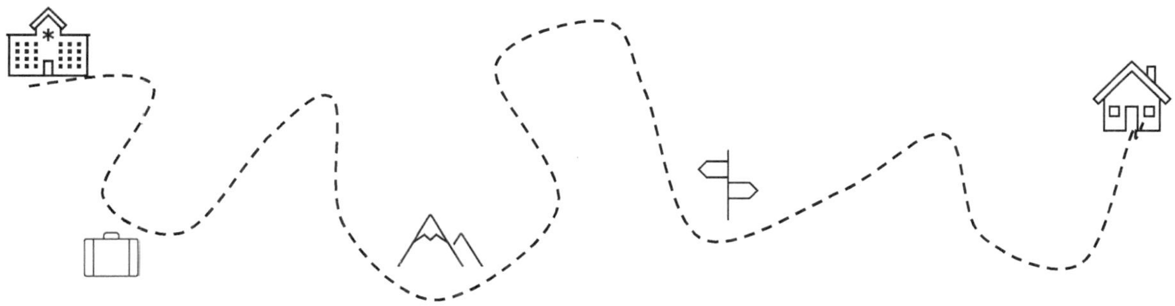

Krankenhaus Was habe ich hier gelernt / geschafft?

....

....

....

Koffer / Reisegepäck Was hilft mir auf dem Weg? (Medikamente, ärztl. Anweisungen, eigene Stärken und Erfahrungen, unterstützende Menschen, hilfreiche Strategien etc.)

....

....

....

Berg / Hindernisse auf dem Weg Was könnte mir Schwierigkeiten machen? Welche Befürchtungen / Sorgen habe ich?

....

....

....

Meine Reise vom Krankenhaus nach Hause

Wegweiser / Unterstützung

Wer / was hilft mir, wenn ich unsicher bin? Welche Kontaktdaten, Anlaufstellen oder inneres Handwerkszeug geben mir Sicherheit?

....

....

....

Haus / Mein Zuhause

Worauf freue ich mich nach der Entlassung? Was mache ich als Erstes?

....

....

....

Digitale Unterstützungsangebote

Digitale Unterstützungsangebote
Digitale Gesundheitsanwendungen sind in den letzten Jahren immer wichtiger geworden. Die meisten Patient:innen verfügen über ein Smartphone oder aber einen internetfähigen Heim-PC oder ein Tablet, die sie nutzen können. In dieser Information sind einige hilfreiche Begrifflichkeiten, Hinweise und Links zusammengefasst.

Angebote der Krankenkassen
Die meisten Krankenkassen bieten mittlerweile zu verschiedenen Themen app-basierte Präventionsprogramme oder Unterstützungsangebote an. Für einige Erkrankungen oder Beschwerdeprofile werden auch sog. Gesundheitscoaches angeboten, die telefonisch mit Patient:innen in Kontakt gehen und sie unterstützen. Folgendes Vorgehen bietet sich an:

- Unterstützungsbedarf und Gesundheitskompetenz des / der Patient:in erfassen
- Krankenkasse ermitteln
- Bei ausreichender Gesundheitskompetenz reicht ein Hinweis und der / die Patient:in kann selbst bei seiner / ihrer Krankenkasse nach relevanten Angeboten suchen.
- Bei weitergehendem Unterstützungsbedarf: spezifische Angebote der Krankenkasse heraussuchen, ausdrucken und dem / der Patient:in beim Folgekontakt mitgeben

Digitale Gesundheitsanwendungen
Über das Bundesinstitut für Arzneimittel und Medizinprodukte (BfArM) ist ein Verzeichnis in Deutschland zugelassener digitaler Gesundheitsanwendungen (DiGA) einzusehen. DiGAs sind für eine bestimmte Indikation zugelassen und können durch Ärzt:innen oder Psychotherapeut:innen über ein Rezept verschrieben werden. Für einen bestimmten Zeitraum (meistens 90 Tage) können Patient:innen die entsprechende DiGA nutzen. Es können auch Folgerezepte ausgestellt werden.

https://diga.bfarm.de/de

Wichtig

Da DiGAs verschreibungspflichtig sind, muss zunächst geklärt werden, ob und wie eine DiGA direkt verschrieben werden kann. Alternativ kann die Verschreibung als Empfehlung in den Entlassbericht aufgenommen werden. Die Verschreibung kann dann durch den / die ambulante:n Behandler:innen erfolgen.

Wieder ins Leben zurück

Liebe Patientin, lieber Patient,

Ihre Entlassung steht bevor. Mit Ihnen sind eine Reihe von Änderungen besprochen worden, die Sie nun in Ihrem Leben umsetzen wollen. Oder sollen? Mit diesem Arbeitsblatt wollen wir Ihnen helfen, Ihre Motivation zu festigen und weiter an Ihrer Genesung zu arbeiten.

Folgende Veränderungen in meinem Alltag habe ich mit dem Behandlungsteam besprochen:

☐ Ernährungsumstellung ☐ Rauchstopp ☐ Bewegung

☐ Medikamente ☐ weniger / kein Alkohol

☐ Sonstiges: ....

Welche davon möchte ich aktuell angehen?

....

....

Wichtigkeit
Wie wichtig ist mir diese Veränderung?

	☐	☐	☐	☐	☐	☐	☐	☐	☐	☐	
nicht wichtig	1	2	3	4	5	6	7	8	9	10	sehr wichtig

Welche Gründe halten mich zurück oder sprechen dagegen, dass ich mich an den Plan halte?

....

....

....

....

Welche Gründe sprechen dafür? Was kann ich mit der Veränderung verbessern?

....

....

....

....

Wieder ins Leben zurück

Zuversicht
Wie zuversichtlich sind Sie, dass Sie am Ball bleiben können?

nicht zuversichtlich	☐ 1	☐ 2	☐ 3	☐ 4	☐ 5	☐ 6	☐ 7	☐ 8	☐ 9	☐ 10	sehr zuversichtlich

Hindernisse
Was könnte mich an der Umsetzung hindern? Wie kann ich damit umgehen?

....

....

....

....

Unterstützung
Welche Unterstützung brauche ich und wie kann ich diese bekommen?

....

....

....

....

....

....

....

....

....

....

Wieder ins Leben zurück

Mein konkreter erster Schritt

Was ist der kleinste, realistischste Schritt, den ich in den nächsten Tagen umsetzen kann?

Wann und wie werde ich konkret damit beginnen?

....

....

....

....

Vertrag mit mir selbst

Woran möchte ich mich erinnern, wenn es schwierig wird? Wie erhöhe ich für mich selbst die Verbindlichkeit meines Vorhabens?

....

....

....

....

Paarbeziehungen nach dem Krankenhausaufenthalt

Liebe Liebende!

Eine gemeinsam überwundene schwere Zeit kann die Liebe zueinander vertiefen und Paare noch mehr zusammenschweißen. Es kann aber auch passieren, dass Paare gerade nach einem Krankenhausaufenthalt in eine Krise geraten. Erwartungen aneinander werden oft nicht ausgesprochen oder sind sehr weit auseinander. Wir möchten Sie mit diesem Arbeitsblatt dazu einladen, sich über Ihre Wünsche und Gedanken im Hinblick auf die kommende Zeit zu Hause klar zu werden und ins Gespräch zu kommen. Denn es gilt: Nicht ausgesprochene Wünsche, Ängste und Erwartungen können Sie (weiter) entzweien. Nur ausgesprochene Dinge können die Nähe zwischen Ihnen vertiefen. Ob gegenseitige Wünsche Realität werden können oder unerfüllt bleiben müssen, können Sie nur gemeinsam herausfinden.

Ehemalige:r Patient:in
Beispiele für Wünsche und Erwartungen aus Patient:innensicht:

»Ich will kein Patient mehr sein. Ich will wieder leben!« »Ohne deine Unterstützung kann ich nichts, ich brauche noch lange Pflege.« »Ich wünsche mir wieder mehr Selbstständigkeit.« »Ich möchte alle meine Aufgaben in der Familie bzw. Partnerschaft wieder genauso übernehmen können wie früher!« »Ich habe Angst davor, dass ihr bzw. du mich nicht mehr brauchst.« »Es ist mir peinlich, dass du dich so lange für mich aufopfern musstest.« »Ich schäme mich, weil ich … (noch) nicht allein kann.« »Ich fühle mich versehrt und in meinem Körper nicht mehr wohl. Daher sind deine Berührungen für mich schwer zu ertragen.«

Meine eigenen Wünsche und Erwartungen an meine Partnerschaft:

....

....

....

....

Angehörige:r
Beispiele für Wünsche und Erwartungen aus Angehörigensicht:

»Ich will keine Pflegekraft mehr sein!« »Ich möchte die Kontrolle über unsere Familie nicht mehr abgeben.« »Ich wünsche mir für mich jetzt selbst auch endlich wieder etwas Aufmerksamkeit.« »Du bist doch jetzt gesund, erfülle deine Aufgaben wieder und ›jammere‹ nicht mehr!« »Ich habe Angst, dass du dich überlastest und bald wieder etwas Schlimmes passieren kann.« »Ich habe Angst vor Intimität und Zärtlichkeit, weil ich dir nicht wehtun möchte.«

Paarbeziehungen nach dem Krankenhausaufenthalt

Meine eigenen Wünsche und Erwartungen an meine Partnerschaft:

....

....

....

....

Achtsamkeit für die Liebe: Einige Hinweise zur Kommunikation

Wenn wir überhaupt etwas sagen dürfen, dann …

- Reden Sie mehr miteinander als je zuvor.
- Sie beide haben eine belastende Zeit hinter sich, respektieren Sie die jeweilige Last des / der anderen.
- Sie beide haben eine außerordentliche Last gemeistert, nehmen Sie auch die Stärken des / der anderen in den Blick, wie er oder sie diese Herausforderung bewältigt hat.
- Verabreden Sie sich regelmäßig außerhalb der häuslichen Pflichten zur »Kür«, zu etwas Schönem miteinander.
- Verabreden Sie Zeiten, wo über die Krankheit und den Krankenhausaufenthalt gesprochen wird, und Zeiten, wo die Krankheit und die Behandlung explizit kein Thema zwischen Ihnen ist.
- Haben Sie Geduld miteinander.
- Pflegen Sie Ihren Humor.
- Finden Sie zu einem guten Weg zur »frischen Luft« in Ihrer Liebe, wie viel darf, kann oder muss jeder auch für sich allein sein?
- Erfreuen Sie sich gemeinsam an einer erfüllenden Sexualität.
- Scheuen Sie sich nicht, unlösbar scheinende partnerschaftliche Probleme mit Freund:innen zu besprechen oder sich professionelle Beratung zu holen.

Miteinander tanzen: Loslassen und Verantwortung teilen

Liebe Familien,

nach einem längeren Krankenhausaufenthalt wieder ins Leben zu kommen, ist eine Aufgabe für die ganze Familie. Solange sie im Krankenhaus sind, sind Patient:innen oft in eine passive Rolle gedrängt und können z. B. aufgrund von Schmerzen oder anderen körperlichen Schwierigkeiten ihre Aufgaben in der Familie nicht mehr übernehmen. Auch Freizeit und Freundeskreis leiden darunter. Die Angehörigen übernehmen in dieser Zeit oft Aufgaben, die eigentlich die Patient:innen in der Familie übernommen hatten. Manchmal ist es schwierig, nach so einem Einschnitt in eine Aufteilung von Rollen und Aufgaben zurückzukommen, die für alle akzeptabel und erfüllend ist. Schwierig ist dabei auch, eine gemeinsame Einschätzung darüber zu entwickeln, wie viel sich der / die Patient:in wieder zumuten kann und möchte. Vielleicht gibt es auch Dinge und Aufgaben, die sie nie wieder werden erfüllen können und von denen sie sich verabschieden müssen.

Es ist hilfreich, sich das gemeinsame Miteinander wie einen Tanz vorzustellen. Bei einem Tanz müssen alle Parteien aufeinander achten und gemeinsam handeln – sonst wird jemandem auf die Füße getreten oder man stolpert und fällt. Wenn eine:e Tanzpartner:in aktiver ist, folgt der / die andere und umgekehrt. Es braucht Vertrauen in den / die jeweils andere:n, Mut und Loslassen.

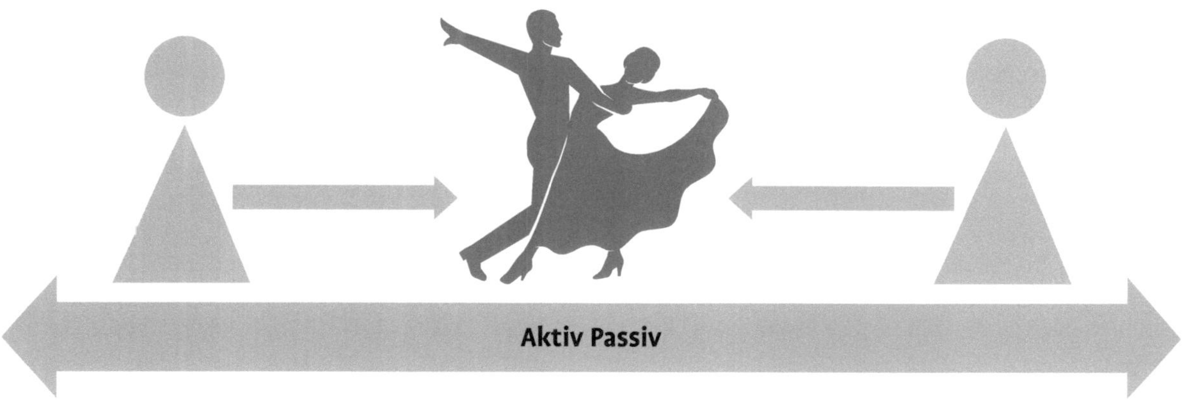

Wie möchten Sie in Zukunft miteinander umgehen? Was möchten Sie tun?

Name Angehörige:r:	Name Patient:in:

Literatur

Anamagh, M. A., Kouhpayeh, M. S., Khezri, S., Goli, R., Faraji, N., Anzali, B. C. et al. (2024). The effect of guided imagery on perioperative anxiety in hospitalized adult patients: A systematic review of randomized controlled trials. Surgical Practice Science, 18, 100255.

Baek, J., Lee, S., Cho, T., Kim, S. W., Kim, M., Yoon, Y. et al. (2019). Neural circuits underlying a psychotherapeutic regimen for fear disorders. Nature, 566 (7744), 339–343.

Bleich, S., Havemann-Reinecke, U. & Kornhuber, J. (2002). FTNA. Fagerström-Test für Nikotinabhängigkeit. Göttingen: Beltz Test.

Bundesgesetzblatt (2013). Gesetz zur Verbesserung der Rechte von Patientinnen und Patienten. Berlin: Bundesgesetzblatt.

Bundesministerium für Gesundheit (2020). Bekanntmachung eines Beschlusses des Gemeinsamen Bundesausschusses über eine Änderung der Qualitätsmanagement-Richtlinie: Aufnahme einer Regelung zur verpflichtenden Einführung und Umsetzung von Akutschmerzmanagementkonzepten für eine angemessene postoperative Schmerztherapie. Verfügbar unter: https://www.bundesanzeiger.de/pub/de/amtliche-veroeffentlichung? [15.03.2026].

Chang, B. P. (2019). Can hospitalization be hazardous to your health? A nosocomial based stress model for hospitalization. General Hospital Psychiatry, 60, 83–89.

De Ridder, C., Zegers, M., Jagernath, D., Brunnekreef, G. & van den Boogaard, M. (2021). Psychological Symptoms in Relatives of Critically Ill Patients: A Longitudinal Cohort Study. Critical Care Explorations, 3 (7), e0470.

De Zwaan, M., Erim, Y., Kroncke, S., Vitinius, F., Buchholz, A., Nohre, M. et al. (2023). Psychosocial diagnosis and treatment before and after organ transplantation. Deutsches Ärzteblatt International, 120 (24), 413–416.

Deffner, T., Janssens, U. & Strauß, B. (2022). Praxisbuch Psychologie in der Intensiv- und Notfallmedizin. Konzepte für die psychosoziale Versorgung kritisch kranker Patienten und ihrer Angehörigen. Berlin: MWV.

Deutsche Adipositas-Gesellschaft (DAG) e.V. (2024). S3-Leitlinie Adipositas – Prävention und Therapie. https://adipositas-gesellschaft.de/veroeffentlichung-aktualisierte-s3-leitlinie-zur-praevention-und-therapie-der-adipositas/ [02.04.2026]

Deutsche Gesellschaft für Anästhesiologie und Intensivmedizin (DGAI) et al. (2021). S3-Leitlinie Behandlung akuter perioperativer und posttraumatischer Schmerzen. AWMF-Registernummer 001/025. Verfügbar unter: https://register.awmf.org/assets/guidelines/001-025l_S3_Behandlung-akuter-perioperativer-posttraumatischer-Schmerzen_2022-11.pdf [02.04.2026].

Deutsche Gesellschaft für Palliativmedizin e.V. (DGP) (2020). Erweiterte S3-Leitlinie Palliativmedizin für Patienten mit einer nicht-heilbaren Krebserkrankung (Langversion 2.2, September 2020, AWMF-Registernummer: 128/001OL). Verfügbar unter: https://register.awmf.org/assets/guidelines/128-001OLl_S3_Palliativmedizin_2025-03-abgelaufen.pdf [02.04.2026].

DiMatteo, M. R. (2004). Variations in patients' adherence to medical recommendations: A quantitative review of 50 years of research. Medical Care, 42 (3), 200–209.

DIVI-Sektion Psychologische Versorgungsstrukturen in der Intensivmedizin (2024). Manualisierte Interventionen für die psychologische Versorgung intensivmedizinisch behandelter Patientinnen und ihrer Angehörigen. https://www.divi.de/publikationen/alle-publikationen/sektionen/psychologische-versorgungsstrukturen-in-der-intensivmedizin [15.05.2026].

Driessen, H. P. A., Morsink, S., Busschbach, J. J. V., Hoogendijk, W. J. G. & Kranenburg, L. W. (2024). Eye movement desensitization and reprocessing (EMDR) treatment in the medical setting: A systematic review. European Journal of Psychotraumatology, 15 (1), 2341577.

Dybek, I., Bischof, G., Grothues, J., Reinhardt, S., Meyer, C., Hapke, U. et al. (2006). The reliability and validity of the Alcohol Use Disorders Identification Test (AUDIT) in a German general practice population sample. Journal of Studies on Alcohol, 67(3), 473–481.

Elwyn, G., Durand, M. A., Song, J., Aarts, J., Barr, P. J., Berger, Z. et al. (2017). A three-talk model for shared decision making: Multistage consultation process. BMJ, 359, j4891.

Härter, M. (2004). Shared decision making – from the point of view of patients, physicians and health politics. Zeitschrift für ärztliche Fortbildung und Qualitätssicherung, 98 (2), 89–92.

Härter, M., Baumeister, H., Reuter, K., Jacobi, F., Höfler, M., Bengel, J. & Wittchen, H. U. (2007). Increased 12-month prevalence rates of mental disorders in patients with chronic somatic diseases. Psychotherapy and Psychosomatics, 76 (6), 354–360.

Herrmann, C., Buss, U. & Snaith, R. P. (1995). Hospital Anxiety and Depression Scale – Deutsche Version (HADS-D). Manual. Bern: Huber.

Hinz, A., Mitchell, A. J., Degi, C. L. & Mehnert-Theuerkauf, A. (2019). Normative values for the distress thermometer (DT) and the emotion thermometers (ET), derived from a German general population sample. Quality of Life Research, 28 (1), 277–282.

Holler, M., Koranyi, S., Strauss, B. & Rosendahl, J. (2021). Efficacy of Hypnosis in Adults Undergoing

Surgical Procedures: A Meta-analytic update. Clinical Psychology Review, 85, 102001.

Jenewein, J. & Söllner, W. (2025). Versorgungsgrundlagen und -strukturen der Konsiliar- / Liaisonpsychiatrie und -psychosomatik. In J. Jenewein, B. Sperner-Unterweger, W. Söllner & B. Stein (Hrsg.), Konsiliar- / Liaisonpsychiatrie und -psychosomatik. Ein Praxishandbuch für Medizin und Psychologie. Stuttgart: Kohlhammer.

Ju, W., Ren, L., Chen, J. & Du, Y. (2019). Efficacy of relaxation therapy as an effective nursing intervention for post-operative pain relief in patients undergoing abdominal surgery: A systematic review and meta-analysis. Experimental and Therapeutic Medicine, 18 (4), 2909–2916.

Kliem, S., Sachser, C., Lohmann, A., Baier, D., Brähler, E., Fegert, J. M. & Gundel, H. (2025). Psychometric evaluation and community norms of the GAD-7, based on a representative German sample. Frontiers in Psychology, 16, 1526181.

Kroenke, K., Spitzer, R. L., Williams, J. B. & Löwe, B. (2010). The Patient Health Questionnaire somatic, anxiety, and depressive symptom scales: A systematic review. General Hospital Psychiatry, 32 (4), 345–359.

Landin-Romero, R., Moreno-Alcázar, A., Pagani, M. & Amann, B. L. (2018). How does eye movement desensitization and reprocessing therapy work? A systematic review on suggested mechanisms of action. Frontiers in Psychology, 9, 1395.

Levinson, W., Kao, A., Kuby, A. & Thisted, R. A. (2005). Not all patients want to participate in decision making: A national study of public preferences. Journal of General Internal Medicine, 20 (6), 531–535.

Makoul, G. & Clayman, M. L. (2006). An integrative model of shared decision making in medical encounters. Patient Education and Counseling, 60 (3), 301–312.

Mir, T. H. (2023). Adherence versus compliance. HCA Healthcare Journal of Medicine, 4 (2), 219–220.

Osterberg, L. & Blaschke, T. (2005). Adherence to medication. New England Journal of Medicine, 353 (5), 487–497.

Pagani, M., Di Lorenzo, G., Verardo, A. R., Nicolais, G., Monaco, L., Lauretti, G. et al. (2012). Neurobiological correlates of EMDR monitoring – an EEG study. PLoS ONE, 7 (9), e45753.

Rajjoub, R., Sammak, S. E., Rajjo, T., Rajjoub, N. S., Hasan, B., Saadi, S. et al. (2024). Meditation for perioperative pain and anxiety: A systematic review. Brain and Behavior, 14 (7), e3640.

Righy, C., Rosa, R. G., da Silva, R. T. A., Kochhann, R., Migliavaca, C. B., Robinson, C. C. et al. (2019). Prevalence of post-traumatic stress disorder symptoms in adult critical care survivors: a systematic review and meta-analysis. Critical Care, 23 (1), 213.

Rosendahl, J., Alldredge, C. T. & Haddenhorst, A. (2023). Meta-analytic evidence on the efficacy of hypnosis for mental and somatic health issues: A 20-year perspective. Frontiers in Psychology, 14, 1330238.

Rumpold, G., Lehrner, S. & Konrad, U. (2011). Strukturqualität der Klinischen Psychologie im Krankenhaus. In J. Lehrner, K. Train-Vogt & G. Völkl-Kernstock (Hrsg.), Klinische Psychologie im Krankenhaus. Wien: Springer.

Schaeffer, D., Berens, E.-M., Gille, S., Griese, L., Klinger, J., de Sombre, S., Vogt, D. & Hurrelmann, K. (2021). Gesundheitskompetenz der Bevölkerung in Deutschland – vor und während der Corona-Pandemie: Ergebnisse des HLS-GER 2. Bielefeld: Interdisziplinäres Zentrum für Gesundheitskompetenzforschung (IZGK), Universität Bielefeld.

Schaeffer, D., Griese, L. & Hurrelmann, K. (2025). Establishing and implementing the National Action Plan Health Literacy in Germany. Bundesgesundheitsblatt – Gesundheitsforschung – Gesundheitsschutz, 68 (3), 231–239.

Schwegler, C. (2014). Der hypnotherapeutische Werkzeugkasten (2. Aufl.). Kaltenkirchen: Mad Man's Magic.

Shapiro, F. (2018). Eye movement desensitization and reprocessing (EMDR) therapy: Basic principles, protocols, and procedures. New York: Guilford.

Sinha, M. K., Barman, A., Goyal, M. & Patra, S. (2021). Progressive muscle relaxation and guided imagery in breast cancer: A systematic review and meta-analysis of randomised controlled trials. Indian Journal of Palliative Care, 27 (2), 336–344.

Statistisches Bundesamt (2025). Die 20 häufigsten Operationen insgesamt. Verfügbar unter: https://www.destatis.de/DE/Themen/Gesellschaft-Umwelt/Gesundheit/Krankenhauser/Tabellen/drg-operationen-insgesamt.html [15.03.2026].

Stickgold, R. (2002). EMDR: A putative neurobiological mechanism of action. Journal of Clinical Psychology, 58 (1), 61–75.

Storch, M. & Krause, F. (2007). Selbstmanagement – ressourcenorientiert. Grundlagen und Trainingsmanual für die Arbeit mit dem Zürcher Ressourcen Modell (ZRM). Bern: Huber.

Strauss, B., Tefikow, S. & Rosendahl, J. (2013). [Psychosocial interventions in somatic diseases]. Psychotherapie, Psychosomatik, Medizinische Psychologie, 63 (1), 6–11.

Sullivan, D. D. (2019). Guide to clinical documentation. Philadelphia: F.A. Davis.

Tesarz, J., Leisner, S., Gerhardt, A., Janke, S., Seidler, G. H., Eich, W. & Hartmann, M. (2014). Effects of eye movement desensitization and reprocessing (EMDR) treatment in chronic pain patients: A systematic review. Pain Medicine, 15 (2), 247–263.

Tigges-Limmer, K., Brocks, Y., Winkler, Y., Neufeld, M. & Gummert, J.W, (2018). Hypnotherapeutische Prophylaxe und Behandlung von psychischen Traumatisierungen in der Herzchirurgie. Hypnose-ZHH, 13(2), 89–117.

Tigges-Limmer, K., Brocks, Y., Winkler, Y., Stock Gissendanner, S. & Gummert, J. (2024). Clinical experience with medical hypnosis as an adjunctive therapy in heart surgery. Frontiers in Psychology, 15, 1356392.

van Boekel, L. C., Brouwers, E. P., van Weeghel, J. & Garretsen, H. F. (2013). Stigma among health professionals towards patients with substance use disorders and its consequences for healthcare delivery: systematic review. Drug and Alcohol Dependence, 131 (1–2), 23–35.

van Niekerk, M., Walker, J., Hobbs, H., Magill, N., Toynbee, M., Steward, B. et al. (2022). The Prevalence of Psychiatric Disorders in General Hospital Inpatients: A Systematic Umbrella Review. Journal of the Academy of Consultation-Liaison Psychiatry, 63 (6), 567–578.

Wachter, M.v. & Kappis, B. (2025). Therapie-Tools Schmerzstörungen (2. Aufl.). Weinheim: Beltz.

Walker, J., van Niekerk, M., Hobbs, H., Toynbee, M., Magill, N., Bold, R. et al. (2021). The prevalence of anxiety in general hospital inpatients: A systematic review and meta-analysis. Gen Hosp Psychiatry, 72, 131–140. 10.1016/j.genhosppsych.2021.08.004

Walter, N., Leyva, M. T., Hinterberger, T., Rupp, M., Loew, T., Lambert-Delgado, A. & Mena, A. E. C. (2025). Hypnosis as a non-pharmacological intervention for invasive medical procedures – a systematic review and meta-analytic update. Journal of Psychosomatic Research, 192, 112117.

World Health Organization (2003). Adherence to long-term therapies: Evidence for action. Geneva: World Health Organization.

Bildnachweis

AB 51, 52, 61, 66, 69: Lara Christiansen
AB 5, 73, INFO 22: © GettyImages